高原医学研究与临床

主编 崔建华

河南科学技术出版社

·郑州·

图书在版编目（CIP）数据

高原医学研究与临床/崔建华主编. —郑州：河南科学
技术出版社，2016. 10
ISBN 978 - 7 - 5349 - 8431 - 0

Ⅰ. ①高…　Ⅱ. ①崔…　Ⅲ. ①高原医学-研究　Ⅳ. ①R188

中国版本图书馆 CIP 数据核字（2016）第 236697 号

出版发行：河南科学技术出版社
　　　地址：郑州市经五路 66 号　邮编：450002
　　　电话：(0371) 65788613　　65788629
　　　网址：www. hnstp. cn
责任编辑：范广红
责任校对：柯　姣
封面设计：张　伟
责任印制：朱　飞
印　　刷：河南省瑞光印务股份有限公司
经　　销：全国新华书店
幅面尺寸：185 mm×260 mm　印张：16.75　字数：408 千字
版　　次：2016 年 10 月第 1 版　　2016 年 10 月第 1 次印刷
定　　价：198.00 元

《高原医学研究与临床》
编写人员名单

主　编　崔建华

副主编　毛　忠　阳盛洪

编　委　(以姓氏笔画为序)

王福领　毛　忠　阳盛洪　李　彬

李年华　高　亮　崔　宇　崔建华

作者简介

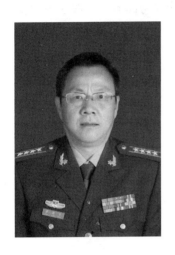

崔建华，陕西蓝田人，研究员，享受国家政府特殊津贴。现任中华医学会高原医学分会常务委员，中国病理生理学会缺氧与呼吸专业委员会委员，全军高原与寒区医学专业委员会副主任委员，全军高原环境损伤防治重点实验室学术委员会委员，新疆维吾尔自治区特殊环境重点实验室学术委员会委员，兰州军区环境医学专业委员会主任委员，兰州军区后勤科学技术委员会评价专家。在边远艰苦地区工作三十余年，长期从事高原病发病机制与防治研究，主持完成多项国家和军队基金课题。荣立个人三等功两次，被四总部表彰为"爱军精武标兵"，先后被兰州军区表彰为"科技新秀""学习成才标兵""十五"期间优秀科技工作者、"十一五"期间医学科技创新先进个人，2009年被兰州军区确定为"科技领军人才"，2012年被中国科学技术协会评为"全国优秀科技工作者"。以第一作者发表学术论文180余篇，主编出版专著《高原基础医学与临床》《高原卫生保健》和《高原常见病防治手册》等5部，获国家科学技术进步一等奖、二等奖各1项，新疆维吾尔自治区科技进步一等奖1项，军队和省级科技进步二等奖7项、三等奖10项。

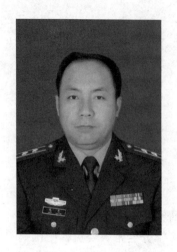

　　毛忠，甘肃定西人，副主任医师，全军环境医学专业技术委员会委员。在边远艰苦地区和西藏阿里高原工作二十余年，长期从事医院管理与高原军事医学技术推广服务工作，先后承担或参与国家科技支撑计划项目、军队特需药品保密专项等课题 4 项。2009 年被兰州军区确定为"学科带头人"，2012 年被兰州军区评为"保健工作先进个人"。以第一作者发表学术论文 10 余篇。

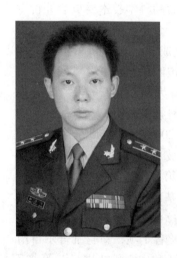

　　阳盛洪，安徽太湖人，副研究员，现任解放军第十八医院新疆军区高山病研究所所长，第十届全军医学科委会高原与寒区医学委员会常务委员，第八届中华医学会高原医学委员会委员，主要从事高原军事医学、药学研究。组织和承担新疆维吾尔自治区科技支撑计划 1 项、兰州军区科技攻关课题 2 项。荣立个人三等功 2 次，以第一作者或通信作者发表学术论文 30 余篇，参与出版专著 3 部，获新疆维吾尔自治区科技进步三等奖 1 项。

前　言

　　喀喇昆仑山和西藏阿里高原地域辽阔，自然资源丰富，边境线长，经济和军事战略地位十分重要，也是我国经济可持续发展的重要战略地区。然而，高原环境恶劣，尤其是低氧可引发急性、慢性高原病，严重影响人体健康，甚至威胁高原人群的生命安全，也是制约高原地区经济社会发展的重要因素。为防治高原病，保障高原居民的身体健康，推动我国高原医学的发展，围绕解放军第十八医院高原医学基础生理研究、高原疾病临床救治及劳动卫生等方面，总结我们多年来在高原现场的研究工作和救治经验编著此书。

　　多年来，解放军第十八医院高山病研究所科研工作者利用高原独特的群体和资源优势，突出高原地域特色，坚持"现场－实验室－临床"三结合的研究模式，在高原低氧适应机制研究、高原疾病防治、提高高原机体作业能力等方面，为高原部队的综合卫勤保障解决诸多的实际问题。

　　高山病研究所成立27年来，科研人员把海拔5 000 m以上极端高原环境作为主战场，紧盯部队卫生勤务需求，以应用研究为龙头，突出成果转化和服务保障，在高原官兵作业能力保持、低氧损害健康恢复、高原习服机制等研究上课题立项，与军内外科研机构深入合作，共同搭建高原医学现场研究平台，为保障高原官兵健康助推护航。先后对驻守海拔5 000 m以上地区官兵进行了呼吸、循环、消化、神经等系统的广泛调查，对高原性疾病防治进行了深入研究，尤其对急性高原病防治和提高驻高原部队作业效率方面做了大量研究工作。完成研究课题50多项，在国内外核心期刊发表学术论文800余篇，出版专著11部。获国家、军队和省级科技进步奖47项，其中国家科技进步一等奖、二等奖各1项，新疆维吾尔自治区科技进步一等奖1项，军队和省级科技进步二等奖10项。1999年荣立集体二等功，连续20年被兰州军区表彰为"医学科技工作先进单位"，2005年被评定为全军高山病防治研究中心，2006年被国家人事部和博士后管理中心确定为科研流动工作站，2008年被四总部表彰为"科技创新群体奖"。涌现出"全国优秀科技工作者""全国中青年有突出贡献专家""全军专业技术重大贡献奖""全军爱军精武标兵""科技功臣""全军学习成才先进个人"等一批国内外有影响的专家学者。

　　本书系统总结了解放军第十八医院多年来在高原现场的研究成果和救治

经验，介绍了高原环境对人体健康的影响和危害，高原病的发病特点、治疗及预防，阐述了高原环境因素影响下的机体损伤及防护、人体习服高原的措施及高原人体合理用氧等医学问题，共分十章。第一章介绍高原自然环境的特点；第二章介绍高原习服的病理生理；第三章介绍急性重复缺氧的生理适应与心理变化；第四章和第五章介绍急性、慢性高原病防治研究；第六章介绍高原睡眠呼吸障碍的防治研究；第七章介绍高原脱习服；第八章主要介绍高原供氧措施；第九章介绍提高高原人群军事作业能力的措施研究；第十章介绍高原合理用氧方案的研究。

鉴于我们的学术研究水平有限，加之时间仓促，我们的研究工作还存在有不足之处。恳请同人和读者不吝指出，我们不胜感谢。

编　者

二〇一六年五月

目　录

第一章 高 原

第一节 高原概念

一、高原定义

地理学上，海拔在 500 m 以上，地势平缓，山势起伏较小，而面积又比较辽阔的高地（平坝）称为高原。医学上的高原是指能引起明显生物效应的海拔 3 000 m 以上广泛地域。可对人体引起明显的生物学效应，是高原病的多发地区。由于生物的个体差异或群体差异，其生物学效应也大不相同。耐受性差的人到达海拔 2 000 m 时也可能出现明显的高原反应。

根据引起生物效应的不同，将高原划分为：

1. 中度高原（moderate altitude）

海拔高度为 2 000~2 500 m，当人体进入此高度时，一般无任何症状，或者出现轻度生理反应，如呼吸和心率轻度增加、运动能力略有降低，肺气体交换基本正常。除了极少数对缺氧特别易感者外，很少发生高山病。

2. 高原（high altitude）

海拔高度为 3 000~4 500 m，生物效应明显。多数人进入这个高度时会出现明显的缺氧症状，如呼吸和心率增加、头痛、食欲减退、睡眠差。动脉血氧饱和度低于 98% 容易发生高原病。

3. 特高高原（very high altitude）

海拔高度为 4 500~5 500 m，生物效应显著。进入特高高原地区时缺氧症状更进一步加重，动脉血氧饱和度一般低于 80%，运动和夜间睡眠期间出现严重的低氧血症。高原病的发病率和严重程度很高。一般认为海拔 5 000 m 以上为生命禁区。

4. 极高高原（extreme altitude）

海拔高度在 5 500 m 以上，人类难以长期生存、长期居住或执行任务的高原。进入此高度时机体的生理功能进行性紊乱，常失去机体内环境自身调节功能，出现极严重的高山反应、显著的低氧血症和低碳酸血症。动脉血氧饱和度在 70%~60%，常常需要额外供氧。

二、高原自然环境特点

高原环境因素对高原机体的身体健康和工作效率有一定的影响。大气中的气象要素和人体之间直接进行的能量交换和物质交换，对人体的生理功能产生直接影响。在高原地区，影响人体健康的主要气象因素有气压、氧气、太阳辐射、温度、湿度、风、空气离子和空气成分等。低气压、低氧、低温、大风和强辐射是高原环境的主要气候特点，其中低氧和低温是高原病的主要致病因素。氧是人体生理代谢的基本要素，空气中的氧经过呼吸进入血液，与红细胞中的血红蛋白结合，再经血液循环到全身组织细胞。海拔3 000 m以上的高原地区，由于空气中氧分压过低，使得肺泡气氧分压降低，进入动脉血液的氧也减少，不能完全满足机体的需要，造成机体缺氧。平原人进入高原后，常因低氧而发生急性高原病（高原肺水肿、高原脑水肿等），严重者甚至导致死亡，长期居住则可能发生慢性高原病（高原红细胞增多症、高原心脏病等），高原地区特有的环境因素及其气象条件还可引起冷损伤、呼吸道疾患、胃肠道疾患、皮肤病、失眠、脱水、体重减轻、雪盲等高原疾病。而且，低氧和低温相互增强加速高原病的发生。

高原自然环境特殊，除大气压低、氧分压低、气温低、风沙大和紫外线辐射强的主要气候特征外，还有昼夜温差大、干燥、山高、谷深、落差大、自然灾害多等特点，这些环境因素与人体健康密切相关，加之人体自身的原因，如感冒、疲劳、饥饿、精神紧张等因素，均可诱发或加重高原病，若不及时预防和治疗，可能产生严重后果，造成职业性高原损伤。因此，了解高原环境的特点与危害因素，对于高原病的治疗方法与预防措施是非常重要的。

（一）气压低、氧分压低

气压是大气压强的简称，即单位地球表面积上所承受的大气的重量。地球表面被一层厚约200 km的空气包绕，由于重力的作用，空气对地面产生压力。在海平面，大气压为760 mmHg（101.33 kPa）。由于大气越接近地面越密集，越远离地面越稀薄，因此，随海拔高度的升高，气压逐渐降低，空气中的氧分压也逐渐降低。大气是数种气体的物理混合，其中O_2占20.95%，N_2占78.09%，CO_2占0.027%。通常情况下，无论海拔高低，各气体所占有的比例基本不变。由于氧分压＝大气压×氧含量，因而当海拔增高时，氧分压就随大气压的降低呈规律性的降低，一般来说，海拔每升高100 m，大气压下降5 mmHg（0.67 kPa）。在海平面，空气中氧气分压约为159 mmHg（21 kPa）。随着海拔的升高和氧分压的下降，肺泡气氧分压和动脉血氧饱和度亦降低（表1－1），超过一定限度后，将导致机体供氧不足，产生一系列生理和病理改变。

对人体产生显著影响的高度为海拔3 000 m以上，快速进入这一地区后数小时到数天，多数人会发生高原反应，如头昏、头痛、恶心、呕吐、心慌、气短、烦躁、食欲减退和乏力等，对人体生理功能有较大影响，严重者可发生急性高原病。在海拔5 000 m以上高原，体力和脑力劳动能力明显下降，甚至丧失。另外，虽然医学上将海拔3 000 m作为高原的最低高度，但是，由于个体差异，极少数对缺氧敏感者在海拔3 000 m以下高度亦可发病，而有些人在海拔4 000 m，甚至更高地区亦无明显的高原反应症状表现。

由于大气压低，水的沸点也低，海拔每升高 100 m，水的沸点降低 0.6 ℃。在海拔 5 000 m，水的沸点下降到 88 ℃。因此，在高原做饭易"夹生"，进食后不易消化，产生腹胀和胃不适等消化道症状。

表 1-1 不同海拔高度大气压、氧分压及动脉血氧饱和度对照表

海拔高度（m）	大气压		氧分压		肺气泡氧分压		动脉血氧饱和度（%）
	kPa	mmHg	kPa	mmHg	kPa	mmHg	
0	101.1	760	21.1	159	13.9	105	95
1 000	89.6	674	18.8	141	12.0	90	95
2 000	79.3	596	16.6	125	9.6	72	92
3 000	70.5	530	14.8	111	8.2	62	90
4 000	61.6	463	12.9	97	6.6	50	85
5 000	53.8	405	11.3	85	6.0	45	75
6 000	47.2	355	9.8	74	5.3	40	66
7 000	41.2	310	8.6	65	4.7	35	60
8 000	35.9	270	7.4	56	4.0	30	50
9 000	30.6	230	6.4	48	<3.3	<25	20~40

注：1 mmHg = 0.133 kPa。

（二）辐射强

太阳辐射强、日照时间长是高原气候的另一特点。辐射是指光波或微粒子，如质子、粒子在空间或媒介中向各个方向传播的过程。辐射强是高原的气候特点之一，地表接收的太阳辐射量随海拔升高而增加。在平原地区，较密集的大气层对太阳辐射起到"隔离毯"的作用。而在高原，空气稀薄，没有工业污染，空气清洁，尘埃少，加之日照时间长，所受到的辐射量明显多于平原。海拔每升高 100 m，辐射强度约增加 1%，紫外线的辐射量增加 3%～4%，高度越高增加的量越大（图 1-1）。

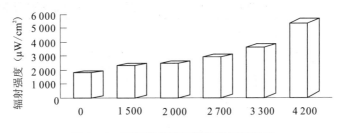

图 1-1 不同海拔地区紫外线辐射强度

高原强紫外线对人体也有明显影响，紫外线是太阳光辐射的一个组成部分，紫外线光波谱为 200～400 nm。在高原，由于太阳光辐射强，紫外线辐射亦强，特别是波长为

280~315 nm 的紫外线增加更多。在海拔 3 600 m 高度，宇宙电辐射、紫外线强度对皮肤的穿透力是在海平面的 3 倍；海拔 5 000 m 处，紫外线辐射为平原地区的 300% ~ 400%。此外，高原夏季臭氧低谷进一步增加了紫外线的辐射强度。在缺少防护的情况下，紫外线照射过久，可引起皮肤灼伤和光照性皮炎，产生脱皮、水疱等症状。积雪能反射日光，高原积雪期较长，也是增加人体太阳辐射能的重要因素。在无积雪地带辐射强度低于 25%，而在积雪地带可达 75% ~ 90%。资料显示，积雪使人体遭受紫外线的双重辐射作用。

（三）寒冷、风大、湿度低

在平原，空气较为致密，从阳光中获得的热量不易散失，气温易于保持。在高原，空气较稀薄，大气热量难以保持。海拔每升高 150 m，气温约下降 1 ℃，高寒气候区年平均气温 -10 ~ -1 ℃，极端最低气温 -40 ~ -35 ℃，即使在夏季，海拔 5 000 m 以上高原的积雪也不融化，一片严冬景象，最热的 7~8 月平均气温也仅 3~10 ℃，最冷的 1 月平均气温低达 -21 ~ -11 ℃。高寒气候区不但气温低，而且低温持续时间长，全年冷季长达 9 个月。低温日（日最低气温低于 -20 ℃）长达 270 d，严寒日（日最低气温低于 -30 ℃）长约 60 d。另外，高原植被稀少，甚至没有植被，太阳照在由石头和沙子构成的地面上，石头与沙子吸热多而快，散热也快，因此，高原地区中午温度较高，早晚温度较低，一天之内的温差可达 15~30 ℃，故称"年无炎夏，日有四季"。在高原 11 月初至翌年 4 月为冬季，平均温度 -10 ℃以下，最低温度可达 -40 ℃以下。我们曾在最热的 7~8 月，于喀喇昆仑山海拔 5 270 m 处测到的夜间气温为 -17 ℃。寒冷对人体的影响是诱发或加重急慢性高原病或其他疾病（感冒、支气管炎、哮喘、冻伤等）的发生。由于气温低且多变，如不注意防寒保暖，极易发生上呼吸道感染和冻伤等疾病。

随海拔高度的升高，气流的速度也增大。在高原地区 50 km/h 的阵风（相当于风速 12 级）并不少见，有人提出在珠穆朗玛峰上会有 60 km/h 的大风。高原上的风向昼夜不同，白天风沿山坡吹向山顶，夜晚寒风由积雪的山顶吹向山谷，彻夜寒冷。强风有降低大气温度、加速机体表面水分蒸发的作用，加重了寒冷的程度。随着风速的增大，皮肤表面的温度也随之下降。实际上刮风时吹散了紧贴皮肤的暖空气隔离层，这称为风寒因素，故风大与寒冷有密切关系，是引起冷损伤的重要因素之一（表 1-2）。

表 1-2 不同海拔高度的大气压、干燥气体和饱和水蒸气的氧分压变化

海拔高度（m）	大气压（mmHg）	干燥气体氧分压（mmHg）	饱和水蒸气氧分压（mmHg）	混合气氧含量（%）	温度（℃）
0	760	159	149	20.9	15.0
500	716	150	140	19.7	11.7
1 000	674	141	132	18.6	8.3
1 500	634	133	123	17.6	5.0
2 000	596	125	115	16.4	1.7
2 500	560	117	108	15.4	-1.7

续表

海拔高度 （m）	大气压 （mmHg）	干燥气体氧分 压（mmHg）	饱和水蒸气氧 分压（mmHg）	混合气氧 含量（%）	温度（℃）
3 000	526	110	100	14.5	-5.0
3 500	493	103	94	13.6	-8.3
4 000	462	97	87	12.8	-11.7
4 500	433	91	81	12.0	-15.0
5 000	405	85	75	11.2	-18.3
6 000	354	74	64	9.7	-25.0
7 000	308	65	55	8.5	-31.7
8 000	267	56	46	7.4	-38.3
9 000	231	48	39	6.4	-45.0

注：该表提供了配制模拟相应海拔高度混合气所需氧百分比和不同海拔高度的温度。

随海拔升高，大气中水蒸气的分压降低，空气干燥，空气湿度降低。如以海平面空气中水蒸气的绝对含量作为100%，则在海拔3 000 m高原上，空气中水蒸气含量仅为20%，不及海平面的1/3，而海拔6 000 m时，只有海平面的5%。由于高原地区的相对湿度较平原地区低，正常情况下通过人的呼吸和汗液蒸发，人体可失去较多水分，却不易被人体察觉。水分蒸发将促使人的体液丧失，如果体液丧失过多，可出现脱水症状。轻度脱水对人体的影响较小，一般仅造成黏膜干燥、皲裂，如嘴唇干裂、鼻出血，严重的还有皮肤皲裂，冬季尤为明显。

第二节　新疆高原医学研究发展史

高原病第一次文字记载源于中国。汉书记载，公元前32年至8年汉成帝时，大将军武库令向当时的大司马大将军王凤建议，不派专使去罽宾（大概包括阿富汗、克什米尔和印度河上游地区）。他说："越过皮山以后，必须穿过大头痛山和小头痛山，赤土、身热之坂，这些山这样命名，是因为它们使人头痛、头晕及呕吐。以后还要通过三十里长的三池盘峡谷，在悬崖陡壁下，路宽只有两尺，行人须用绳子拴在一起，以免失足。从这里到身毒（古印度）还有三千里，沿途充满了危险。"

据考证，皮山是和田与大头痛山（藏北高原）之间的喀拉喀什山口，三池盘是喀喇昆仑山口。公元399年至414年，中国和尚法显去克什米尔、阿富汗等地，途经高山关口时，见到他的一位同伴口吐泡沫死去，这可能是一例高原肺水肿。德国探险家勒柯克1906年翻越喀喇昆仑山时有过这样的一段记载："沿途帐幕露宿，发生种种奇事异闻。同人中既多有遇合，而遗此失彼，也时有所发生。在喀喇昆仑关附近喀什噶尔的撒得汗苏丹即死于此。苏丹于战胜西藏的西部后，凯旋经此，遽得山病而死。染山病者，皆为异域之人，而西藏人则否。然而西藏人，每至印度平原，居之既久，也常得肿病及胸胀病而死。凡染山病者，皆头痛眩晕，继之发狂，有时不能言语，手足渐肿。约日出及早饭时即死。"这段描述的所谓"山病"与现在我们诊断的高原脑水肿（也称高原昏迷）临床过程十分相似。

1739 年一位外国神父提到"高山对人和动物的影响或者来自大气稀薄，或者来自有害的散发物"。当时西藏人认为这是恶神的散发物。高原病在有些地方被人们称为云瘴或瘴气。

近代我国高原医学研究起步较晚，到目前为止新疆维吾尔自治区尚未设立高原医学研究和高原疾病防治的相关机构，青海和西藏均于 20 世纪 80 年代相继成立，这可能与新疆高山地区人烟稀少有关。

我国真正认识并着手研究高原病是在新中国成立后 1950 年解放军进驻西藏和修筑康（西康省）藏公路开始的。当时进军西藏的部队卫生人员曾收治过大量高原病患者，原西南军区卫生部曾几次组织医疗队去康藏公路沿线调查此病。随后兰州军区和新疆军区也进行了这方面的调查和研究。

南疆部队主要担负着西藏阿里高原、喀喇昆仑山和塔什库尔干等高原边防一线的戍边任务，高原边防部队所处的地理环境和气候特点与平原截然不同，部队常年驻守在海拔 4 500 m 以上的边防哨卡，高原缺氧和气候严寒严重威胁着广大边防官兵的身心健康。1950 年 8 月，驻南疆部队派遣进藏先遣连进入藏北高原，不到一年时间先后牺牲了半数官兵，后期牺牲者多因水肿起病，由于当时不能认识此病，也得不到必要的救治。1962 年中印边界自卫反击作战中，我军因高原性疾病使部队非战斗减员高达 40%。半个世纪过去了，随着科学技术的发展，我国在高原医学研究方面已做了大量工作，并取得较好的成绩。整体和组织器官水平的研究已深入细胞和分子水平的研究。在高原疾病防治方面已总结出许多行之有效的方法。除了阶梯适应性训练，药物预防特别是各类中草药预防高原病已取得可喜的成绩。

为探索部队高原疾病的防治，1964 年南疆军区决定成立高原卫生调查组，对高原自然地理、气候特点、流行病学以及有关高原部队的生理与病理方面进行了初步调查。在此期间发表过几篇有价值的高原部队卫勤保障方面的相关论文，并在国内首次发现高原性蛋白尿。1966 年"文化大革命"开始，此项工作被迫停止。相隔十多年以后，1980 年，经中国人民解放军总后勤部卫生部批准，在新疆军区正式组建成立了高山病防治研究所，先后对驻守海拔 5 000 m 以上地区官兵的呼吸、循环、消化、神经等系统进行深入研究，以及对急性、慢性高原性疾病防治进行经验总结。经过近 40 年的长期攻关研究，掌握了大量的高原病的临床资料，在高原病的命名、分型、发病机理和防治方面均取得了显著的成绩。值得一提的是，在长年的科学实践中总结出部队进驻高原行之有效的高原疾病防治措施和方法，通过推广应用，使高原肺水肿和高原脑水肿的患病率由 2.0% ~4.0% 下降为 0.5% ~1.0%，部队急性高原病的病死率由 20 世纪 80 年代的 2.0% 下降为零。在国内首创吸入低浓度一氧化氮现场救治高原肺水肿 150 余例均获成功，治愈率 100%，治愈时间平均 48 h，显著提高了临床治愈水平。

第二章　高原习服病理生理研究

第一节　高原习服

高原环境影响人体的主要因素是缺氧。平原人进入高原后，机体在神经-体液调节下发生一系列的代偿适应性变化，如肺通气增强、红细胞和血红蛋白增加、血红蛋白氧解离曲线右移、毛细血管增生等，改善机体氧供和氧的利用，以适应高原低氧环境，这个过程称为高原习服（acclimatization）。

一、高原习服机制

对高原低氧环境的习服不是机体某个系统功能代偿的结果，而是由多个系统和器官，各种组织、细胞代谢调整共同参与的整体综合反应。而组织、细胞水平的适应是机体对高原低氧的"根本性适应"。从组织、细胞水平进行高原低氧习服适应机制的研究已是高原医学研究的主流和热点。如图2-1所示，进入高原后，机体从组织、细胞对氧的感受、信号传导以及由此介导的红细胞增生、毛细血管密度增加、能量代谢调整等多个方面、多个层次进行调整，以习服适应于高原低氧环境。机体对高原的习服也主要是围绕着氧的摄取—运输—利用这条轴线来进行的。

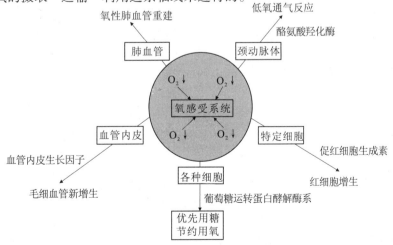

图2-1　缺氧习服适应机制示意

线粒体是细胞利用氧和产生能量物质的主要场所。急性低氧时细胞线粒体氧化磷酸化功能降低，随着缺氧时间的延长，线粒体氧化磷酸化功能逐渐恢复，甚至增强，同时线粒体数目增加，可相对增加能量的产生，弥补因缺氧造成的能量供应不足。所有这些习服都是由缺氧引起一些蛋白质或酶的基因表达所致。

人类对高原环境有很强的习服适应能力。通过习服，大多数人可在高原正常工作和生活，保持身体健康。极少数人对高原环境习服不良，则发生急、慢性高原病。

1. 肺通气和弥散

肺通气量的增加是氧运输系统的第一关，也是关键的一步。肺通气量随海拔高度的上升而增加，但究竟海拔上升到多高时肺通气量增加，还存在分歧。Hultgren 指出海拔升高 1 500 m 时肺通气就开始增加，但不会立即达到最大限度，一般超过 3 050 m 时才会通气量明显增加。通常急进高原后在几小时内就发生过多通气，并在第 1 周内迅速增高，超过世居高原人的 20%。随着在高原居住时间的延长及习服机制的建立，通气量不再进一步增加，趋于平稳，但仍比当地高原人大。正常人高原缺氧所引起的过多通气是呼吸深度（潮气量增加）的增高，而并非呼吸频率增快，但急性高原病如高原肺水肿患者的呼吸频率快而浅。通气量增加的生理意义是，将大气与肺泡氧分压梯度减小，动脉血氧分压增加，组织缺氧减轻。

在静息状态下，人体对低氧通气反应是通过颈动脉体的周围化学感受器来实现，而二氧化碳反应是以中枢化学感受器为主，氧对中枢化学感受器无刺激作用。关于世居高原人的低氧通气反应（hypoxic ventilatory response，HVR）虽还存在不同的看法和结果，但对移居者来讲，HVR 的作用在高原习服与失习服过程中起重要作用。

肺弥散能力是指气体在肺泡和毛细血管之间进行交换的能力。根据气体的弥散定律，气体由分压高向分压低处被动性弥散。肺弥散能力可受肺的表面积、肺泡与毛细血管之间的分压差、气体向液体弥散的速率及溶解度等因素的影响。初到高原静息肺弥散量无明显改变，运动时略有增加，但未超过在平原相同条件下运动时的数值，认为肺弥散能力是限制高原运动能力的一个重要因素。已有资料证实，高原久居和世居者的肺弥散能力明显增加。DeGraff 报道世居高原人弥散能力比平原居民高 20% ~ 30%。有研究报道，在不同海拔高度测定了肺弥散量，发现在高原不论初入者还是世居者其肺弥散能力均明显增加。还观察到，有些人进入高原后肺弥散量并不增加，反而略有下降。这些肺弥散量降低的人都有较严重的急性高山病症状。

2. 循环

从大气到体内的氧气，经过肺通气与弥散、血液的氧化后，通过循环系统将氧气运送并分配到全身各组织器官。因此，循环是氧运输系统的第二梯度，在低氧习服过程中起重要作用。

（1）体循环：初到高原后，低氧刺激交感神经系统，促使儿茶酚胺类物质分泌，使心跳加快，心肌收缩力增强，心输出量增加，动脉血压有一定程度的升高。这是循环系统对低氧环境最初的习服性改变。然而，随着在高原停留时间延长，机体内环境自身调节过程的建立，其心率及血压回复到接近平原值，并逐步过渡到久居或世居人群的特性。缺氧对心功能的影响主要是右心功能。是否影响左心功能及影响程度如何，迄今仍有争论。Reeves 等应用心导管术和超声心动图研究了 8 名健康人模拟 5 490 m、6 160 m 和 7 625 m 高度的心功能，发现左心功能包括射血分数、左心室收缩峰压和收缩末容积之比，平均心室收缩率等基本上保持正常水平。每搏量下降，但因心率加快而心输出量增加，肺动脉楔压和左心室平均压也在正常范围。他们还观察到，人体即使暴露在极严重的缺氧环境，其心肌细胞没有发现缺血性改变。慢性低氧环境对心功能的影响不同于急性低氧。一般认为，慢性缺氧可抑制中枢及外周化学感受器，降低交感神经张力，改变心肌传导系统功能等。故高原久居及世居居民的心率相对缓慢，心输出量接近或略低于平原人，动脉血压特别是收缩压明显降低，但舒张压仅轻度下降或基本不变。因此，久居和世居者的基础血压偏低。

（2）肺循环：肺循环由右心室、肺动脉和肺小动脉、毛细血管床、肺静脉和肺小静脉等组成。在形态学上，肺血管管壁较薄，肺小动脉平滑肌及弹性纤维不发达，弹性较低，易被动性扩张。因此，与体循环相比，它是一个低压力、低阻力和高容量系统。在静息状态下平原地区健康人平均肺动脉压大约为 15 mmHg，肺血管阻力大约为 1.6 mmHg/（L·min）。当人或动物快速进入高原后，由于低氧性肺血管的收缩，肺动脉压迅速升高，这是机体适应低氧环境的一种生理性代偿反应。肺动脉压的适当升高可克服因重力作用引起的双肺尖部通气/血流（V/Q）分布不均，从而改善 V/Q 比值，提高摄氧能力。

3. 血液学的改变

在低压、低氧环境下，血液系统是受影响较早的系统之一。其中主要是红细胞系统，表现为末梢红细胞增多、血红蛋白含量增加。这些改变与海拔高度有关，即随着海拔升高，红细胞、血红蛋白浓度相应增加。这是人体对低氧习服过程中的一项重要代偿机制。在高原，红细胞系统的改变是由于缺氧刺激肾脏，分泌促红细胞生成素（EPO）增加所致。血液中 EPO 的含量与海拔高度有关，机体暴露于低氧环境，几小时内血液中 EPO 明显增加；通过几天的习服 EPO 逐渐下降，但仍可高于平原值。人体急进高原后血红蛋白浓度即刻增加，这是继发于血浆容量降低以及血液浓缩所致，并非血红蛋白增加所致，对氧的运输有害无益。随着低氧环境的习服，血红蛋白的真正增加才能提高携氧能力，有利于氧的运输。但这有一定的限度，当超过限度将会使血液黏度增大，反而降低氧运输、加重组织缺氧，并发生高原红细胞增多症。在高原，除了红细胞系统增生活跃外，其他血液成分也有不同程度的改变，如白细胞总数有轻度增高，血小板以及血凝系统也略有变化。

二、影响高原习服的主要因素

大多数人由平原进入高原后，通过机体的代偿适应性反应可以获得对高原环境的良好习服，能够在高原环境中正常工作、生活而无不适。但有部分人进入高原后，由于代偿性反应不足或过于强烈而发生习服不良，从而出现各种急性、慢性高原病。实践证明，人体对高原环境具有强大的习服能力，在一定限度内，通过采取适当的措施和手段，可以加快习服过程，促进高原习服。影响高原习服的因素很多，归纳起来主要有：

1. 海拔高度

海拔越高缺氧越重，机体的适应能力越差，因此，海拔高度是影响高原习服的首要因素。一般适宜人群居住的海拔高度极限为 4 500 ~ 5 300 m，超过 5 500 m 后，人类长期居住就很困难。

2. 气候

高原地区气候恶劣，特别是寒冷使外周血管收缩，机体耗氧量增加，诱发或加重高原病，降低机体的习服能力，注意防寒保暖能增强机体对高原的习服能力。

3. 机体状况

在同一个海拔高度时，凡能加重心、肺负荷或增大机体耗氧量的因素，均可降低对高原的习服能力；反之，则可促进对高原的习服。因此，心、肺等重要器官有疾病的人不宜进驻高原。

4. 精神心理因素

精神因素影响高原习服机制的建立。初入高原者，由于对高原环境特点不了解，加上自然条件的直接影响，产生的紧张、恐惧情绪常可促进高原病的发生。故在进驻高原前要进行针对性的健康教育，使人们正确认识高原，消除紧张、恐惧情绪，有助于提高机体对高原的习服能力。

5. 体育锻炼

体育锻炼能改善和提高机体各器官的功能状态，增强对高原的习服能力。由平原进驻 4 000 m 以上高原地区时，至少应在进驻前 1 个月开始进行锻炼，条件许可时可先在海拔 2 000 ~ 3 000 m 地区短暂停留，进行阶梯式适应锻炼，可有效提高机体的习服能力。

6. 登高速度

进驻高原的速度越快，习服越差。如快速进驻海拔 5 000 m 以上地区，机体不可避免地要出现急性高原反应症状，甚至发生高原肺水肿和高原脑水肿。因此，条件许可时，宜缓慢登高。

7. 劳动强度

平原人在高原的劳动能力均有不同程度下降，劳动强度过大常可诱发高原病。因此，进驻高原后的适应性锻炼和劳动强度应循序渐进，持之以恒，注意劳逸结合。在高原上的劳动量及劳动时间应适当控制，并延长睡眠时间。

8. 营养状况

营养状况对高原习服有重要作用，良好的饮食、丰富的营养有利于高原习服。在高原上应以高糖、高蛋白、低脂肪饮食为主，适当补充多种维生素，以提高对高原的习服能力。

9. 个体差异

机体对高原的习服能力存在明显的个体差异。一些对缺氧特别敏感的人，在海拔 2 000 ~ 3 000 m 就可以出现高原反应，甚至发生高原病。一般来讲，体力充沛、爱好运动的青壮年对高原低氧的耐受力较强。

三、高原习服对机体的影响

在高原环境中，低气压、低氧、寒冷、强辐射（主要是紫外线）等多种自然因素，对人体构成了不同程度的综合性影响与效应。这诸多因素彼此都有着规律的依存关系，它们对人体生命产生负面效应的大小主要取决于海拔高度，而低气压是核心、低氧是关键。人体在高原就是处于这样的低气压、低氧分压的环境中，其一切生命活动就是在这种缺氧的内外环境中进行的，形成了人与高原、生命与自然的相互关系，机体为了适应高原自然环境，自身可调节一系列代偿机制，使各系统功能达到新的动态平衡，实现习服与适应。如果适应机能不良，出现失代偿，就会发生高原疾病。

（一）对中枢神经系统的影响

人进入高原后，大气压降低，氧分压、肺泡内氧张力和动脉血氧饱和度也随之有相应下降，致使氧气向脑组织释放减少而产生缺氧症。当动脉血氧饱和度降低至75%～85%时，即产生判断错误与意识障碍等症状，而降至51%～65%时，即可引起昏迷。因此供应脑组织中充足的氧是极其重要的。因高原缺氧而使血中氧含量严重下降时，能导致脑的功能障碍或不可逆转的损害，甚至危及生命。

在急性缺氧情况下，由于低氧、低气压引起的急性缺氧症，其症状与登高的高度和速度成正比，通常发展迅速而严重；当人们较缓地处于氧张力低的环境中，缺氧可刺激神经系统，初期可出现感觉器官的功能减退、视觉和听觉紊乱，如四周变暗、机器噪声变弱或有音调的改变。神经功能障碍可呈现特殊的醉酒样状态，精神愉快、欣然自得，对周围环境失去正确的定向力和判断力，易激动和发怒，即使事先明确缺氧的危险性，也对其面临危险境地毫无警惕，对周围事物有不切合实际的认识，盲目做自己不能胜任的工作，常常表现出不当的动作，然后迅速转入抑制状态，表现出头痛、头部沉重感，精神萎靡不振，全身无力、嗜睡，脑力活动迟钝，注意力不集中，对周围事物漠不关心，沉默、抑郁、忧虑、悲伤、哭泣、呆滞、淡漠、无欲、动作迟缓、工作能力下降。严重者可有神志障碍、意识模糊、抽搐、昏厥。但有的患者也可在高原地区的山峰上主观感觉良好而突然出现昏厥和意识障碍，如不及时抢救可因延髓的呼吸中枢和心血管运动中枢出现麻痹而死亡，也有的表现为全身疲乏无力、衰弱、全身肌肉麻痹后死亡。

在慢性缺氧情况下，必然会产生一系列神经精神方面的改变，其主要表现为中枢神经系统功能紊乱和大脑皮层高级活动失调。其临床征象与个体的体质情况、神经调节功能的灵活性和登高速率而有所不同。在神经精神系统方面发生改变时，往往伴有一般高原反应和其他系统的反应征象。

（二）对循环系统的影响

进入高原后心脏功能的改变与海拔高度和在高原停留的时间有关。进入较低海拔高原主要引起心脏代偿性反应，进入较高海拔高原可导致心脏功能障碍。在高原停留时间不同，心脏功能的改变也有区别。急速进入较高海拔高原较易发生心脏舒缩功能障碍。

高原低氧环境可使心率明显增快，并随海拔高度的增加而增加。在高原停留数月后，安静状态下的心率减慢，可与平原人大致相同，但有明显的个体差异。对高原环境习服不良者则心率可长期加快。

进入高原后搏出量的变化存在个体差异，且与高原停留时间和海拔高度有关。61%～83%的人搏出量减少，4%～6%的人搏出量保持不变，13%～33%的人搏出量增加。多数急速进入高原的人，在头几天心脏的搏出量降低，1周左右降至最低值，以后搏出量可有所回升，但仍可低于平原对照组，但移居高原较长时间的人群和高原世居者的搏出量与平原人相同，进入高原的海拔越高，多数人的搏出量降低越明显。

高原低氧环境对人体血压也有明显的影响，主要的影响因素是进入高原的海拔高度和在高原的居留时间，一般初到高原时，多出现血压升高，以舒张压升高为主，在高原居留一定时间后随着人体对低氧环境习服机制的建立，血压又出现不同形式的变化：多数人血压恢复正常；部分人的血压持续降低，形成高原低血压；也有的表现为收缩压无明显改变，而舒张压相对较高，使收缩压和舒张压之差小于 20 mmHg，形成高原低脉压；另有部分人血压持续性升高，形成高原高血压。其共同特点是，当这些血压异常的人回到平原居住 10 d 到 1 个月左右，其血压均可恢复到正常水平。

高原低氧环境主要影响肺循环 – 右心系统。右心室射出血液进入肺循环，因此肺循环容量等于右心室的心排出量。肺循环的特点是高流量、低阻力、短流程。缺氧可引起肺血管收缩，血流阻力增大，从而引起肺动脉压升高。无论是肺泡气氧分压降低，还是肺动脉或肺静脉血氧分压降低均可引起肺血管收缩，而以肺泡气氧分压降低引起的肺血管收缩效果最有效。肺血管收缩的部位主要发生在肺毛细血管之前，即发生在肺动脉，尤其是中小动脉。长时间持续缺氧或间断缺氧，均可使肺动脉压长期维持于较高水平。较为持久的肺动脉高压还伴有肺血管壁的结构改建。肺血管壁发生结构改建时，血管壁增厚，管腔狭窄，导致肺动脉压进一步升高。久而久之便形成右心室肥厚。虽然急性缺氧可致肺动脉压升高，但缺氧解除后肺动脉压迅速恢复正常。

高原低氧对脑循环也有影响。急性低氧期，由于氧分压下降，组织中无氧代谢增强，其代谢产物引起血管平滑肌舒张，脑血流量增加，进而颅内血管充血扩张，通透性增加，形成脑水肿，导致大脑皮层功能障碍，发生高原昏迷。

（三）对呼吸系统的影响

呼吸系统对高原低氧的反应程度是机体对高原环境习服程度的关键。海拔越高，大气压就越低。在海拔 5 000 m，大气压约为海平面的 1/2，而氧分压约为海平面的 53%，随着海拔升高大气压越低，氧分压也按比例下降，机体将产生低压性低氧。

平原人进驻高原后，由于肺通气阻力变化，使得肺静态顺应性下降。有报道，平原人进驻海拔 4 100 m 停留 72 h，与在平原时对照值相比肺静态顺应性降低 20%。

由于高原气压低，呼吸深快和层流减少，肺总量、功能残气量、残气量和肺活量均增加，补吸气量减少，在海拔 4 268 m，肺总量增加 12%。肺总量的增加落后于功能残气量及残气量的增加，这是高原人肺容量改变的特点之一，该特点随海拔增高而越趋明显。高原人在静息状态下胸廓处于相对扩张状态，而人胸廓的最大扩张受到解剖结构的限制，其补吸气量减小，补呼气量增大是必然的结果。否则会导致肺泡通气量减少，而失去高原肺容量增加的代偿意义。

初到高原低氧环境，人类抗衡低氧最有效的手段之一是加强呼吸，增强肺通气、换气、血液运氧和组织细胞内的气体交换，以缓解机体缺氧。同时通过肺泡弥散面积增大、通气血流比例改善、肺血管结构重塑等生理变化，以期达到通气习服。由于肺泡氧气分压的高低与通气量大小密切相关，因此肺通气的改变及其调节对于机体适应低氧十分重要，尤其对于初入高原者，在机体其他适应机制尚未建立起来之前更为重要。人类急速进入高原，部分人员可因通气习服不足而发生重症急性高原病（高原肺水肿、高原脑水肿）。

高原低氧可以导致睡眠呼吸紊乱，其发生率随着海拔增高而增加。高原睡眠期的呼吸紊乱表现为多种形式，有呼吸频率、幅度、肺泡通气功能的变化和反射性呼吸调节的变化。高原睡眠时特征性的呼吸变化是周期性呼吸伴或不伴有呼吸暂停，其中以伴呼吸暂停为多见。近年已将呼吸暂停分成两种类型，即中枢性呼吸暂停和阻塞性呼吸暂停。前者表现为全部呼吸活动暂时消失，后者则表现为呼吸活动继续进行，但气流停止。一般认为中枢呼吸型是呼吸发生器的暂时衰竭引起的中枢性呼吸暂停，而上呼吸道阻塞则是引起阻塞性呼吸暂停。两类呼吸暂停都可能偶尔发生或反复出现。

（四）对消化系统的影响

高原地区由于大气压和氧分压低，氧供不足，将干扰机体的营养物质代谢，损害机体功能，加之高原低氧条件下食欲减退、胃肠功能紊乱，更加重了低氧时能量供给的不足。研究表明，急进高原人员早期的反应最常见的是胃肠道症状，恶心、呕吐和食欲减退者可高达60%。急性高原反应的消化道症状，往往发病初期急骤，原因可能一方面是缺氧引起中枢神经水肿，累及丘脑下部，引起自主神经功能紊乱；另一方面是由于胃肠黏膜缺氧，影响了其消化、吸收及蠕动功能。研究发现，急性缺氧可使多种消化酶、胃肠道激素、最大胃酸和胃泌素的分泌量减少，后者可能与机体为适应缺氧环境表现交感神经兴奋性增高有关。上述改变同样将对胃肠功能产生显著影响，反过来又加重缺氧所致的食欲减退。

由于缺氧，中枢神经系统、脑垂体和肾上腺皮质功能紊乱对消化道的蠕动、分泌和吸收等功能障碍的发生发展起重要作用。由于脑水肿而致大脑皮质高级中枢功能紊乱，进而自主神经系统调节障碍，副交感神经兴奋性下降，故出现肠受抑制现象和腺体分泌抑制现象。食物从胃中排空的速度减小，肠活动受到抑制，张力减弱，蠕动速度和幅度减小。高原缺氧时可出现顽固性上腹部疼痛、消化不良等，特别是用餐后胃蠕动障碍，胃液、胃酸和胃蛋白酶生成减少，这是高原地区慢性胃炎，尤其是慢性萎缩性胃炎高发的原因之一。同时可引起肝脏充血、瘀血，肝细胞功能减退，长时间缺氧可使血清谷丙转氨酶、谷草转氨酶和乳酸脱氢酶增高，甚至出现肝细胞变性坏死。

肝脏的组织结构与生理功能非常复杂，对缺氧又十分敏感，既往多项研究发现，初到高原地区的健康青壮年，有些人则发生肝脏肿大，经各种检查未发现引起肝脏肿大疾病的证据。而这些人返回平原地区后，肝脏可逐渐缩小或恢复正常。目前认为肝脏肿大的原因与高原低氧引起的肝血流量增加、肝脏充血、单核吞噬细胞系统增生以及代偿性肺气肿所致的肝下移等因素有关。高原低氧对肝脏酶代谢的研究发现，随着动脉血氧分压的下降，会出现血清谷丙转氨酶、谷草转氨酶、β-葡萄糖醛酸苷酶、醛缩酶、苹果酸脱氢酶、γ-谷氨酰基转移酶活性升高。这表明低氧是导致酶升高的直接原因，随习服时间的延长，这种异常变化也随之改善。

（五）高原低氧对泌尿系统的影响

由于高原低氧环境因素刺激机体代偿性地产生一系列变化，出现以内脏血流减少为主的血液再分配。随着海拔的增高，血液中红细胞、血红蛋白和血细胞压积增高，血液黏度增大，微循环受损，引起肾小球毛细血管阻力增加，肾小球内压升高，血流灌注不足，肾缺氧、重吸收、排泄功能变化加剧，致肾组织细胞功能等损伤，尿生化异常。随着机体长期对低氧的耐受性增强，逐渐习服于高原低氧环境，可恢复正常生理平衡状态。故高原低氧对肾脏的损害是随着海拔高度的增高而增强，随着居住时间的延长而减弱。

尿量改变是高原低氧环境对机体泌尿系统功能影响的主要表现之一。高原低氧环境引起的尿量变化与缺氧程度有关，轻度低氧可引起多尿，严重低氧则引起少尿。另外，人体进入高原时的尿量变化还与机体对缺氧的耐受性有关，如果机体对缺氧的耐受性好，可出现持续数天多尿，反之则引起少尿，后者常容易发生急性高原病。进入高原的人群，凡是出现少尿者较易发生急性高原病；反之，尿量增多者极少患病。

低氧环境还可引起尿液成分的变化。尿液电解质含量的改变，一定程度上取决于是否同时伴有低碳酸血症。出现低碳酸血症时，尿液电解质的排泄主要是由呼吸性碱中毒引起的内环境平衡反应控制，尿液 Na^+、K^+ 的排泄量增多；而在不伴有低碳酸血症的情况下，尽管出现多尿，尿液 Na^+、K^+ 的排泄量并不增加。缺氧时由于低氧过度通气，导致呼吸性碱中毒，血液 PCO_2 降低、pH 升高，肾小管上皮细胞分泌 H^+ 和重吸收 HCO_3^- 都减少。同时，肾小管上皮细胞内谷氨酰胺酶活性降低，使 NH_4^+ 产生减少，加之肾小管上皮细胞排 K^+ 较多，因此尿液的 Na^+、K^+ 和 HCO_3^- 排泄增加，分泌 H^+ 和 NH_4^+ 减少，尿液通常呈碱性。

此外，由于低氧引起肾小管上皮细胞对蛋白的重吸收功能降低，肾小球毛细血管通透性增强使蛋白滤出增加，最终发生蛋白尿。高原健康居民尿蛋白排出量随着海拔升高和移居时间延长而增多。

第二节　驻守高原不同高度和时间生理病理变化

高原环境影响人体的主要因素是缺氧。平原人进入高原后，机体在神经－体液调节下发生一系列的代偿性变化，以适应高原环境，多数平原人在由平原进入高原后，通过机体的代偿适应性反应可获得对高原环境的良好习服，能够在高原环境中工作、生活而无任何不适。但也有部分人，在由平原进入高原后，由于上述代偿适应性反应不足或过于强烈而发生习服不良，从而出现各种急性、慢性高原病。我们对移居海拔 3 700 m 和 5 380 m 不同时间的青年进行有关病理生理和习服机制的研究发现，高原低氧应激，刺激血管内皮细胞生长因子合成，使血管通透性增高，血浆大分子物质（特别是纤维蛋白原）外渗，凝固成纤维蛋白而沉积。低氧使内皮细胞损伤，内皮脱落；内源性 NO 合成减少，对抗低氧释放的血栓素、内皮素等多种血管活性物质所产生的缩血管作用减弱。缺氧导致多种细胞因子（肿瘤坏死因子 －α、白细胞介素 －2、白细胞介素 －6 等）

释放，刺激细胞间黏附分子1表达增强，促进白细胞与内皮细胞之间的牢固黏附，进而导致白细胞外渗。外渗的白细胞通过释放活性氧成分和自由基破坏组织细胞，导致肺实质细胞损伤，是高原病发生发展的重要环节。

一、血管内皮细胞损伤

循环内皮细胞（circulating endothelial cells，CEC）计数是目前在活体内唯一可以特异而直接地反映血管内皮细胞损伤的指示物，可作为血管壁受损的信号。血管内皮细胞具有重要的代谢和分泌功能，其合成并分泌多种血管活性肽，在血管张力与机体自身免疫调节方面起重要作用。正常条件下血管壁新陈代谢过程中血管内皮细胞脱落至血液中，脱落内皮细胞数值是相对稳定的，当机体受到某些理化因素的刺激使血管受到损伤时，血液中的内皮细胞数增多。高原是一个特殊环境，大气物理、地球化学、生态结构均与平原不同，机体在高原环境下产生的生理效应与平原条件下也颇有差异，随着海拔高度的升高，这种生理效应的差异越趋明显。部队进驻高原第10天，机体仍处于应激状态，海拔越高，应激反应越高。居住高原半年，虽然已基本习服，但机体难以达到内环境的稳定与平衡。

（一）血管内皮细胞损伤与内皮素的关系

对从平原（海拔1 400 m）进驻海拔3 700 m与5 380 m高原7 d和半年的青年进行CEC、血浆内皮素–1（Endo thelin，ET–1）、心房利钠肽（atrial natriuretic peptide，ANP）和C型利钠肽（C–type natriuretic peptide，CNP）含量测定，并与平原做对照。结果表明，在高原缺氧条件下，血浆CEC计数和ET–1、ANP、CNP含量明显高于平原（$P<0.01$），且随海拔高度的升高而增高（$P<0.01$），初入高原时明显高于在高原居住半年的数值（$P<0.01$或0.05）。以ET–1为应变量，CEC、ANP为自变量进行相关分析显示，ET–1与CEC、ANP呈显著正相关（表2–1、表2–2）。

表2–1 不同海拔高度居住高原不同时间CEC、ET–1、ANP的变化（$\bar{x}\pm s$）

指标	平原对照组 （$n=16$）	海拔3 700 m		海拔5 380 m	
		7 d（$n=10$）	半年（$n=8$）	7 d（$n=20$）	半年（$n=8$）
CEC （$\times10^7\cdot L^{-1}$）	1.24 ± 0.26	$1.80\pm0.17^{**}$	$1.51\pm0.19^{\triangle\triangle\blacktriangle}$	$2.56\pm0.51^{\triangle\triangle}$	$1.86\pm0.23^{**}$
ET–1 （$ng\cdot L^{-1}$）	52.52 ± 16.05	$78.75\pm18.11^{**}$	$64.78\pm10.09^{\triangle\blacktriangle\blacktriangle}$	$102.23\pm16.96^{\triangle}$	$85.22\pm15.37^{**}$
ANP （$ng\cdot L^{-1}$）	114.38 ± 60.08	$261.5\pm57.79^{**}$	$185.0\pm51.51^{\triangle\triangle\blacktriangle\blacktriangle}$	$418.5\pm66.84^{\triangle\triangle}$	$277.5\pm58.82^{**}$
CNP （$ng\cdot L^{-1}$）	55.01 ± 6.08	$67.24\pm7.03^{\blacktriangle\blacktriangle**\triangle\triangle}$	$55.13\pm6.72^{*}$	$95.34\pm24.80^{\blacktriangle\blacktriangle\triangle\triangle}$	$63.14\pm8.46^{\blacktriangle}$

进驻海拔3 700 m或5 380 m 7 d与半年比较，$^{\triangle}P<0.05$，$^{\triangle\triangle}P<0.01$。

进驻高原7 d和半年，海拔3 700 m与5 380 m比较，$^{*}P<0.05$，$^{**}P<0.01$。

进驻海拔3 700 m半年和平原对照组比较，$^{\blacktriangle}P<0.05$，$^{\blacktriangle\blacktriangle}P<0.01$。

表2-2　不同海拔高度居住高原不同时间 ET-1 与 CEC、ANP 相关系数

| | 海拔 3 700 m | | 海拔 5 380 m | |
	7 d （$n=10$）	半年 （$n=10$）	7 d （$n=20$）	半年 （$n=10$）
CEC	0.875 4 （$P<0.001$）	0.804 2 （$P<0.05$）	0.800 2 （$P<0.001$）	0.817 3 （$P<0.05$）
ANP	0.664 3 （$P<0.05$）	0.615 4 （$P>0.05$）	0.652 2 （$P<0.01$）	0.702 1 （$P>0.05$）

ET-1 是由血管内皮细胞分泌的一种强烈而持久的血管收缩肽，不仅作用于心血管系统，而且参与呼吸及神经内分泌调节。本研究发现 CEC 计数和 ET-1 含量在不同海拔高度和居住高原不同时间均较平原显著增高，且随海拔高度升高而明显增高，初上高原（7 d）明显高于高原居住半年。说明高原低氧对血管内皮细胞损伤不但存在，而且随海拔高度的升高，缺氧逐渐加重，损伤也越严重，并可由此导致内皮功能紊乱、ET-1 释放增加。随移居时间的延长，CEC 计数降低，这可能是与机体已逐渐适应高原低氧环境，交感神经兴奋和缩血管作用减弱有关。本实验表明，不同海拔高度和在高原居住不同时间 CEC 计数与血浆 ET-1 含量呈非常显著的正相关，这可能表明血浆 ET-1升高与高原低氧 VEC 损伤有关。

（二）内皮素与心房利钠肽及 C 型利钠肽的关系

ANP 是心房肌细胞产生的有较强舒血管活性的多肽，具有较强的利尿和排钠作用，且能对抗多种血管收缩因子。血浆 ANP 含量在不同海拔高度居留不同时间均高于平原值，且随海拔高度的升高而明显增加，初上高原者明显高于在高原居住半年者。我们认为，缺氧早期 ANP 大量释放可能是机体对缺氧应激的良性代偿作用，可以对抗肾血管的收缩，有利于尿的生成和排泄，从而有利于维持身体内、外液的平衡。在不同海拔高度居住不同时间者血浆 ET-1 与 ANP 呈显著正相关，提示高原低氧导致内皮细胞损伤，释放 ET-1，ET-1 可能又促进心房肌细胞合成和释放 ANP。而 ANP 又能显著抑制 ET-1，二者有相互调节作用。血浆高水平的 ANP 能减轻机体有缺氧条件下的血管收缩和过量的水钠潴留，是机体的一种代偿功能。

CNP 与 ANP 具有同源结构，是由 22 个氨基酸残基组成的一种利钠利尿肽。同 ANP 一样含一个由二硫键连接、17 个氨基酸组成的环状结构，存在于神经系统及心、肾、肠、肺等脏器内，并可能对多器官发挥作用。通过动物实验观察 CNP、ANP 对正常及心肌缺血后犬冠状循环的影响，结果表明 CNP、ANP 均可降低犬冠脉阻力，并增加冠脉血流量，从而改善心肌供血。离体冠脉对 CNP、ANP 均呈现剂量依赖性舒张反应。CNP 可通过激活 cGMP 而对心脏活动产生抑制作用，并可扩张外周静脉，减少静脉回流，降低动脉血压。ANP 可对抗肾血管的收缩，有利于尿的生成和排泄，从而有利于维持体内外平衡。血浆中高水平的 CNP、ANP 对心肌前后负荷均有降低作用，其心肌抑制作用亦可直接降低心肌耗氧量。因此高原低氧环境 CNP、ANP 增高是机体低氧损伤的一种应激性保护措施，在心肌缺血缺氧时具有积极意义，而 CNP 同时增加冠脉血流量的作用更展现了其在心肌缺血缺氧时的应用前景。

血循环中内皮细胞的异常增高，反映了高原低氧对血管内皮细胞的较为严重的损

伤，从而导致内皮细胞功能的一系列紊乱。缩血管的 ET - 1 和舒血管的 ANP 分泌增加，相互制约，协同调控，对缺氧条件下心血管系统功能及神经内分泌调节具有重要意义。

（三）细胞因子及血管活性物质的研究

1. 内皮细胞间黏附分子 - 1（intercellular adhesion molecule - 1，ICAM - 1）

内皮细胞间黏附分子 - 1 是含有 5 个免疫球蛋白区段的跨膜糖蛋白。它在内皮细胞、上皮细胞、单核细胞和淋巴细胞上均有表达。ICAM - 1 的表达在介导中性粒细胞与血管内皮细胞的紧密黏附、游出血管的过程中起着重要的桥梁作用。其表达量的升高可介导白细胞的活化及与血管壁的紧密黏附，为白细胞进一步跨内皮游出提供条件。正常情况下内皮细胞上 ICAM - 1 的表达处于低水平，中性粒细胞及血管内皮细胞表面黏附分子的亲和力较弱，但在多种细胞因子如白细胞介素（interleukin，IL）、肿瘤坏死因子 - α（tumor necrosis faetor - α，TNF - α）和 γ - 干扰素（interferon - γ，IFN - γ）等刺激下其表达急剧增加。

血管内皮细胞具有维持管壁通透性、防止凝血和血栓形成等重要的生理功能。低氧时内皮细胞的功能改变是最早的变化。因氧是与组织代谢有关的血管收缩物质，高原低氧时会发生低血氧分压和血氧饱和度，动脉血氧降低可以使血管扩张，从而造成毛细血管壁的损害。长期低氧、血黏度增大、血流阻力增加、代谢产物在局部的潴留，可导致局部酸中毒。组织氧供不足，酸性物堆积，加重了组织细胞及毛细血管的损害，引起微血管内皮细胞蜕变、萎缩、管腔闭合、血管壁破坏和血管通透性增加，导致内皮细胞功能结构改变。

我们研究表明，ICAM - 1 在初入高原时由于急性低氧，机体处于应激状态，可使自由基及脂质过氧化反应增强，降低细胞膜流动性和膜上 ATP 酶活性。随着海拔高度的升高，缺氧加重，ICAM - 1 表达增加（表 2 - 3）。在大鼠心脏缺血 - 再灌注模型发现灌注后冠状血管内皮细胞上 ICAM - 1 的表达增加。高原低氧 TNF - α、IL - 6 等细胞因子的表达增强，对于 ICAM - 1 表达的调节具有至关重要的意义。ICAM - 1 表达增强，一方面通过与其配体即表达于白细胞表面的 CD_{11}/CD_{18} 相结合，为白细胞牢固地黏附血管壁及跨内皮游出提供了特异性的结合位点；另一方面，促进白细胞与内皮细胞黏附，越血管迁移和向组织中浸润。内皮细胞与白细胞紧密结合引起相互激活，白细胞释放细胞因子、过氧化氢（H_2O_2）和多种蛋白水解酶，造成组织损伤，激活的内皮细胞可产生 IL。胶原酶增加毛细血管通透性。随着居住时间的延长，ICAM - 1 的表达明显下降，提示高原低氧导致 ICAM - 1 的表达增强，与微血管内皮细胞损伤、通透性升高及白细胞的附壁游出密切相关。

表 2 - 3　不同海拔高度不同高原居住时间健康青年 ICAM - 1 含量的变化（$n = 10$，$\mu g \cdot L^{-1}$，$\bar{x} \pm s$）

	7 d	半年	t 值	P 值
海拔 3 700 m	203.4 ± 35.23	163.7 ± 31.67	2.65	< 0.05
海拔 5 380 m	342.1 ± 67.44	227.9 ± 52.92	4.21	< 0.01
t 值	5.76	3.29		
P 值	< 0.01	< 0.01		

2. 肿瘤坏死因子（tumor necrosis faetor $-\alpha$, TNF $-\alpha$）

肿瘤坏死因子是由激活的单核巨噬细胞产生的细胞因子，单核巨噬细胞目前被认为是在免疫系统和神经系统发挥双向作用的核心细胞。研究发现，TNF $-\alpha$ 除具有使肿瘤组织坏死的作用外，还具有增加白细胞对血管内皮黏附、增强内皮细胞促凝血活性和抑制心肌收缩力等多种生物学作用。实验结果表明，在高原低氧环境下，血清 TNF $-\alpha$ 水平随海拔高度的升高而增高，随居住高原时间的延长而降低，但仍显著高于平原对照组（表2-4）。显示体内单核巨噬细胞的激活，释放的 TNF $-\alpha$ 参与了高原急性、慢性低氧时的应激过程。其参与机制可能是 TNF $-\alpha$ 可抑制心肌收缩力；诱导合成内皮细胞衍生的血管舒张因子，导致血管扩张；介导中性粒细胞、血小板激活，释放自由基和蛋白水解酶，作用于血管内皮细胞，抑制其抗凝功能并破坏其完整性而造成组织器官损伤；TNF $-\alpha$ 可诱导白细胞抗原异常表达，导致自身免疫损伤形成；TNF $-\alpha$ 可诱导多种细胞因子如 IL -1、IL -6、IL -8 的产生，它们的相互协同使细胞因子比例失调，导致机体在低氧环境下免疫功能紊乱。

表2-4　不同海拔高度居住高原不同时间 TNF $-\alpha$、IL -6、IL -2 的变化（$\bar{x} \pm s$）

指标	平原对照组 ($n=16$)	海拔 3 700 m		海拔 5 380 m	
		7 d ($n=10$)	半年 ($n=8$)	7 d ($n=20$)	半年 ($n=8$)
TNF $-\alpha$ ($\mu g \cdot L^{-1}$)	1.03 ± 0.15	$1.80 \pm 0.13^{***\triangle}$	$1.21 \pm 0.17^{*\triangle}$	$2.43 \pm 0.17^{***}$	$1.73 \pm 0.11^{***}$
IL -6 ($\mu g \cdot L^{-1}$)	0.11 ± 0.06	$0.26 \pm 0.07^{***\triangle}$	$0.18 \pm 0.08^{*\triangle}$	$0.41 \pm 0.11^{***}$	$0.30 \pm 0.07^{***}$
IL -2 ($\mu g \cdot L^{-1}$)	6.63 ± 3.52	$5.01 \pm 2.01^{***\triangle\triangle}$	$6.12 \pm 2.31^{\triangle}$	$2.71 \pm 1.27^{***}$	$4.16 \pm 1.67^{*}$

与平原组比较，$^{*}P<0.05$，$^{***}P<0.01$；进驻高原7 d和半年，海拔3 700 m与5 380 m比较，$^{\triangle}P<0.05$，$^{\triangle\triangle}P<0.01$。

3. 白细胞介素 -6 及白细胞介素 -2

白细胞介素 -6（interleukine -6，IL -6）可由免疫活性细胞、血管内皮细胞和肾小球系膜细胞等多种细胞产生，TNF $-\alpha$ 的刺激可使上述细胞分泌 IL -6 大量增加。IL -6 可增强 TNF $-\alpha$ 的作用，还具有增强血管内皮细胞通透性的作用。IL -6 的升高导致 T 淋巴细胞功能增强，B 淋巴细胞分泌抗体亢进，大量自身抗体的产生，从而加重心肌的损伤。因此，IL -6 是造成机体损伤的细胞因子网络系统中的重要成分之一。我们研究发现，高原缺氧急性期血中有高水平的 IL -6 存在，且随海拔高度的升高而增高。居住高原半年虽已基本习服，但仍处于高原低氧环境中，而不利于缺氧性细胞损伤的恢复，难以达到内环境的平衡和稳定，人体内细胞因子网络系统仍处于激活状态，其主要原因可能是 TNF $-\alpha$ 分泌增加所致。

白细胞介素 -2（interleukine -2，IL -2）过去曾称为 T 细胞生长因子，是在促细胞分裂或特异性抗原刺激下由辅助 T 细胞产生的一种淋巴因子，它除了能在体外维持 T 细胞长期分化增殖以外，还具有增强细胞毒性 T 细胞及自然杀伤细胞（NK 细胞）的杀伤活性，并可诱导和促进 T、B 淋巴细胞分泌多种淋巴因子等重要生物学作用，也能促进 IL-2 受体的表达，参与机体的正向免疫调节，是细胞免疫调节中重要的淋巴因子。IL-2 含量与活性的变化直接反映了机体免疫功能的盛衰。研究结果显示，高原低氧环境下 IL-2 明显低于平原，且随海拔的升高而降低、居住时间的延长而增高。这可能是急进高原急性低氧应激状态机体 T 细胞免疫功能低下，诱导抑制性细胞活性、血皮质醇分泌增多及细胞因子本身的分解代谢增强，这些都可以成为引起血清 IL-2 降低的重要原因。随海拔高度升高，缺氧程度加重，IL-2 水平降低越明显。高原居住半年后，机体通过自我调节，逐步获得对高原低氧环境的适应，但仍处于高原低氧环境中，而不利于缺氧性细胞损伤的恢复，IL-2 仍难以达到平原水平。高原低氧、IL-2 水平降低，不利于 T 细胞的分化增殖，引起免疫调节降低，导致免疫功能紊乱。Tuttle 等报道，自发性高血压大鼠（SHR）动脉血压升高之前，单次静脉滴注 IL-2，可永久阻止血压升高，对血压已显著升高的 SHR，应用 IL-2 可使血压下降至正常，这说明 IL-2 在 SHR 血压升高中起重要作用。另有学者用 IL-2 治疗高血压患者，结果发现高血压患者血压明显下降。

4. 血管内皮生长因子的变化

血管内皮生长因子（vascular endothelial growth factor，VEGF）是一种相对分子质量为 46 的二聚体多肽，以内皮细胞为特异性靶细胞，不仅促进内皮细胞的有丝分裂，还具有明显增加血管通透性和降低血管张力等作用。VEGF 的主要生物学功能之一是能增加血管尤其是微血管的渗透性，其作用比组胺强 5 万倍。通过与血管内皮细胞表面的特异性受体结合而具有明显的促进成纤维细胞、血管内皮细胞生长的作用，合成和分泌胶原等细胞外基质，并能强烈促进新血管形成。缺血、缺氧是其表达的强烈诱导因素，是生理条件下和病理生理适应过程中血管生长的主要调节因子。急性低氧 2 h，即可引起肺组织内 VEGF mRNA 明显增多，心肌缺血、缺氧时，局部心肌会迅速产生大量的 VEGF，并在一定程度上与心肌缺血缺氧的持续时间一致。国内外研究证实 VEGF 在伴有血管增生的低氧性肺动脉高压肺血管重建的发生中发挥了重要的作用。

我们采用双抗夹心酶联免疫法检测血清 VEGF 的含量（表 2-5）。结果表明，VEGF 在初入高原时由于急性低氧，机体处于应激状态，可使自由基及脂质过氧化反应都增强，降低细胞膜流动性和膜上 ATP 酶活性，致使细胞损伤，引起心肌细胞缺血、缺氧，刺激心肌细胞合成并释放 VEGF。随海拔高度的升高，缺氧加重，组织需氧量上升，心肌细胞在一定时间内遭受呈加重趋势的缺氧再灌注损伤，更加重了心肌细胞的缺血缺氧程度，刺激局部心血管系统释放大量的 VEGF。此因素诱导 VEGF 的合成与释放后，一方面与其血管内皮细胞上特异性受体结合，发挥剂量依赖性舒张小冠状动脉作用，开放冠状动脉侧支循环以改善心肌血液供应，减少缺血面积而起到保护心肌的作用；另一方面，VEGF 是一种具有旁分泌机制的生长因子，能特异作用于血管内皮细胞，具有增强血管通透性的作用，引起血浆蛋白（特别是纤维蛋白原）渗出到血管间隙，外渗的纤维蛋白原凝固成纤维蛋白而沉积，支持新生血管的生长，并且介导其他生长因子如碱性成纤维细胞生长因子（bFGF）、血小板源生长因子（PDGF）、转移因子（TGF）等的表达和分泌，加上血中高浓度的内皮素，共同促进成纤维细胞、内皮细胞、平滑肌细胞的增殖，并合成和分泌胶原等细胞外基质以促进新血管的形成，这些变化是肺血管重建的重要组成部分。高原居住半年后，机体通过自我调节，已逐步适应高原低氧环境，机体尽可能地保持组织氧化作用，最大限度地运用可利用的氧，产生尽可能多的能量，来维持机体生命活动的继续，VEGF 含量较初入高原时降低非常显著，但仍明显高于平原对照，表明经过半年习服后有可能使生理功能由顺应相转入适应相阶段。但机体仍处于高原低氧环境中，不利于缺氧性细胞损伤的恢复，要完全适应可能需要更长的时间。

表 2-5　不同海拔高度、不同高原居住时间健康青年 VEGF 含量的变化 （ng·L^{-1}, $\bar{x}\pm s$）

海拔	n	停留时间	
		7 d	半年
3 700 m	10	32.40 ±9.97	17.08 ±6.74$^{\triangle}$
5 380 m	10	63.07 ±14.01*	39.60 ±12.32*

与海拔 3 700 m 比较，$^{*}P < 0.001$。

与 7 d 组比较，$^{\triangle}P < 0.001$。

高原持久的肺泡性缺氧，可使肺血管长期收缩，肺动脉压维持于较高水平，并伴有肺血管壁的结构改建，引起血管壁增厚、管腔缩窄，结果导致肺动脉压进一步增高。目前认为，低氧性肺动脉高压的发生与多种生长因子有关，VEGF 具有明显的促进成纤维细胞的生长、合成和分泌胶原等细胞外基质以及促进血管形成活性的作用。在低氧过程中伴随肺动脉高压的形成，血中 VEGF 含量升高，说明 VEGF 在低氧性肺动脉高压的发生发展过程中起重要的介导作用。

5. 神经肽 Y、降钙基因相关肽和神经降压素的研究

正常血管张力的维持依赖于血管收缩作用和舒张作用之间的平衡。在血管张力的神经内分泌调节中，降钙素基因相关肽、神经肽 Y 和神经降压素等神经肽作为重要的血管舒缩物质，其收缩力量的增强和（或）舒张力量的减弱会导致血管张力失衡、循环阻力增高。

神经肽 Y （neuropeptide Y，NPY）是一种强有力的血管收缩剂，在人体和其他哺乳动物的心脏中含量丰富，以高浓度存在于冠状动脉，是交感神经的辅助递质，与儿茶酚胺共存于交感神经纤维中。刺激交感神经节可促进 NPY 分泌。有报道 NPY 能引起剂量依赖性的冠状动脉收缩反应，增加冠状动脉阻力，并引起心肌缺血，继而引起左心室射血分数下降。NPY 还能增强去甲肾上腺素的缩血管效应，对心肌具有剂量依赖性的负性肌力作用。我们研究发现，高原健康人血浆 NPY 含量随海拔高度的升高而增高，随高原居住时间的延长而降低，但仍高于平原健康人。由此表明，初入高原，急性低氧刺激动脉化学感受器使交感神经系统兴奋，作为交感神经递质的 NPY 释放增加，并随海拔高度的升高活性显著增高。这可能是机体对低氧环境最初的应激性改变，随着居住高原时间的延长，机体对高原环境已逐渐适应，交感神经兴奋性逐渐降低，NPY 活性释

放下降。高原低氧环境使血浆 NPY 分泌和释放增加，引起血管平滑肌收缩、血管阻力增强，从而加速心肌缺血、缺氧。因此高原低氧时血浆 NPY 的含量升高对心脏是不利的，血浆 NPY 含量越高，对心脏的损害作用就越大。寻找对抗 NPY 的拮抗剂，对改善高原人心血管功能和提高高原人体健康水平有重要意义。

降钙素基因相关肽（calcitonin gene – related peptide，CGRP）在人类被认为是最强的内源性血管舒张物质之一，而且 CGRP 在血管组织中分布广泛，在肠系膜动脉床等阻力血管中含量尤为丰富，这种分布和作用特点决定了 CGRP 在血管张力的调节中起重要作用。我们研究表明，高原低氧时血浆 CGRP 水平明显低于平原，且随着海拔高度的升高降低越明显。随着高原居住时间的延长，CGRP 浓度有所回升，但仍低于平原水平，表明 CGRP 参与了高原急性、慢性缺氧应激过程的调节。有研究表明，CGRP 具有强烈的舒张冠状动脉作用，有助于心功能的改善，减少心肌细胞的损害，对心肌具有明显的保护作用，增加心肌对缺血的耐受性。我们认为，急性、慢性缺氧时外周血中的 CGRP 含量下降，不能有效抑制某些损伤因子对组织细胞的损伤作用，是高原病发生的重要因素之一。因此深入研究 CGRP 在高原急性、慢性缺氧时的变化和作用，对高原病的预防和诊治具有重要意义。

神经降压素（neurotensin，NT）是广泛分布于神经系统、消化系统和循环系统的一种生物活性多肽，具有强烈的扩血管和降血压作用，增加血管通透性。我们研究显示，血浆 NT 含量随海拔高度的升高而降低，高原居住半年者较初入高原增高显著，但仍未达平原水平。提示 NT 含量的显著减少，可能与缺氧有关。由于高原低氧微血管收缩，细动脉径变小，脑组织和消化道内供血量比平原人少，致使其中 NT 合成及释放减少，但是减少的确切原因有待进一步探讨。

表 2-6　居住高原不同海拔高度不同时间健康青年 NPY、CGRP、NT 的变化（$\bar{x} \pm s$）

指标	平原对照组 (n=16)	海拔 3 700 m			海拔 5 380 m		
		7 d (n=10)	半年 (n=8)	P	7 d (n=20)	半年 (n=10)	P
NPY ($\mu g \cdot L^{-1}$)	75.29 ± 24.95	119.59 ± 19.40	95.07 ± 13.64[※△]	<0.01	142.69 ± 29.01[△]	107.47 ± 18.78	<0.01
CGRP ($\mu g \cdot L^{-1}$)	46.31 ± 7.42	22.50 ± 0.07[※]	31.13 ± 4.5[※※]	<0.05	13.00 ± 5.89[△△]	22.51 ± 7.07[△]	<0.01
INT ($\mu g \cdot L^{-1}$)	76.69 ± 12.68	42.50 ± 9.18	62.80 ± 15.80[※※]	<0.01	33.45 ± 12.33[△]	46.80 ± 14.34[△]	<0.05

与平原组比较，[※] $P<0.05$，[※※] $P<0.01$；进驻高原 7 d 和半年，海拔 3 700 m 与 5 380 m 比较，[△] $P<0.05$，[△△] $P<0.01$。

（四）自由基、一氧化氮的研究

自由基是指外层轨道上具有不配对电子的原子、原子团或分子。由氧衍生的自由基称为氧自由基。氧自由基的形成应具备 3 个条件：有提供电子的供体、有接受电子的受体、氧分子经单电子还原。缺氧并不等于无氧，故存在接受电子的受体。缺氧时提供电子的供体主要通过线粒体、内皮细胞、白细胞，这些成分摄取的氧通过不同的还原酶的作用，生成氧自由基。氧自由基既是氧化剂，又是还原剂，极易与组织细胞成分中的电子结合，达到稳定的配对电子状态。并且当自由基与非自由基物质反应时，往往形成新的自由基而发生连锁、增殖性损伤性反应。生物进化得益于氧化过程产生的能量，进入机体的氧95%以上转化为能量，自身还原成水。同时在进化过程中还有5%的氧在生物体还原成自由基。

自由基在疾病的发生和发展过程中有重要作用，是机体损伤过程中的重要环节。呼吸道是接触外源性自由基产物的重要门户，因此低氧与自由基的关系越加引人注目。自由基是体内氧分子不完全代谢产物，以3种形式存在：超氧阴离子（O_2^-），羟自由基（·OH）和过氧化氢（H_2O_2）。机体不断产生自由基，又随时予以清除。清除自由基的物质主要有天然抗氧化酶，包括超氧化物歧化酶（superoxide dismutase，SOD）、过氧化氢酶（catalase，CAT）、过氧化物酶（peroxidase，POD）、谷胱甘肽过氧化物酶（gluta-thione peroxidase，GHS - Px）和血氧合酶 - 1（heme oxygenase - 1，HO - 1）；还有天然抗氧化物，包括维生素 C（Vit C）、维生素 E（Vit E）、硒、辅酶 A 等。正常生理状况下，机体内产生的自由基靠氧化体系清除，只有当自由基产生超过机体的抗氧化能力，或机体的抗氧化能力降低导致自由基蓄积时，才会造成脂质过氧化损伤。

维持氧化 - 抗氧化平衡是机体正常生命活动最普遍的功能。一旦氧化 - 抗氧化平衡失调，也就是氧自由基产生过多或（和）清除不足时机体即引起细胞的氧化应激反应，就会通过多种途径改变机体代谢，从而导致细胞损伤，影响细胞存活状态。具体机制如下：①氧化应激使炎症细胞释放介质如前列腺素和白三烯等，加重局部炎症反应。②氧化应激增加自由基生成，直接引起蛋白质、脂质和 DNA 的氧化损伤，从而干扰细胞、组织的完整性。③氧化应激影响细胞结构和细胞凋亡，改变细胞因子的微环境平衡，激活对氧化 - 还原敏感的效应分子，在转录、蛋白表达水平诱导细胞凋亡。④氧化应激生成大量的自由基，激活信号系统中的第二信使，干扰细胞信号转导途径，影响细胞的存活、分化、增殖、凋亡和坏死。⑤氧化应激使细胞内抗氧化物质降低，细胞内还原性环境破坏，出现代谢异常。

进驻高原低氧环境，随海拔高度、居住时间的变化，对人体自由基及酶活性均有不同的影响。我们对从平原进驻海拔 3 700 m 和 5 380 m 7 d 及半年的健康青年进行血清 SOD、丙二醛（MDA）、尿酸（UA）和尿液尿酸（UUA）检测，并与20名平原健康青年对照（表2 - 7）。代表氧自由基活性及脂质过氧化反应程度的 MDA 浓度，在高原低氧环境明显高于平原，且随海拔高度的升高而增高，随高原居住时间的延长而降低。UA 浓度变化与 MDA 基本一致。因 UA 是嘌呤 - 黄嘌呤氧化酶代谢途径的终产物，故 UA 的升高在此亦反映了氧自由基的释放增加，说明高原缺氧人体内存在着自由基代谢失调。另外，高原低氧造成糖酵解增强，乳酸生成增多，乳酸经肾脏排泄时，能竞争性地抑制近曲小管中 UA 排泄，使血 UA 浓度增高。因此，高原低氧环境氧自由基生成增强，与高原居留时间及海拔高度有密切关系。

表 2-7 海拔 3 700 m 和 5 380 m 高原健康青年 SOD、MDA 和尿酸的变化 $(\bar{x} \pm s)$

组别	平原对照组	海拔 3 700 m		海拔 5 380 m	
		7 d	半年	7 d	半年
SOD (NU·g^{-1}Hb)	13 570 ±994	12 696 ±862**	11 361 ±1239$^{△}$	10 814 ±1330**	9 403 ±1 112**$^{△△}$
MDA (nmol·L^{-1})	3.87 ±0.61	5.39 ±0.75*	4.50 ±0.86$^{△}$	6.26 ±1.08**	5.33 ±0.94**$^{△△}$
UA (mmol·L^{-1})	0.23 ±0.04	0.35 ±0.06**	0.28 ±0.05*$^{△△}$	0.41 ±0.05**	0.36 ±0.04**$^{△}$
UUA (mmol·L^{-1})	2.08 ±0.84	1.47 ±0.62**	1.76 ±0.53$^{△△}$	0.58 ±0.24**	1.04 ±0.44**$^{△△}$
NO (μmol·L^{-1})	76.76 ±7.49	65.47 ±6.33*	74.40 ±7.23$^{△}$	57.73 ±16.69*	64.34 ±0.10.22*

与平原组比较，* $P<0.05$，** $P<0.01$；进驻高原 7 d 和半年，海拔 3 700 m 与 5 380 m 比较，$^{△}P<0.05$，$^{△△}P<0.01$。

我们对初入 3 700 m 和 5 380 m 的健康青年检测血浆一氧化氮（NO）、一氧化氮合酶（NOS）含量，并与平原做对照，随海拔升高 NO 和 NOS 含量递减，均较平原降低显著。NO 降低的原因可能有：高内皮素（ET）血症抑制 NOS；低氧使血红蛋白增高，海拔越高，增加越明显，而血红蛋白结合 NO 的能力是其氧亲和力的 1 500 倍，NO 迅速与血红蛋白反应形成高铁血红蛋白和硝基血红蛋白，NO 还被氧化为 NO^{2-} 和 NO^{3-}，导致 NO 水平降低；缺氧损伤内皮细胞的分泌功能，引起左旋精氨酸代谢产生 NO 的催化酶功能低下，导致内皮细胞合成 NO 减少；高原缺氧抑制内皮细胞 NOS 的表达，从而抑制 NO 的产生和释放；NO 产生减少，导致血管紧张性增加，同时有利于肺血管平滑肌的增生及血管形态的改变，最终形成低氧性肺动脉高压。

二、凝血及纤溶机制在高原低氧适应中的变化

（一）凝血及纤溶机制

机体凝血-纤溶功能平衡是维持正常血液流通的基础，任何一方的功能紊乱都可能与血栓性疾病有关。进驻高原人群，由于低氧所致红细胞数量增多，虽然标志着在不同海拔地区生活群体氧的供给和组织对氧的需求之间达到平衡，但由于红细胞增多也可能对机体产生负效应，血液黏度增加，促使血液处于高凝状态，继之凝血及纤溶系统发生一系列改变。为了解其改变特点及规律，我们对从平原进驻海拔 3 700 m 和 5 380 m 7 d 及半年的健康青年，进行血浆抗凝血酶Ⅲ（antithrombin-Ⅲ，AT-Ⅲ）、纤溶酶原（plasminogen，PLG）、纤维蛋白原（fibrinogen，Fg）、组织纤溶酶原激活物（tissue-plasminogen activator，t-PA）、纤溶酶原激活抑制物（plasminogen activator inhibitor，PAI）、α$_2$-纤溶酶抑制物（α$_2$-plasmin inhibitor，α$_2$-PI）、D-二聚体（D-Dimer，DD）活性或含量测定。结果表明，高原低氧环境 AT-Ⅲ、t-PA 明显低于平原（$P<$

0.01 或 0.05），且随海拔高度的升高而降低（$P < 0.01$），随居住时间的延长而升高（$P < 0.01$ 或 0.05）。PLG、DD、PAI、$\alpha_2 - PI$ 及 Fg 在海拔 3 700 m 7 d 和海拔 5 380 m 7d 及半年均较平原增高显著（$P < 0.01$ 或 0.05），且随海拔高度的升高而增高，随居住时间的延长而降低（$P < 0.01$ 或 0.05）；3 700 m 居住半年时较平原无显著性差异（$P > 0.05$）（表 2 - 8、表 2 - 9）。

表 2 - 8　进驻高原 7 d 凝血及纤溶系统的变化（$\bar{x} \pm s$）

Group	n	AT - Ⅲ (mg · L^{-1})	PLG (mg · L^{-1})	DD (mg · L^{-1})	t - PA (IU · mL^{-1})	PAI (AU · mL^{-1})	Fg (g · L^{-1})	$\alpha_2 - PI$ (%)
1 400 m	20	335. 57 ± 22. 30	152. 74 ± 14. 25	0. 26 ± 0. 08	0. 74 ± 0. 18	0. 61 ± 0. 14	3. 01 ± 0. 22	95. 63 ± 10. 20
3 700 m	10	292. 44 ± 19. 68 * *##	210. 03 ± 26. 34 * *##	0. 41 ± 0. 10 * *##	0. 47 ± 0. 11 * *##	0. 93 ± 0. 22 * *##	3. 90 ± 0. 24 * *##	106. 68 ± 13. 15 *#
5 380 m	10	261. 19 ± 11. 11 * *	272. 31 ± 27. 60 * *	0. 92 ± 0. 21 * *	0. 30 ± 0. 10 * *	2. 02 ± 0. 30 * *	4. 55 ± 0. 23 * *	130. 54 ± 14. 61 * *

与对照组比较，* $P < 0.05$，* * $P < 0.01$；与海拔 5 380 m 比较，# $P < 0.05$，## $P < 0.01$。

表 2 - 9　进驻高原半年凝血及纤溶系统的变化（$\bar{x} \pm s$）

Group	n	AT - Ⅲ (mg · L^{-1})	PLG (mg · L^{-1})	DD (mg · L^{-1})	t - PA (IU · mL^{-1})	PAI (AU · mL^{-1})	Fg (g · L^{-1})	$\alpha_2 - PI$ (%)
1 400 m	20	335. 57 ± 22. 30	152. 74 ± 14. 25	0. 26 ± 0. 08	0. 74 ± 0. 18	0. 61 ± 0. 14	3. 01 ± 0. 22	95. 63 ± 10. 20
3 700 m	10	320. 41 ± 16. 75 *##	160. 45 ± 14. 55##	0. 30 ± 0. 10##	0. 61 ± 0. 12 *#	0. 70 ± 0. 18##	3. 28 ± 0. 17##	98. 38 ± 13. 11
5 380 m	10	282. 28 ± 12. 32 * *	223. 13 ± 19. 81 * *	0. 62 ± 0. 18 * *	0. 49 ± 0. 11 * *	1. 54 ± 0. 30 * *	3. 84 ± 0. 29 * *	110. 24 ± 14. 12 *

与对照组比较，* $P < 0.05$，* * $P < 0.01$；与海拔 5 380 m 比较，# $P < 0.05$，## $P < 0.01$。

AT - Ⅲ是凝血过程中最重要的生理调节剂，能灭活凝血酶等具有活性的凝血因子，在凝血过程中起调控作用。AT - Ⅲ中和活性凝血因子的作用随凝血活动进行而增强，故 AT - Ⅲ是反映凝血酶生成的重要指标。结果显示，进驻高原低氧环境 AT - Ⅲ明显低于平原，且随海拔高度的升高而降低。AT - Ⅲ下降的原因可能是高原低氧造成血管内皮细胞受损，使之合成减少，中和不断产生的凝血酶，造成 AT - Ⅲ消耗性减少。AT - Ⅲ是血浆中最重要的凝血酶抑制物，它的降低提示与高原低氧血液高凝状态密切相关。

t - PA 和 PAI 是决定纤溶系统活性的关键物质，纤溶系统缺陷主要表现在 t - PA - PAI 平衡失调。我们研究发现，高原低氧环境 t - PA 明显减少，PAI 相对增加，虽然低氧可促进血管内皮细胞释放 t-PA，而不影响 PAI 的释放，但这种反应相对增加的纤溶能力并不足以迅速降解低氧肝脏代偿合成增加的 Fg，故其活性实际上仍然降低。从而提示高原缺氧诱发心肌缺血，t-PA-PAI 平衡紊乱，PAI 绝对增加。虽有研究认为受损的内皮细胞亦可释放 PAI，但由于血液中 25% 的 PAI 来自血小板，而低氧时大量血小板聚集在血管内皮表面，其释放 5-HT、组胺、血栓素 A_2 等可造成内皮损伤，内皮下胶原暴露加速血小板黏附、聚集，因此低氧纤溶活性的改变机制与血小板活化有关。低基础水平 t-PA 的高原人群，t-PA 的促血小板解聚作用减弱，又可能成为其血小板易黏附、聚集，发生心肌缺血的原因之一。纤溶的主要功能是降解纤维蛋白，清除血栓及维持血流畅通。T-PA 活性降低，PAI 活性升高，说明纤溶酶原活化受抑制，提示高原人群纤溶功能紊乱。

纤溶是凝血的继续，纤溶的核心物质 PLG 经 t-PA 激活成为有纤溶作用的纤溶酶（PL），而 α_2-PI 可直接将 PL 灭活，并伴随有本身的裂解，PL、α_2-PI 的活性水平对血栓的发展和清除有决定意义，PL 越高，交联蛋白的降解产物 DD 就越多。PL 及 DD 增高，提示凝血过程加速，纤溶蛋白形成增加，造成继发纤溶状态，Fg 在一系列凝血因子参与下形成纤维蛋白而完成血液凝固的最终阶段。Fg 增高，一方面可使血管内皮发生形态变化，另一方面还可为低密度脂蛋白及脂肪提供黏附表面，特别是持续的肺动脉在功能性收缩的基础上出现管壁增厚、管腔狭窄，从而导致肺动脉高压。

高原急性低氧机体存在明显的凝血功能紊乱，表现为凝血与纤溶被激活的同时伴有纤溶受抑，导致凝血与纤溶间的生理平衡遭破坏而产生高凝状态。加上血小板和内皮受损，从而使微血管内易形成微血栓而致组织器官的微循环障碍。长期高原低氧，除直接损害血管内皮使组织的胶原暴露、激活血小板、启动内源性凝血系统、致凝血因子消耗外，还由于高原人群氧耗量增加，红细胞代偿增多，血液黏稠，t-PA 降低，PAI 和 α_2-PI 活性上升，产生纤溶相对受抑，且海拔越高越明显，使血液呈现一种高凝和低纤溶状态。建议在高原创伤或休克患者，在抢救中应避免使用促凝血药物和抗纤溶药物，一旦发生出血不止现象应查明原因进行针对性治疗。

（二）前列环素及 α-颗粒膜蛋白水平

人体暴露于高海拔，由于气压降低致氧分压降低可出现一系列低氧应激性调节和变化。我们对平原进驻海拔 5 380 m 高原 7 d 及半年的健康青年血浆 α-颗粒膜蛋白（α-granular membrane protein，GMP-140）、血栓素 B_2（thromboxane B_2，TXB_2）、6-酮-前列腺素 $F_{1\alpha}$（6-keto-prostaglandin $F_{1\alpha}$，6-keto-$PGF_{1\alpha}$）和血管性假血友病因子（von willebrand factor，vWF）进行测定，探讨血小板活化程度及血栓素 A_2/前列环素（prostacyclin，PGI_2）平衡关系在高原低氧过程中的作用。结果表明，进驻海拔 5 380 m 高原 7 d 较平原对照组 GMP-140、TXB_2、T/K（TXB_2/6-keto-$PGF_{1\alpha}$）和 vWF 增高非常显著（$P<0.01$），6-keto-$PGF_{1\alpha}$ 降低非常显著（$P<0.01$）；海拔 5 380 m 居住半年较平原对照组 GMP-140 增高显著（$P<0.05$），TXB_2、vWF、T/K 增高非常显著（$P<0.01$），6-keto-$PGF_{1\alpha}$ 降低显著（$P<0.05$）。进驻海拔 5 380 m 7 d 较半年 GMP-140、TXB_2、T/K、vWF 增高非常显著（$P<0.01$），6-keto-$PGF_{1\alpha}$ 降低显著（$P<0.05$）（表 2-10）。

表 2 - 10 进驻海拔 5 380 m 高原健康青年 GMP - 140、vWF 和 TXB$_2$ 的变化 ($\bar{x} \pm s$)

Group	n	GMP - 140 ($\mu g \cdot L^{-1}$)	vWF (%)	TXB$_2$ (ng $\cdot$ L^{-1})	6 - Keto - PGF$_{1\alpha}$ (ng $\cdot$ L^{-1})	T/K
1 400 m	20	5. 34 ± 1. 58	86. 01 ± 13. 32	65. 32 ± 9. 88	99. 20 ± 20. 22	0. 67 ± 0. 33
3 700 m 7 d	10	14. 58 ± 2. 56**	158. 40 ± 23. 89**	137. 61 ± 18. 11**	64. 36 ± 17. 77**	1. 98 ± 0. 63**
5 380 m 半年	10	7. 39 ± 1. 92*△△	106. 10 ± 16. 01**△△	94. 61 ± 12. 63**△△	83. 21 ± 18. 64**△△	1. 27 ± 0. 45**△△

与平原组对照，$^*P < 0.05$，$^{**}P < 0.01$；与 7 d 时间对照，$^{\triangle}P < 0.05$，$^{\triangle\triangle}P < 0.01$。

血小板 GMP - 140 是存在于血小板 α - 颗粒膜及血管内皮细胞 Weibel - Palade 小体膜上的膜糖蛋白，当血小板或内皮细胞活化时，可迅速表达在细胞表面并释放入血。GMP - 140 的表达增加是血小板活化、α - 颗粒释放的直接证据。TXB$_2$ 是由血小板释放的 TXA$_2$ 的稳定代谢产物，TXA$_2$ 具有强烈的促血小板聚集和促血管收缩的作用。6 - Keto - PGF$_{1\alpha}$ 是血管内皮细胞分泌的 PGI$_2$ 的稳定代谢产物，PGI$_2$ 具有强烈的扩血管和抑制血小板聚集的作用。因此测定血浆 TXB$_2$ 和 6 - keto - PGF$_{1\alpha}$ 含量的变化即可反映 TXA$_2$ 和 PGI$_2$ 的变化。TXA$_2$ 和 PGI$_2$ 是花生四烯酸经环氧化酶途径的代谢产物，二者之间的动态平衡对血液内环境的稳定有重要意义。许多疾病对血液内环境的改变都是与 TXA$_2$/PGI$_2$ 平衡失调相伴随的。

TXA$_2$ 的合成和释放受到多种因素的影响，而 PGI$_2$ 有赖于血管内皮的完整及其功能的正常。本研究显示，进驻海拔 5 380 m 高原，GMP - 140、TXB$_2$ 明显增高，随居住时间的延长，虽有所降低，但仍显著高于平原对照组。而 6 - keto - PGF$_{1\alpha}$ 和 TXB$_2$ 则与之相反。初入高原，由于急性低氧，循环血中血小板数目减少，同时发现血小板"扣押"于肺，聚集的血小板经激活而释放 TXA$_2$；加上机体低氧应激，引起肾上腺素、肾素及肽类等物质释放增加，又进一步引起血小板聚集。与此同时，大量血小板还可聚集在血管内皮表面，其释放 5 - 羟色胺（5 - HT）、组胺和溶酶体酶等可引起血管内皮损伤，导致内皮下胶原暴露，加速了血小板的黏附、聚集，并释放 GMP - 140、TXA$_2$。GMP - 140 具有介导活化血小板及内皮细胞与中性粒细胞（PMN）黏附的功能，GMP - 140 可使 PMN 穿越内皮细胞向外浸润，进一步损伤内皮细胞，促进 TXA$_2$ 释放，形成恶性循环。而血管内皮的完整性和血管内皮功能均遭到破坏，从而使 PGI$_2$ 的合成和释放明显减少。高原居住半年时由于慢性低氧，血流动力学障碍及高黏血症等原因，使血小板活化，释放 GMP - 140 增加，同时磷脂酶 A$_2$（PLA$_2$）被激活，血小板膜磷脂在 PLA$_2$ 的作用下生成花生四烯酸，后者又经环氧酶途径代谢为不稳定的前列腺内过氧化物，在血小板 TXA$_2$ 合成作用下生成 TXA$_2$，促进白细胞黏附贴壁，引起白细胞损伤，或直接作用于肺血管，增高肺血管通透性；同时慢性低氧，使血管内皮受到损伤，PGI$_2$ 生成减少。Kenneth E 等研究发现，活化的血小板通过释放缩血管类前列腺素类物质引起狗肺动脉和肺循环阻力升高。TXA$_2$ 增加引起血小板黏附、聚集，不仅释放 TXA$_2$ 使血管收缩，还释放多种递质使平滑肌细胞增殖并向内膜迁移，使血管口径变小，阻力增加，肺循环血量减少，加重肺缺血缺氧，导致肺血管的结构发生改变。而肺血管的改变又使血小板进一步黏附、聚集，最终导致肺动脉压进一步升高。

血小板黏附须有 vWF 的参与，vWF 通过桥梁作用分别黏着血管胶原纤维及血小板膜上的糖蛋白受体 GPIb，促进血小板黏附形成附壁血栓。vWF 升高有利于血小板黏附，血小板聚集是由黏附的血小板形成血小板聚集体的过程，此时 Fg 起着重要的作用。血小板激活时，其膜上形成 Fg 受体 GPIb/Ⅲa，通过 Fg 的连接作用形成血小板聚集体，最终形成血栓。激活的血小板可发生颗粒释放反应，5-HT、TXA_2、组胺等颗粒内容物可造成血管炎症反应，又进一步使血小板激活，GMP-140 就是释放过程中整合到血小板膜上的，因而也是反映血小板释放功能变化的特异性指标。

T/K 平衡是维持血小板功能和正常血液凝固的重要机制，也是保护内皮细胞免受损伤的重要环节，对维持血管紧张性和血小板聚集具有重要意义。杨山钟等报道，T/K 平衡失调与缺氧性肺动脉高压有关。高原低氧由于 Ca^{2+} 内流，激发花生四烯酸代谢通路，确实伴有 TXA_2 释放增加，PGI_2 生成减少，二者共同作用使 T/K 这对微循环调节因子代谢失调，从而引起外周血管阻力增加，参与或加重肺血管收缩、血小板激活，加重肺动脉高压形成。笔者认为 T/K 的平衡失调有助于对低氧性肺动脉高压的生理病理变化过程提供进一步的解释。低氧越重，这种不平衡越明显，低氧所表现的一系列循环系统障碍程度也会越重。如若能对这种平衡加以控制，则可能对提高高原人群整体健康水平有重要意义。

海拔 5 380 m，大气中的氧分压（10.8 kPa）只有海平面大气氧分压（21.2 kPa）的 50.9%，平原人虽在此停留达 6 个月，但长期的严重低氧仍使机体处于应激状态，红细胞和血红蛋白的过度增生及其他代谢失衡一直存在，这是本文所测指标未能恢复到平原对照值的主要原因。根据作者 20 余年的观察，人类在海拔 5 000 m 以上地区，要想达到完全习服是不可能的。

三、体液免疫反应

体液免疫即主要由 B 细胞介导的免疫应答，多数增殖分化的 B 细胞最后成为浆细胞，合成并分泌免疫球蛋白（Ig）。人体的免疫活性细胞存在着全部 Ig 的合成信息，由遗传控制基因编码产生各种 Ig，以维护机体的正常免疫功能。当生物或各种理化因素持续刺激时，淋巴细胞便活化增生，产生较多的多克隆选择性或非选择性 Ig，证明体液免疫状态的数据之一是血清内 Ig 浓度。国内有研究提示，高原人群的免疫功能有异常，免疫调节机制有失调倾向。我们研究发现初入 3 700 m 和 5 380 m 高原时 Ig 明显高于该地区居住半年时，且海拔高度越高，升高越明显，其中以 IgG、IgM 为著。这可能是由于高原低氧、Ts 细胞免疫功能降低，从而导致 B 细胞功能相对活跃，Ig 水平升高。机体进入高原初期，由于受严重缺氧的影响，细胞发生变性，产生自身抗原，刺激淋巴系统，经 T 淋巴细胞作用，使 B 淋巴细胞转化为浆细胞，机体产生大量 IgG、IgM，导致抗原-抗体复合物沉积在血管的基底膜上，引起血管组织的损伤，并激活补体，使其在血液中增高。补体属非特异性免疫成分，激活后的补体 C_3 与 C_5 又受 C_4 的激活而裂解为 C_{3a} 与 C_{5a}，C_{3a} 与 C_{5a} 使肥大细胞释放组胺，既参与正常的免疫调控和防御，也参与 Ⅱ、Ⅲ型变态反应，对组织的病理损伤。

我们实验所得的 IgG、IgM 是在没有新的感染和炎症条件下出现的，很可能机体体内出现了以前没有的新抗原，这种抗原刺激是内源性的，很可能人体正常菌群的某些代谢产物在一般条件下不具有免疫原性，而在急性严重高原低氧环境，由于 T、B 淋巴细胞识别不受限制而获得免疫原性，刺激免疫系统使 IgG、IgM 升高。在高原，由于特异性免疫反应增强，在适应初期常出现慢性感染（扁桃腺炎、上颌窦炎、胆囊炎等）急性发作，这可能就是主要原因之一。缺氧时 Ig 的异常表达，是自身免疫反应被激活的反映，是组织细胞自身免疫损伤的又一佐证（表 2 - 11）。

表 2 - 11　居住高原不同海拔高度不同时间健康青年体液免疫反应的变化（$\bar{x} \pm s$）

指标	平原 对照组 （$n = 16$）	海拔 3 700 m			海拔 5 380 m		
		7 d （$n = 10$）	半年 （$n = 8$）	P	7 d （$n = 20$）	半年 （$n = 10$）	P
IgA （$g \cdot L^{-1}$）	1.02 ± 0.52	1.51 ±0.67※	1.28 ±0.62	>0.05	1.68 ±0.54※※※	1.34 ±0.45※	<0.05
IgG （$g \cdot L^{-1}$）	11.12 ± 2.76	19.32 ±4.33※※※△	14.83 ±4.52※△	<0.05	25.84 ±6.03※※※	20.75 ±5.21※※※	<0.05
IgM （$g \cdot L^{-1}$）	1.00 ± 0.38	1.50 ±0.45※※※△	1.03 ±0.28△	<0.05	2.09 ±0.61※※※	1.50 ±0.42※※※	<0.01
C_3 （$g \cdot L^{-1}$）	1.20 ± 0.43	2.10 ±0.60※※※△	1.42 ±0.41△	<0.05	2.88 ±0.70※※※	2.07 ±0.64※※※	<0.01
C_4 （$g \cdot L^{-1}$）	0.23 ± 0.08	0.34 ±0.03※※※△	0.28 ±0.05※△	<0.01	0.50 ±0.10※※※	0.37 ±0.08※※※	<0.01
CRP （$mg \cdot L^{-1}$）	4.76 ± 0.98	6.51 ±1.06※※※△	5.24 ±1.03△	<0.05	13.39 ±2.10※※※	9.80 ±1.13※※※	<0.01

与平原组比较，※$P < 0.05$，※※※$P < 0.01$；进驻高原 3 700 m 与 5 380 m 7 d、半年比较，△$P < 0.01$。

C - 反应蛋白（C - reaction protein，CRP）又称急性期蛋白，具有和 IgG、补体相似的调理和凝集作用，促进巨噬细胞的吞噬功能。CRP 能激活补体，并能与淋巴细胞表面的 CRP 受体结合，调节淋巴细胞的功能，其检测常作为炎症、组织损伤程度的敏感指标。我们研究认为 CRP 升高可能是由于高原低氧时引起机体组织损伤。初入高原由于急性缺氧，机体产生应激反应，产生急性期反应蛋白，并呈现多种生物效应。

高原低氧环境机体存在着免疫功能失调，导致免疫防御和免疫自稳功能降低，接受外源和内源抗原机会增多。与急性、慢性高原病的发生有密切关系，所以深入研究人体体液免疫在低氧下的生物学效应，对高原疾病防治和提高人群的整体健康水平有重要意义。

四、心肌酶和尿液酶的变化

（一）心肌酶

人体进入高原，其组织在较低的氧分压下为了高效率地利用氧，以适应低氧环境的变化，常继发引起红细胞和血红蛋白含量增加、肺通气加强、肺弥散能力增强等应激性变化，以求携带更多的氧进入组织，但因此而引起多种酶体蛋白及分解产物释放入血。

心肌细胞含有多种酶类，参与许多重要的生理及代谢过程，心肌酶活性的改变可反映脏器细胞的破坏或细胞膜通透性的改变。人体进入高原低氧环境机体通过多种代偿机制使其功能改变而达到习服，体内酶系统的改变就是其中之一。天冬氨酸氨基转移酶（aspartate transaminase，AST）、乳酸脱氢酶（lactate dehydrogenase，LDH）、肌酸激酶（creatine kinase and isoenzyme，CK）和 α-羟丁酸脱氢酶（hydroxybutyric dehydrogenase，α-HBDH）共同构成心肌酶谱，已被较多学者用作评价心肌损伤程度的指标。我们的研究结果表明，在进驻海拔 3 700 m 和 5 380 m 高原 7 d 和半年，AST、LDH、CK、α-HBDH活性均高于平原（表 2-12）。这可能是由于：①机体在急性高原低氧及高原恶劣气候（应激状态）下，可使毛细血管内皮细胞 ATP 酶活性降低，致细胞内某些生化反应不全或障碍，细胞活动功能降低，细胞膜的通透性增高，使 AST、LDH、CK、α-HBDH泄漏到细胞外，导致血清酶活性增高。②由于高原低氧引起钠泵功能下降，钠离子在细胞内积累，导致细胞水肿，细胞内渗透压升高，降低了细胞膜的稳定性，使细胞内的酶逸出入血。③长期生活在低氧和紫外线辐射强的环境，机体内自由基产生增多，脂质过氧化物含量增高，使组织细胞遭受破坏，心肌细胞膜受损，膜的流动性和通透性增加。④急进高原可因低氧引起肺小动脉痉挛，产生肺动脉高压，Ca^{2+} 内流，细胞内钙增加，线粒体膜受损，破坏三羧酸循环和电子传递装置，产能障碍，使细胞膜通透性增加。⑤机体在低氧应激状态下，儿茶酚胺类物质分泌增加，也可导致血清心肌酶活性升高。随海拔高度的升高，低氧越加严重，酶活性升高越明显，标志着心肌细胞损伤加重。

表 2-12　移居高原不同海拔不同时间健康青年心肌酶活性的变化（$U \cdot L^{-1}$，$\bar{x} \pm s$）

指标	平原对照组 (n=16)	海拔 3 700 m			海拔 5 380 m		
		7 d (n=10)	半年 (n=8)	P	7 d (n=20)	半年 (n=18)	P
AST	21.29 ± 5.22	35.20 ± 9.52 ※※△	32.25 ± 8.03 ※※	<0.05	42.30 ± 7.39 ※※	36.50 ± 8.60 ※※	<0.05
LDH	122.07 ± 56.51	294.43 ± 81.67 ※※△	199.07 ± 98.46 ※※△	<0.05	378.90 ± 108.22 ※※	285.40 ± 96.40 ※※	<0.01
CK	115.43 ± 49.81	1 219.25 ± 71.80 ※※△△	189.4. ± 77.32 ※△	>0.05	332.70 ± 63.17 ※※	259.70 ± 84.39 ※※	<0.01
α-HBDH	117.93 ± 74.40	279.60 ± 87.59 ※※△△	214.10 ± 78.95 ※※△△	>0.05	387.90 ± 93.43 ※※	301.90 ± 72.51 ※※	<0.01

与平原组比较，※$P<0.05$，※※$P<0.01$；进驻高原 7 d 和半年，海拔 3 700 m 与 5 380 m 比较，△$P<0.05$，△△$P<0.01$。

在高原低氧环境下随着居住时间的延长，机体通过自我调节，逐渐适应低氧环境，心肌酶活性有所降低，但仍显著高于平原。在慢性缺氧的动物实验中，可见心肌毛细血管密度增加，有利于血氧向细胞线粒体内弥散，使生物氧化过程得到改善，因而提高了组织利用氧的能力，三羧酸循环便也得到进一步改善，从而增加了细胞活动的能量来源。因此，机体通过这种灵敏的自我调节机制来维持机体的动态平衡，是在生命进行过程中获得的一种能力，心肌酶活性的变化反映了机体对高原的适应过程。研究表明，机体在低氧缺氧条件下，体内LDH浓度升高，且海拔越高，低氧越严重，LDH活性增高越多。LDH是催化无氧酵解过程的最后步骤，使丙酮酸转变为乳酸，表明无氧酵解潜力。机体为了适应长期低氧环境体内无氧酵解能力得到进一步加强，酶活性提高，这也许是机体对低氧适应的机制之一。

高原低氧环境心肌酶活性的升高，反映低氧对心脏的影响是存在的，其损伤程度与缺氧程度、高原居住时间密切相关。高原缺氧引起机体能量供应失常，使组织细胞损伤，细胞通透性增加，这可能是心肌酶活性升高的重要原因。

（二）尿液酶

肾脏是维持机体内环境稳定的主要器官之一，在调节机体对应激反应过程中发挥着相当重要的作用。尿液酶除溶菌酶等之外，大多源于肾脏。影响尿液酶排泄的主要因素是肾小管细胞代谢速度和肾小球膜的通透性。高原缺氧引起机体血液的变化和从血液释放的氧，保证机体其他重要器官的需要，致使肾血流量降低，肾脏排泄功能异常。因此研究尿液酶在高原特定环境下的变化，对了解高原对人体肾脏功能的影响具有重要意义。我们对从平原（海拔 1 400 m）进驻海拔 3 700 m 和 5 380 m 高原 7 d 和半年的青年，留取中段晨尿标本进行尿液酶检测，并与平原健康青年做对照。尿液酶单位用 $U \cdot mmol^{-1}Cr$ 表示，肌酐（Cr）用两点法测定（表 2 – 13）。

表 2 – 13　移居高原健康青年几种尿液酶的变化（$U \cdot mmol^{-1}Cr$, $\bar{x} \pm s$）

指标	平原对照组（$n=16$）	海拔 3 700 m			海拔 5 380 m		
		7 d（$n=10$）	半年（$n=8$）	P	7 d（$n=20$）	半年（$n=18$）	P
NAG	0.32 ± 0.19	1.44 ± 0.75※※※△△	0.70 ± 0.43※△	< 0.05	2.54 ± 0.95※※	1.37 ± 0.87※※	< 0.01
γ – GT	2.17 ± 1.83	7.19 ± 3.01※※※	4.59 ± 2.15※※※	< 0.05	8.60 ± 2.81※	5.49 ± 2.23※※※	< 0.01
LDH – L	5.59 ± 2.4	10.68 ± 6.94※	8.80 ± 4.14※	> 0.05	14.82 ± 7.3※※	9.82 ± 5.42※	< 0.05
ALP	0.57 ± 0.31	1.89 ± 1.13※※※△△	1.54 ± 1.02※	> 0.05	3.94 ± 1.93※※	2.49 ± 1.62※※※	< 0.05

与平原组比较，※ $P < 0.05$，※※ $P < 0.01$；进驻高原 7 d 和半年，海拔 3 700 m 与 5 380 m 比较，△ $P < 0.05$，△△ $P < 0.01$。

N - 乙酰 - β - D - 氨基葡萄糖苷酶（N - acetyl - β - D - glucosaminidas，NAG）是人体广泛存在且较重要的一种溶酶体酶，属大分子蛋白质（相对分子含量为130 000道尔顿），不易被肾小球滤过，在肾脏中主要存在于肾近端小管和远端小管上皮细胞内，近端小管含量较高。尿液 NAG 活性增高是肾脏损害的较敏感指标。本研究表明，高原低氧环境尿液 NAG 明显高于平原，是平原排泄量的 2 ~ 8 倍，且随海拔高度的升高而增高，随居住时间的延长而降低。有研究表明，平原动物急进高原时，肾小管上皮细胞微绒毛排列紊乱、扩张，细胞连接间隙和细胞褶膜间隙增宽；肾小球上皮细胞 ATP 酶活性被抑制，并随海拔增高而越趋严重，肾小管上皮细胞的 ATP 酶生成减少，能量代谢紊乱，从而使肾小管上皮细胞的 $Na^+ - K^+ - ATP$ 酶逆离子梯度跨膜主动转运障碍和肾小管重吸收功能低下。提示急性高原缺氧时，肾小管的重吸收功能减低或（和）肾近端小管上皮细胞因缺氧导致细胞膜通透性增强，从而释放出大量的 NAG。这也可能是上高原初期（第 7 天）尿液酶增高的主要原因。随着高原居住时间的延长，人体对高原相对习服，但尿液中 NAG 的排泄量仍明显高于平原，其主要原因可能是：①高原缺氧，引起交感神经兴奋和肾上腺髓质活性增强，儿茶酚胺分泌增多，肾动脉收缩或痉挛，血管阻力增加，增加滤过分数而导致释放增加；②长期慢性高原低氧，可使肾小球毛细血管内皮细胞增生、管腔变窄和缺氧性收缩，肾血管阻力增加，致使肾血流量减少，造成肾小球灌注不足，导致肾小球基底膜受损，通透性增加，肾小管的重吸收功能减低。这说明高原相对适应后，肾小球毛细血管通透性增加是引起高原尿液酶增高的主要原因。

γ - 谷氨酰转移酶（γ - gluatmyl transpeptidase，γ - GT）、乳酸脱氢酶 - L（lactate dehydrogenase，LDH - L）、碱性磷酸酶（alkaline phosphatase，ALP）是细胞分泌酶，在肾脏中大多存在于近曲小管的刷状缘。其在高原、低氧下的变化与 NAG 的变化基本一致，说明高原低氧引起肾小管上皮细胞刷状缘膜通透性增加，重吸收功能受到损害，导致 γ - GT、LDH - L、ALP 排泄量增加，与赵树铭等报道的模拟海拔3 500 m 和 4 500 m 高原尿 γ - GT 和 ALP 变化有差异。有报道高原尿蛋白的出现与血液流变学有关系，缺氧引起红细胞过度增生，使血液黏度增高，可引起肾小球毛细血管后阻力增加，继而引起肾小球内压升高，使大分子物质漏出速率增加出现蛋白尿。高原低氧是肾小球毛细血管通透性增加的因素，快速进入高原最初几天细胞外液量减少，血浆量降低，而红细胞比容升高，因而可增加血液黏度。因此急进高原时尿蛋白的增加，血液流变学可能参与了作用。高原居住半年后，机体长期缺氧驱使移居者产生大量的红细胞、血红蛋白和其他有形成分，血液发生了"黏、聚、稠"的物理改变，血液黏稠度增高，血液通过肾小球时，使出球小动脉的血管阻力更高，肾血流量减少，导致肾脏缺血、缺氧，肾小球滤过膜间隙变宽，有效滤过率增高。这也可能是高原移居者持续尿液酶增高的原因之一。

低氧条件下的肾功能改变是高原低氧环境引起机体各个系统功能、代谢变化的一部分，尿液酶的改变对机体的高原低氧反应之一，可能很大程度上取决于低氧的程度、持续时间、机体对低氧的耐受性等变化情况，以及不同实验条件对肾脏排泄的影响等综合因素，因此高原低氧环境对尿液酶的影响及其发生机制有重要意义。

五、血乳酸、肌红蛋白和促红细胞生成素的变化

（一）血乳酸

乳酸（blood lactic acid，BLA）是机体供能体系的重要中间产物，它既是糖酵解系统的终产物，又是有氧代谢供能系统的氧化基质，是机体能量储备的一种形式，进一步氧化供能比葡萄糖更有优势，能迅速通过细胞膜，穿梭于组织之间。BLA 是机体产生乳酸和清除乳酸两个过程动态平衡的结果。当乳酸的产生和清除相等时，BLA 才能够处于稳定状态而不致在血中蓄积，因此根据 BLA 的变化，可以估计无氧酵解在整体能量代谢中的作用。BLA 浓度的增高被认为是组织缺氧的标志。我们研究发现，高原低氧环境，BLA 随海拔高度的升高而增高，随居住时间的延长而降低。初入高原，由于急性低氧应激，机体则以增强无氧酵解的方式维持能量供给。同时，由于葡萄糖 - 6 - 磷酸酶活性降低，不能有效地将乳酸变为葡萄糖，从而导致乳酸堆积，BLA 增高；缺氧还原型辅酶 I（NADH）增加，抑制丙酮酸脱羧形成乙酰辅酶 A，α - 酮戊二酸氧化形成琥珀酸辅酶 A，异柠檬酸形成 α - 酮戊二酸，使丙酮酸增加，乳酸升高；ATP 水平的降低可激活磷酸果糖激酸、磷酸化酶及己糖激酶，从而使糖酵解强度增加。当耗能超过需氧水平时，就可出现过量乳酸于血中形成氧债。海拔高度升高，缺氧程度加重，糖酵解强度增加越明显，导致 BLA 升高越显著。高原居住 6 个月后，人体对低氧环境相对适应，对这种高乳酸浓度的刺激产生适应，机体缓冲系统、乳酸代谢系统的能力势必加强，从而使机体耐乳酸能力、抗氧债能力得到提高，机体无氧代谢加强，无氧供能百分比增加。因此，机体无氧能力可能提高。

（二）肌红蛋白

肌红蛋白（myoglobin，Mb）是心肌和骨骼肌中合成的一种含有亚铁血红素的低分子蛋白。Mb 中的亚铁血红素与氧呈可逆性结合，在局部储存和输送氧气，当组织受损时可较早地影响细胞膜结构和（或）功能缺陷导致 Mb 漏出而释放至血液中。过量的 Mb 可视为低氧负荷下的非乳酸性氧债。高原急性低氧，使体外呼吸气体交换不全，导致动脉血氧分压降低，致内呼吸气体交换不全，体内自由基失衡，脂质过氧化水平增强，造成细胞损伤，心肌缺血缺氧，心肌细胞膜通透性升高，肌原纤维崩解，导致心肌细胞酸中毒，非乳酸性氧债增加。随海拔高度的升高，大气压和氧分压亦逐渐下降，Mb 增加越明显。Mb、BLA 的增高也是急性高原低氧心肌受损的标志。高原居住 6 个月，机体通过自我调节，已逐步适应高原低氧环境生活，Mb 相对下调，但仍高于平原对照组。高原低氧下 Mb 的升高及活性增强，组织既可通过 Mb 储存氧，同时也促进了氧向细胞内弥散，从而向线粒体供氧，有益于改善组织氧弥散率，是低氧生理性适应机制的一个重要环节。

高原低氧，Mb、BLA 均升高，海拔越高，两类氧债越大，表明 Mb 与 BLA 是反映高原缺氧适应能力的合适生理指标。Mb 的反映更灵敏，有反映适应能力和心肌负荷的双重意义。

（三）促红细胞生成素、血红蛋白和 SaO_2

高原地区的居民生活在相对缺氧的环境，机体为适应这种环境而发生代偿性改变。

生理学已明确，机体遭受缺氧应激刺激，通过下丘脑－垂体－肾上腺皮质系统产生反应，血中促肾上腺皮质激素（ACTH）浓度增高，糖皮质激素相应增多。促红细胞生成素（erythropoietin，EPO）是一种主要由肾脏合成的糖蛋白激素，平原人进入高原后，或高原人进入更高海拔地区，机体为适应高原低氧环境，自身的调节机制则发生一系列的变化。其外周循环中红细胞数量适量增加，是对低氧环境的一种代偿反应。如红细胞过度增加势必引起血液黏度增加，则成为各种慢性高原病发生发展的重要因素。动脉SaO_2下降是低氧引起的最早反映之一，是识别人体缺氧程度和低氧耐力的敏感指标。

我们研究表明，高原低氧环境，随海拔高度的升高，EPO、Hb增加，SaO_2降低；随居住时间的延长，EPO降低，Hb、SaO_2增高，但仍较平原对照组有显著性差异。低氧时EPO水平表达显著升高，可能是因为环境氧分压降低，使Hb不能结合足够的氧，因而保持还原构象，产生低氧信号；肾脏缺血缺氧，引起肾脏特定感受器细胞和肾小球缺氧，释放前列腺素及其代谢产物6－酮－前列腺素$F_{1\alpha}$，从而起动腺苷酸环化酶，导致EPO合成增加。EPO通过作用于其靶细胞上的EPO受体而发挥作用，它不仅能刺激骨髓多干细胞向红细胞系列转化，促进红系原始细胞的增殖、缩短红细胞成熟时间，使骨髓中网织红细胞释放入血增加，而且可刺激Hb的合成，最终导致外周红细胞数量的增加，以便增加氧运，减轻机体的缺氧状态。由此可见，低氧血清EPO增加为机体对低氧的一种代偿反应，是有益于机体的一种自我调节措施，是对高原环境的适应性变化。高原环境对机体的影响是多方面的，因此高原医学的研究也应深入多方位之中，以便逐步搞清高原环境各种因素对机体的作用。众所周知，海拔越高，大气氧分压越低，越不能满足机体组织细胞对氧的需求。低氧早期EPO具有高敏感性，随低氧持续刺激，EPO的敏感性降低，且与海拔的升高大致是平行的关系。EPO生成调节机制紊乱，可能是导致继发性红细胞增多的一个重要环节。进一步探讨低氧应激与EPO生成调控紊乱之间的关系，将有助于揭示慢性高山病的病因学机制（表2-14）。

表2-14　居住高原不同海拔高度不同时间血清Mb、BLA和EPO的变化（$\bar{x}\pm s$）

组别	平原对照组 (n=10)	海拔3 700 m		海拔5 380 m	
		7 d (n=10)	半年 (n=10)	7 d (n=10)	半年 (n=10)
Mb ($\mu g\cdot L^{-1}$)	34.20±10.30	72.70±11.89***△	59.43±10.47***△▲	99.57±15.27***	78.19±12.52***▲▲
BLA ($mmol\cdot L^{-1}$)	1.24±0.10	2.08±0.33***△	1.37±0.18**△▲▲	3.44±0.47**	2.78±0.27***▲▲
EPO ($ug\cdot L^{-1}$)	0.77±0.30	2.04±1.01***△	1.37±0.64*△	4.27±1.20**	2.96±1.06***
SaO_2 (%)	0.97±0.05	0.81±0.04***△	0.85±0.04***△	0.70±0.05**	0.82±0.04***
Hb ($g\cdot L^{-1}$)	158.20±12.62	178.10±11.54***△	189.30±12.32***△	198.7±12.44***	230.9±12.88***

与平原组比较，*$P<0.05$，***$P<0.01$；与海拔5 380 m 7 d和半年比较，△$P<0.01$；与7 d比较，▲$P<0.05$，▲▲$P<0.01$。

六、血脂及载脂蛋白

人体脂肪的变化与健康及营养关系密切。高原低氧环境由于热能需要高于平原，引起高代谢、负氮平衡、应激性脂肪动员以及矿物质和维生素等的变化，以适应能量需要为最终目的的整合调节过程，有时在适应过程中出现"应急"调节过程，这种情况下机体对能量的需要依靠储备能量路径来供给，这会导致某些代谢特别是脂肪代谢障碍。我们的研究表明，初入海拔 3 700 m 和 5 380 m 高原血清胆固醇（Ch）、三酰甘油（TG）明显高于平原（$P < 0.01$ 或 0.05），且海拔越高，增高越明显（$P < 0.01$）。可能是由于机体急性缺氧时，刺激化学感受器，使交感神经功能增强，脂肪组织中的脂质分解，脂肪酸游离入血；另外急性低氧，前列腺素水平增高，前列腺素对脂肪的分解有抑制作用，导致脂质代谢障碍，血脂增高。这是机体为适应高原急性低氧，以保证能量需要的应激性适应调节过程。随着高原居住时间的延长，Ch、TG 明显降低（$P < 0.01$ 或 0.05），其原因可能是一方面高原寒冷，长期低氧刺激，基础代谢增高，分解代谢加强，脂肪酶活力减弱，分解酶活力增强，体内分解大于合成代谢，脂肪储存量减少，且低氧时体内能量主要由糖和脂肪在体内经氧化代谢产生，使脂肪消耗过多；另一方面，低氧时体内儿茶酚胺分泌量增加，血中游离脂肪酸量与能量摄取呈负相关，高原热能消耗大，能量需要量增加，游离脂肪酸可在体内氧化变成能量供给，血中脂肪酸减少。随海拔高度的升高，缺氧加重，除氧供不足外，还具有氧化 - 还原酶系统活性降低，因而三羧酸循环受阻，氧化过程受抑制，糖酵解增强，脂肪动员脂库中储脂经常被动员而消耗于骨骼肌和心肌的氧化供能，运送入肝合成脂类的比例减少；加之高原特定环境，由于运输不便，新鲜蔬菜、水果及肉食较少，且小肠对脂肪的吸收大大降低。膳食摄取量降低和小肠吸收不良共同作用，从而引起血脂浓度降低。

血浆脂蛋白代谢受载脂蛋白的调节和控制，载脂蛋白是脂蛋白分子中的蛋白部分，可将脂蛋白从合成、吸收的部位通过血浆转运到组织加以利用，载脂蛋白参与脂蛋白与细胞膜受体反应及酶活动的调节。载脂蛋白 A - 1（ApoA - 1）是高密度脂蛋白胆固醇（HDL - C）的主要蛋白质，具有促进胆固醇由外周组织进入肝脏的作用，HDL - C 清除 Ch 的速度取决于 ApoA - 1 利用结合点的数目和数量；载脂蛋白 B（ApoB）主要存在于低密度脂蛋白胆固醇（LDL - C）中，可作为 LDL - C 受体识别标记及调节周围 Ch 代谢。HDL - C 被公认为是一种抗动脉粥样硬化的脂蛋白、冠心病的保护因子，其作用不仅在于能将血管壁及外周的胆固醇携带至肝脏进行分解或转化成胆酸排出肠道，而且通过影响 LDL - C 受体的活性，减少了富有胆固醇的 LDL - C 颗粒进入动脉平滑肌细胞，可保证内皮细胞的完整性并抑制内皮细胞增生。而 LDL - C 则被列为危险因子，LDL - C 在内膜的沉积与 ApoB 同内膜下细胞受体的结合点有关，故 ApoB 的升高提示动脉粥样硬化的危险性增加。研究结果显示：LDL - C 在高原低氧环境显著低于平原，且随高原居住时间的延长、海拔高度的升高而降低；HDL - C 的变化未发生明显改变；LDL - C 明显减低，使血浆转运内源性胆固醇从肝到全身各组织比例降低，减弱了 LDL - C 对动脉内膜浸润和脂质在动脉内膜沉积。Attman 报告 ApoA - 1 降低是加速动脉粥样硬化的主要因素。我们研究虽然在进驻 5 380 m 时 ApoA - 1 明显低于平原，但随着居住时间的延长而增高明显。ApoA - 1 作为卵磷脂胆固醇酰基转移酶的激活剂，可促进主动脉细胞及成纤维细胞中游离胆固醇的清除（表 2 - 15）。

表 2 - 15 进驻高原不同海拔高度不同时间健康青年血脂与载脂蛋白的变化

指标	平原对照组 ($n = 16$)	海拔 3 700 m			海拔 5 380 m		
		7 d ($n = 28$)	半年 ($n = 8$)	P	7 d ($n = 20$)	半年 ($n = 10$)	P
Ch (mmol·L^{-1})	4.12 ± 0.93	4.88 ± 0.71[※△△]	4.02 ± 0.69[△△]	<0.05	6.17 ± 1.16[※※※]	3.15 ± 0.42[※※]	<0.01
TG (mmol·L^{-1})	1.01 ± 0.05	1.55 ± 0.68[※※※]	0.75 ± 0.12[※△△]	<0.01	1.42 ± 0.44[※※※]	0.54 ± 0.11[※※※]	<0.01
HDL - C (mmol·L^{-1})	1.66 ± 0.51	1.53 ± 0.27	1.38 ± 0.24[※]	>0.05	1.39 ± 0.31[※]	1.26 ± 0.20[※※※]	>0.05
LDL - C (mmol·L^{-1})	3.06 ± 0.81	2.60 ± 0.64	1.66 ± 0.52[※※※△△]	<0.01	2.56 ± 0.61[※]	0.95 ± 0.63[※※※]	<0.01
ApoA - 1 (g·L^{-1})	1.32 ± 0.40	1.12 ± 0.34	1.25 ± 0.32	>0.05	0.92 ± 0.21[※※※]	1.09 ± 0.23[※]	<0.05
ApoB (g·L^{-1})	0.94 ± 0.23	1.16 ± 0.49	1.31 ± 0.55	>0.05	1.08 ± 0.40	1.36 ± 0.62[※]	<0.05

与平原组比较，[※] $P < 0.05$，[※※] $P < 0.01$；进驻高原 7 d 和半年，海拔 3 700 m 与 5 380 m 比较，[△] $P < 0.05$，[△△] $P < 0.01$。

我们研究发现进驻不同高海拔地区半年后，由于气压低，食欲减退，脂肪摄入不足，吸收功能障碍，分解代谢加强，增加能量和脂肪的消耗，引起脂质代谢紊乱，脂质组成异常，使 Ch、TG、LDL - C 均处于较低水平，减少 Ch 在动脉内膜的沉积，有效地减轻对动脉内皮的损伤，进而保护内皮细胞的功能、代谢和膜完整，抑制动脉粥样硬化发生的起始阶段。

七、血液流变性

对进驻高原前 1 个月及进驻海拔 5 380 m 3 d、25 d、4 个月和 11 个月的同一群体 20 名青年进行了血细胞比容（HCT）、血液黏度（ηb）、纤维蛋白原（PFC）、红细胞变性系数（TK）、微循环滞留时间（MST）、血栓形成系数（TFL）6 项血液流变性指标的随访调查，结果表明，随进驻高原时间的延长，HCT、ηb、TK、MST 递增（$P < 0.01$ 或 0.05），但在海拔 5 380 m 居住 11 个月较 4 个月 ηb 和 TK 降低，MST 增高，均无统计学意义。PFC 在进驻高原 4 个月较 25 d 显著升高（$P < 0.05$）。TFL 在进驻高原 25 d 较 3 d 及 4 个月较 25 d 均增高非常显著（$P < 0.01$）（表 2 - 16）。

表 2-16　进驻海拔 5 380 m 不同时间血液流变性的变化（ $\bar{x} \pm s$）

	n	HCT	ηb （mPa·s）	PFC （g·L^{-1}）	TK	MST（s）	TFL
进驻 高原前	20	0.42 ±0.03	3.94 ±0.69	2.99 ±0.45	0.80 ±0.15	0.59 ±0.22	0.68 ±0.19
进驻高原 3 d	20	0.52 ±0.05*	4.52 ±0.60*	2.95 ±0.42	1.08 ±0.15*	19.34 ±8.34*	0.74 ±0.15
进驻高原 25 d	16	0.60 ±0.03*	5.49 ±0.49*	3.21 ±0.34	1.39 ±0.11*	29.18 ±9.88*	0.94 ±0.14*
进驻高原 4 个月	11	0.65 ±0.06*	6.57 ±0.98*	3.54 ±0.29△	1.55 ±0.15*	40.64 ±16.20*	1.26 ±0.24*
进驻高原 11 个月	11	0.69 ±0.02△	6.30 ±1.37	3.71 ±0.44	1.51 ±0.29	46.42 ±27.24	1.26 ±0.35

进驻高原 3 d 与进驻高原前 1 个月比较，进驻高原 25 d 与 3 d 比较、4 个月与 25 d 比较、11 个月与 4 个月比较，
*$P < 0.01$，△$P < 0.05$。

海拔 5 380 m 空气中的氧分压几乎已降低到海平面的一半，在严重低氧环境下生存，机体代偿生成大量的红细胞和血红蛋白。随进驻高原时间的延长，HCT 递增，HCT 是影响血液黏度的最重要因素。据作者调查，生活在海拔 5 380 m 4 个月的平原青年，高原红细胞增多症的发生率达 65%。高原红细胞增多症血液流变性具有典型的"浓、黏、聚"的特点。这种特点导致血液黏滞性增高、血流缓慢、血液淤积、血液有形成分聚集，从而为血栓的形成创造了有利条件。平原青年进驻海拔 5 380 m 11 个月，其 ηb、PFC、TK、MST 和 TFL 较进驻高原 4 个月时无显著改变，说明平原青年在海拔 5 380 m 居住 4 个月机体对低氧环境已基本适应，红细胞和血红蛋白的增生相对缓慢，其血液流变性也处于相对稳定阶段。随着居留高原时间的继续延长，多数移居者的组织器官结构将会发生改建，这时血液流变性将会发生一定的变化。

第三节　高原低氧环境对感官功能的影响

一、视觉

低氧性视网膜改变主要以血循环改变为主。高原低氧环境对机体各组织器官均有不同程度的影响，脑神经对缺氧最为敏感。缺氧可引起毛细血管循环不良、内皮细胞坏死、管壁破坏、周围渗出和水肿，严重缺氧时可引起神经细胞水肿导致颅内压增高。视网膜为高度分化的神经组织，通过视神经与脑相连，视网膜动脉与脑动脉一样属终动脉，病理改变十分相似，眼底血管改变可在一定程度上反映脑血管的情况，长期在低氧

环境中机体发生严重的代偿适应性改变，这种改变有生理性的，也有病理性的，二者之间不易区分。

我们对居住海拔 3 700 m、4 300 m 和 5 380 m 高原 1 年的 84 名青年在暗室内进行眼底检查。海拔 4 300 m 视网膜水肿与渗出、视神经盘充血的发生率较 3 700 m 增加，视网膜静脉怒张和动脉痉挛的发生率虽有增加，但无统计学差异。海拔 5 380 m 较 4 300 m 视网膜水肿、视网膜静脉怒张和动脉痉挛发生率明显增加，视网膜渗出和视神经盘充血虽有增加，但无显著性差异。随海拔高度升高眼底改变越趋严重（表 2 - 17）。

表 2 - 17　不同海拔高度居住 1 年视网膜的变化

海拔高度（m）	n	静脉怒张		动脉痉挛		网膜水肿		网膜渗出		视神经盘充血	
		n	发生率（%）	n	发生率（%）	n	发生率（%）	n	发生率（%）	n	发生率（%）
3 700	26	10	38.5	3	11.5			9	34.6	2	7.7
4 300	34	19	55.9	9	26.5	3	8.8*	25	73.5***	30	88.2***
5 380	24	21	87.5*	13	54.2*	7	29.2***	22	91.7	23	95.8

海拔 4 300 m 与 3 700 m 比较，海拔 5 380 m 与 4 300 m 比较，*P < 0.05，***P < 0.01。

对初入海拔 5 380 m 的 25 名男性健康青年在静息状态下观察进入高原第 1 天至第 7 天的视网膜变化。结果表明，初入高原第 2、3、4 天视网膜动、静脉痉挛，怒张的检出率为 4%；视神经盘充血于第 1、2、3、4 天出现，检出率依次为 16%、12%、12%、8%；视网膜渗出于第 1、2、3、4 天尤其突出，检出率依次为 52%、88%、96%、92%；视网膜动、静脉，视神经盘充血及网膜渗出于缺氧 24 h 内发生，第 5、6、7 天渐恢复至平原正常人水平。研究认为，初入高海拔地区 1 ~ 4 d 是视网膜血管发生缺氧性改变的高峰期。高原视网膜改变大多属功能性的变化，返平原后可逐渐恢复，恢复的程度和时间还需进一步研究。

对居住喀喇昆仑山海拔 3 700 m、4 300 m 和 5 380 m 1 年的 84 名青年，以及在海拔 3 700 m 和 5 380 m 剧烈运动前后的 40 名青年做了眼底镜检查，结果显示随海拔高度升高眼底改变越趋严重。海拔 3 700 m 和 5 270 m 运动后即刻较运动前视网膜动脉痉挛和静脉怒张迂曲、视网膜水肿和渗出、视神经盘充血的发生率均增加显著（P < 0.05）或增加非常显著（P < 0.01）。高原视网膜改变大多属功能性的变化，返平原后可逐渐恢复，恢复的程度和时间还需进一步研究。

长期居住海拔 5 000 m 以上地区心输出量下降，血液发生"浓、黏、聚"的变化，全血黏度增加显著，改变了视网膜动静脉的正常状态，血细胞聚集，血流淤滞，管内静脉压增高，导致视网膜静脉迂曲充盈，小动脉痉挛、渗出，甚至出血，使视网膜视锥、视杆细胞缺氧，辨色与视紫红质复原过程发生障碍。低氧环境色觉与光觉感受功能异常表达与视网膜和大脑皮层缺氧程度密切相关。我们对某部同一群体的 56 名健康青年同平原（海拔 1 400 m）和进入海拔 5 380 m 7 d 及居住半年后采用信号灯与暗房夜光表测验法阶段性进行了色觉与光觉功能的检测。结果表明，平原时色觉均正常，2 m 处暗适应时间为 3.05 ± 0.34 s；移居 7 d，红、绿、蓝、紫色盲检出率依次为 3.85%、3.85%、11.54%、23.07%，2 m 处暗适应时间为 3.17 ± 0.42 s；居住半年后，红、绿、蓝、紫色盲检出率依次为 0、5.55%、5.55%、44.44%，2 m 处暗适应时间为 5.03 ± 1.44 s。暗适应时间居住半年较平原和移居 7 d 差异显著（$P < 0.01$）。

初入高原急性缺氧期色觉障碍较为突出，视网膜血管改变的高峰期为初入海拔 5 380 m 1 ~ 4 d，5 ~ 7 d 时视网膜血管的改变逐渐减轻。但长期处于低氧环境视网膜辨色能力仍低于平原水平。缺氧是调节视网膜的主控因素。暗适应的测定常采用心理生理测定法，提示暗适应产生机制的主要环节是大脑皮层与视网膜，前者的功能状态起主导作用，暗适应能力降低是来自大脑皮层缺氧性视觉中枢功能降低。暗适应时间延长在高原移居者中是普遍存在的一种缺氧性光觉改变，而色觉障碍仅表现在少数移居者之中，这可能与个体缺氧耐受性及适应程度有关。高原色觉与光觉功能的改变随海拔升高、低氧暴露时间的延长越趋明显。

二、嗅觉

对不同海拔高度居住 1 年的青年嗅知阈检测验结果表明，随着海拔高度升高，嗅知阈逐步增高，嗅觉逐步降低，海拔高度与嗅知阈呈正相关，$\gamma = 0.996\ 2$（表 2 – 18）。

表 2 – 18　不同海拔高度居住 1 年的青年嗅知阈对比 ($\bar{x} \pm s$)

海拔高度（m）	1 400 m ($n = 70$)	3 700 m ($n = 40$)	4 300 m ($n = 30$)	5 070 m ($n = 44$)
嗅知阈（C%）	2.4 ± 0.72	4.6 ± 0.26[**]	4.9 ± 0.56[*]	5.3 ± 0.52[*]

海拔 3 700 m 与 1 400 m 比较，海拔 4 300 m 与 3 700 m 比较，海拔 5 070 m 与 4 300 m 比较，[*] $P < 0.05$，[**] $P < 0.01$。

目前嗅觉生理学多认为具有气味的微分子接触嗅膜后发生一种化学作用，刺激嗅细胞产生神经冲动，经嗅神经、嗅球、嗅束至延髓及大脑中枢而发生嗅觉。随着海拔高度升高，机体缺氧越趋明显，缺氧导致神经元和突触功能损伤，脑神经活动逐渐发生抑制，引起嗅觉功能降低。长期居住高原引起红细胞过度增生，鼻甲充血肿大，随着海拔高度升高气温逐渐下降，紫外线辐射增强，空气异常干燥，使鼻腔黏膜干燥，嗅膜区分泌减少，阻碍嗅素微分子的溶解，使之不易达到刺激细胞而引起嗅神经冲动也是引起嗅觉下降的重要原因之一。

三、听力

我们对驻守海拔 3 700 m、4 300 m、5 010 m、5 380 m 的 149 名青年进行了听力测验，并与国家平原听力标准做对照，结果显示相同海拔高度居住半年与 1 年听力测验结果相差均不显著。

海拔 3 700 m 低频区（250 ~ 1 000 Hz）平均听阈降低 5 dB，语频区（2 000 ~ 4 000 Hz）平均降低 5 dB，高频区（6 000 ~ 8 000 Hz）平均增高 5 dB；海拔 4 300 m 低频

区平均降低 20 ~ 30 dB，语频区平均降低 15 ~ 20 dB，高频区平均增高 5 dB；海拔 5 010 m 和 5 380 m 低频区听阈值平均降低 20 ~ 30 dB，高频区平均增高 10 dB；海拔 5 010 m 语频区平均降低 20 dB，海拔 5 380 m 语频区平均降低 35 dB。鼓膜显微镜检查结果表明，随着海拔高度的增高，外耳道及鼓膜发生不同程度的充血、内陷和振幅降低等，其改变程度分为轻、中、重 3 度。轻度：色发红，轻度发绀，光锥变圆，松弛部、紧张部及鼓脐界线模糊，但仍可辨认，鼓膜振幅无明显变化。中度：色暗红，发绀明显，有弯曲扩张的微血管，数目不多，鼓膜粗糙，光锥呈点状不易辨认，松弛部、紧张部及鼓脐界线极为难辨，鼓膜振幅减弱。重度：明显暗红，鼓膜标志消失，鼓膜扩张弯曲的微血管数增多，表面粗糙，并见有明显的皮皱，鼓膜振幅明显减弱。海拔 3 700 m 外耳道及鼓膜改变，轻、中、重度分别为 49.0%、28.5%、32.5%；海拔 4 300 m 分别为 7.5%、12.5%、80.0%；海拔 5 010 m 分别为 3.0%、7.0%、90.0%；海拔 5 380 m 分别为 1.0%、6.5%、92.5%。

高原听觉下降与大气物理及机体生理功能改变有关，随着海拔高度升高，大气压降低，空气密度减小，使气导各声频区的听敏度降低，Coris 器内缺乏血管，所需营养物质来源于周围淋巴液，随着海拔高度升高，大气氧分压降低，淋巴液内氧含量也随之降低。耳蜗血管纹细胞对缺氧非常敏感，缺氧时血管纹中能量发生供应障碍，ATP 含量减少，使声频能量转变成神经冲动受阻而致听阈下降。长期居住高原，机体红细胞和血红蛋白过度增生，血液黏稠，流动缓慢，影响听觉器官的生理功能。如鼓膜充血增厚、内陷，使振幅减弱，导致听力下降。咽鼓管充血，管腔直径变小，造成鼓室气压不平衡，导体劲度变大，发生共振右移，出现低频区传导降低，而高频区听力增强，这也是不可忽视的原因。在海拔 5 000 m 以上地区居住半年，机体通过适应性代偿已达到习服，随着居住时间的延长，器官功能对高原的适应，居住高原半年与 1 年听力无明显差异。

四、智力和记忆功能

我们对居住海拔 3 700 m 和 5 380 m 1 年的两组健康青年，采用龚氏修订的韦氏成人智力量表（WALS – RC）简氏四合一以及韦氏记忆量表（WMS）甲式进行了智力与记忆功能的测验，并以平原健康青年做对照。

智力测验结果表明，语言智商（VIQ）、操作智商（PIQ）、总智商（FIQ）平原组分别为 104 ±6.6、95.2 ±13.0、100.3 ±8.1；海拔 3 700 m 组分别为 100 ± 12.4、94 ± 17.7、98.7 ±16.6；海拔 5 380 m 组分别为 98 ± 10.1、88.4 ±12.9、94.8 ±10.3。海拔 3 700 m 组较平原组 VIQ、PIQ、FIQ 均有降低，但无统计学差异（$P > 0.05$）。海拔 5 380 m 组较平原组 PIQ 显著降低（$P < 0.05$）。

记忆量表测验结果表明，海拔 3 700 m 组较平原组记图、MQ（记忆商数）显著降低（$P < 0.05$），再生、理解降低非常显著（$P < 0.001$）；海拔 5 380 m 组较平原组 100 ~ 1（反背数）联想，背数显著降低（$P < 0.05$），记图、再生、理解、MQ 降低非常显著（$P < 0.001$）（表 2 –19）。

表 2-19　高原居住区年记忆功能检测比较 ($\bar{x} \pm s$)

	平原组 ($n = 22$)	3 700 m 组 ($n = 16$)	5 380 m 组 ($n = 24$)
长时记忆：			
经历	4.88 ± 0.33	4.79 ± 0.30	4.61 ± 0.66
定向	4.94 ± 0.24	4.79 ± 0.30	4.95 ± 0.22
1~100	11.94 ± 2.24	11.33 ± 1.32	11.81 ± 2.50
100~1	10.29 ± 3.03	10.00 ± 3.90	7.60 ± 3.34[a]
积累	9.49 ± 3.09	9.66 ± 3.04	9.47 ± 3.99
短时记忆：			
记图	11.47 ± 2.15	9.88 ± 0.33[a]	9.38 ± 1.80[b]
再认	10.52 ± 2.85	9.01 ± 1.51	9.85 ± 1.85
再生	12.25 ± 1.14	6.70 ± 2.02[c]	9.33 ± 1.82[c]
联想	10.41 ± 2.78	9.02 ± 4.80	8.42 ± 3.05[a]
触摸	9.69 ± 2.49	8.21 ± 2.27	8.16 ± 2.17
理解	9.88 ± 0.99	7.33 ± 1.32[c]	6.33 ± 1.52[c]
瞬时记忆：			
背数	10.11 ± 2.93	10.01 ± 1.31	8.00 ± 2.89[a]
MQ	101.116 ± 13.02	84.75 ± l.66[a]	82.61 ± 115.2[c]

与平原组比较，[a]$P < 0.05$，[b]$P < 0.01$，[c]$P < 0.001$。

　　测验结果表明海拔 5 380 m 对操作功能，尤其是精细操作影响很大。长期严重低氧环境下生活，使得各种神经元之间的联系减弱或传递减慢，表现为视觉及辨别力降低，眼手协调能力及反应速度减慢，准确度降低。随着海拔高度上升，缺氧越趋明显，对人的短时记忆和瞬时记忆影响越趋显著，长期低氧刺激可能引起脑组织在细胞分子水平上的变化，使兴奋与抑制过程的平衡失调，神经细胞代谢率降低及神经纤维传导速度减慢，从而引起大脑皮层功能降低。人的行为是一种极其复杂的综合性功能，受到多种内外因素的影响。

　　高原低氧是引起智力与记忆功能改变的主要原因，但是由于高原边防哨卡人烟稀少的特殊环境和单调乏味的文化生活，以及缺乏新鲜蔬菜所致的各种维生素和微量元素的摄入不足而引起代谢功能的改变也是不可忽视的原因。

第四节　海拔 4 300 m 高原汉族和藏族习服适应机制的研究

　　近年来，我国的高原医学研究取得了显著成绩，通过细胞生物学和分子生物学方法，对高原适应生理的研究证实，在机体低氧适应的氧摄取、氧运输和氧利用 3 个生理环节上，我国藏族世居人群与汉族移居人群间的适应机制存在着差异，移居高原主要靠功能适应如通气增加、心排出量增高、红细胞增多等来弥补缺氧，而世居者则呼吸循环功能的增加并不占主导地位，更多地依靠组织适应，即对氧的利用更经济有效。

在世界高原人群中，藏族是居住在青藏高原适应历史最长的民族，具有突出的人类生理学代表性，其高原世居者世代居住高原，形成了不同于平原人的特殊体质，对于高原低氧环境有较强的耐受力，有不同于平原人的低氧适应机制，即使在低氧条件下，由于肺通气和弥散功能增强，仍具有较高的最大摄氧能力，这是高原世居的主要适应优势。平原人在高原长期居住也显示和世居者有同种性质的"适应"，但"适应"的量变尚未发生质的变化，仍有某些明显的不同。对世居藏族和移居汉族部分生理、生化指标研究，从细胞分子生物学方面澄清了高原移居人群和世居人群对低氧习服适应的有关生理和病理方面的诸多问题，为进驻高原习服适应机制的研究和高原疾病防治提供了可供借鉴的资料和理论依据。

一、血液流变学

对高原世居者和移居者血液流变学的研究结果表明，世居者较移居者 HCT、ηb、血浆黏度（ηp）、PFC、TK、MST 和 TFL 均降低。世居藏族血液黏滞性低、红细胞变形性强，是较好适应高原低氧环境的血液循环方面的一种标志。

表 2-20　海拔 4 300 m 世居藏族和移居汉族青年血液流变学比较（$\bar{x} \pm s$）

	n	HCT (L·L^{-1})	ηb (mPa·s^{-1})	ηp (mPa·s^{-1})	PFC (g·L^{-1})	TK	MST (s)	TFL
世居藏族	24	51.13 ± 3.57	4.82 ± 0.53	1.51 ± 0.10	2.68 ± 0.40	1.15 ± 0.13	22.67 ± 7.95	0.75 ± 0.13
移居汉族	24	58.17 ± 3.66	5.60 ± 0.64	1.58 ± 0.08	3.03 ± 0.39	1.36 ± 0.13	29.68 ± 10.12	0.93 ± 0.15
t 值		6.179	4.429	2.301	3.692	4.812	2.424	3.766
P 值		<0.01	<0.01	<0.05	<0.01	<0.01	<0.05	<0.01

器官灌流量的主要决定因素是血压/血流阻力比率，而血流阻力由血液流变特性（黏滞性）和血管几何特性所左右。决定血液黏滞性的主要因素是红细胞压积、血浆黏度、血细胞聚集性和变形性（主要是红细胞变形性）。良好的微循环灌注是保证器官完成其生理功能的重要条件，这不但取决于心泵的作用和血管包括微血管自律运动的作用，血液流变学也起着举足轻重的作用。红细胞变形性通过改变血液流变参数而影响微循环。我们研究表明，高原世居藏族青年血液流变学特性与移居汉族青年比较，血液黏滞性低，红细胞变形性增强。

在世界高原人群中，藏族是居住在青藏高原适应历史最长的民族，具有突出的人类生理学代表性。其红细胞、血红蛋白（Hb）值保持在平原正常值范围内，海拔 3 714 ~ 4 280 m 时，具有"最适血细胞比容"（HCT 48% ~52%）。而移居者多有较明显的红细胞增多，易发展为慢性高原病。Hb 与氧的亲和力（P50）在标准状态下藏族近于海平面正常值，运动状态下无明显改变。心率及每搏量（SV）在海拔 3 714 ~ 4 520 m 随运动负荷递增而逐步增高，从而心排出量增高。而移居者在中负荷时先出现 SV 下降，强负荷时心率亦下降，导致心排出量降低。世居藏族青年组 HCT 为（51.13 ± 3.57）L·L^{-1}，显著低于移居汉族青年组（58.17 ± 3.66）L·L^{-1}，大体在"最适红细胞压积"范围之内。

二、自由基代谢

对世居西藏阿里地区的 20 名藏族士兵和移居该地区的 20 名汉族士兵检测红细胞超氧化物歧化酶（RBC – SOD）、丙二醛（MDA）、全血和血浆谷胱甘肽过氧化物（GSH – Px）活性和维生素 C（VC）、维生素 E（VE）的活性或含量，结果表明，高原世居藏族青年 RBC – SOD、血浆 GSH – Px 活性和 VE 均高于移居汉族青年（$P < 0.01$ 或 0.05），HCT 和 MDA 均低于移居汉族青年，全血 GSH – Px 和 VC 藏族虽高于汉族，但无统计学意义（表 2 – 21）。

表 2 –21　海拔 4 300 m 世居藏族和移居汉族青年氧自由基代谢比较（$\bar{x} \pm s$）

	n	RBC – SOD (NU·g^{-1}Hb)	MDA (μmol·L^{-1})	GSH – Px（μg·L^{-1}） 全血	GSH – Px（μg·L^{-1}） 血浆	VC (μg·mL^{-1})	VE (μg·mL^{-1})
世居藏族	20	12 731 ±746	4.42 ±0.67	197.91 ±12.43	136.87 ±5.28	21.94 ±3.73	8.55 ±0.78
移居汉族	20	11 571 ±606	5.10 ±0.93	192.13 ±16.14	126.07 ±12.47	20.98 ±2.75	7.77 ±0.67
t 值		5.398	2.653	1.269	3.567	0.926	3.392
P 值		<0.001	<0.05	<0.05	<0.01	<0.05	<0.01

平原人进入高原低氧环境，组织细胞内发生了一系列与平原不同的生物化学变化，如 ATP 降解使次黄嘌呤浓度增加，缺氧组织中生成过多的超氧阴离子自由基（·O$_2^-$）。组织缺血缺氧时黄嘌呤脱氢酶转变为氧化酶形式，也是 ·O$_2^-$ 的重要来源。缺氧环境中机体代谢增强、能量消耗过多、细胞不能维持其正常功能致使体内某些物质自氧化产生自由基（FR）增多，而消除 FR 的各种酶如 SOD、GHS – PX 等活性降低。在高原，空气稀薄、紫外线和宇宙射线照射量增加，作用于生物体，可产生过多的 FR，并消耗体内产生的抗氧化剂等物质，发生自由基代谢紊乱，严重者导致疾病。而具备遗传适应基础的高原世居藏族人，对上述引起体内自由基代谢紊乱的理化因素具有较强的自身调节和平衡机制，面对高原低氧等恶劣环境，仍能顽强地生存和繁衍生息，保持体内自由基代谢相对平衡和稳定，可能是世居藏族人遗传适应基因在高原低氧环境的一种表现形式。

三、血流动力学

对 25 名世居藏族青年和 25 名移居汉族青年分别用 XG – Ⅲ型血液循环功能自动测

试仪检测血流动力学指标。研究表明，世居藏族组较移居汉族组有效血容量（BV）、每搏量（SV）、心脏指数（SI）、微循环半更新时间（ALT）无显著性差异，总周围阻力（TPR）、平均动脉压（mAP）、肺动脉楔压（PAWP）、心率（P）、全血黏度（ηb）、冠状动脉灌注压（CCP）均降低（表2-22）。

表2-22　海拔4300 m世居藏族和移居汉族血流动力学比较（$\bar{x} \pm s$）

	n	P（次·min^{-1}）	TPR（dyn·s·cm^{-5}）	BV（L）	ηb（cp）	ALT（s）
世居藏族	25	69.44±10.34	1343.40±461.03	4.49±1.29	4.46±0.88	14.61±3.05
移居汉族	25	80.72±13.38	1673.00±551.07	3.92±1.00	5.73±1.70	16.22±3.15
P值		<0.01	<0.05	>0.05	<0.01	>0.05

	n	SV（mL·b^{-1}）	SI（mL·b^{-1}·m^{-2}）	mAP（kPa）	PAWP（kPa）	CCP（kPa）
世居藏族	25	85.96±36.82	54.92±23.21	11.33±1.35	0.67±0.16	8.04±0.92
移居汉族	25	71.20±21.87	45.20±14.11	12.13±1.30	0.81±0.27	8.95±1.22
P值		>0.05	>0.05	<0.05	<0.05	<0.01

心脏是血液循环动力器官，收缩时给予血液一定动力，使血液沿着动脉系统流经全身各器官，舒张时血液通过静脉系统返回心脏，因此，可以把左、右心室视为两个连续的泵。移居汉族青年较世居藏族青年每搏量及心脏指数明显偏低，心率反而增高，说明移居者较世居者心功能低下。血压是血液对动脉壁施加的侧压，其产生必须同时具备两个先决条件：动脉内的血量和动脉外周阻力。动脉内血量取决于左心室排血量，排血量又取决于心功能状态。影响外周阻力的因素除动脉壁的弹性外，主要取决于肌性阻力小动脉管壁平滑肌主动舒缩性能，而这则受神经-体液相关因子的调控。此外，外周阻力还与血液的黏稠度有关，血液黏稠度增加，势必使血液在流动时与血管壁的摩擦力加大，血液流速减慢，从而使血管的外周阻力增加。我们研究发现，移居汉族青年较世居藏族青年全血黏度及总周围阻力偏高，微循环半更新时间延长，有效血容量反而偏低，心率代偿性增快使平均动脉压、冠状动脉灌注压、肺动脉楔压均偏高。说明移居者较世居者血流动力系统功能低下，可见年龄、性别及身体状况基本相同的这两组青年在血流动力学方面存在着明显的差异，在人类对高原的适应中，心血管功能适应也是一个重要因素。我们认为，移居者心脏的泵血功能降低是影响血流动力学的一个重要原因，心泵血功能的降低主要由于低氧性肺动脉高压，使肺动脉楔压增高，血容量减少及左室充盈压降低的结果。由此可以说明，高原世居藏族的血流动力学明显优于移居汉族，这可能也是他们取得对高原低氧环境最佳适应的主要原因之一。

四、睾酮及雌二醇

对20名高原世居藏族青年和20名移居汉族青年，采用放射免疫分析法检测血清睾酮（T）及雌二醇（E_2）。结果显示，世居藏族青年较移居汉族青年T增高，差异非常显著（$P<0.01$）；E_2增高，差异显著（$P<0.05$）（表2-23）。

表 2-23　海拔 4 300 m 世居藏族、移居汉族男性青年性激素的比较（$\bar{x}\pm s$）

	n	T（$\mu g \cdot L^{-1}$）	E_2（$ng \cdot L^{-1}$）
世居藏族	20	12.66 ± 3.02	35.27 ± 12.30
移居汉族	20	8.56 ± 2.99[**]	28.16 ± 9.92[*]

与世居藏族比较，[*]$P < 0.05$，[**]$P < 0.01$。

性激素是男子重要的内分泌激素。高原低氧环境性激素水平的变化扮演着十分重要的角色。世居者较移居者血清 T 及 E_2 均增高，说明高原世居藏族青年对性激素的分泌具有较强的自身调节机制，有利于维持体内环境的平衡，可能是他们取得对高原低氧的最佳适应模式，对氧的利用更经济有效。移居者其睾酮降低的原因可能与下列因素有关：①缺氧对男性性腺功能有一定的抑制作用。移居高原，组织低氧导致细胞线粒体内羟甾体脱氢酶活性减弱，降低了雄甾二醇脱氢成睾酮这一反应过程，从而使血清睾酮降低。②低氧下丘脑-垂体-肾上腺皮质轴过度应激继发造成下丘脑-垂体-性腺轴功能抑制。③代偿性自身调控作用。因睾酮有降低机体对高 CO_2 通气反应作用，睾酮降低有利于 CO_2 的排出和氧的增加。雄性体内的雌激素主要来自肾上腺皮质和睾丸的合成与分泌。由于睾酮是雌二醇合成的前提，移居汉族雌二醇水平降低，是由于低氧导致睾酮分泌减少，雌二醇合成原料减少所致。

五、凝血及纤溶功能

对凝血及纤溶功能的对比研究结果显示，高原移居汉族青年较世居藏族青年组织纤溶酶原激活剂活性（t-PA）、6-酮-前列环素 $F_{1\alpha}$（6-keto-PGF$_{1\alpha}$）降低差异显著（$P < 0.05$），抗凝血酶Ⅲ（AT-Ⅲ）降低差异非常显著（$P < 0.01$）；纤溶酶原激活剂抑制物活性（PAI）、纤维蛋白原含量（Fg）、血管性假血友病因子（vWF）、D-二聚体（DD）增高差异显著（$P < 0.05$），血小板膜蛋白-140（GMP-140）、血栓素 B_2（TXB_2）增高差异非常显著（$P < 0.01$），纤溶酶原含量（PLG）、α_2-抗纤溶酶抑制物活性（α_2-PI）无显著性差异（$P > 0.05$）（表 2-24、表 2-25）。

表 2-24　海拔 4 300 m 世居藏族和移居汉族青年凝血指标的比较（$\bar{x}\pm s$）

	n	t-PA（$IU \cdot mL^{-1}$）	PAI（$AU \cdot mL^{-1}$）	PLG（$mg \cdot L^{-1}$）	α_2-PI（%）
世居藏族	20	0.71 ± 0.15	0.70 ± 0.22	147.80 ± 18.07	96.54 ± 11.89
移居汉族	20	0.60 ± 0.13	0.87 ± 0.25	156.83 ± 23.03	101.10 ± 11.35
P 值		< 0.05	< 0.05	< 0.05	< 0.05

移居汉族由于慢性低氧，血管内皮细胞受损，AT-Ⅲ被消耗而出现活性降低。提示 AT-Ⅲ 降低与慢性低氧血液高凝状态密切相关。虽然低氧可促进血管内皮细胞释放 t-PA，而不影响 PAI 的释放，但这种反应相对增加的纤溶能力，并不足以迅速降解低

表 2 –25　海拔 4 300 m 世居藏族和移居汉族青年纤溶指标的比较（$\bar{x} \pm s$）

	n	GMP – 140 （$\mu g \cdot L^{-1}$）	TXB$_2$ （$ng \cdot L^{-1}$）	6 – Keto – PGF$_{1\alpha}$ （$ng \cdot L^{-1}$）	Fg （$g \cdot L^{-1}$）	vWF （%）	DD （$mg \cdot L^{-1}$）	AT – Ⅲ （$mg \cdot L^{-1}$）
世居藏族	20	6.24 ± 1.95	82.44 ± 11.36	90.33 ± 14.88	2.63 ± 0.57	128.8 ± 14.76	0.33 ± 0.11	264.85 ± 33.95
移居汉族	20	8.45 ± 1.89	102.42 ± 15.28	78.67 ± 14.25	2.94 ± 0.32	140.0 ± 18.89	0.42 ± 0.14	235.89 ± 28.94
P 值		< 0.01	< 0.01	< 0.05	< 0.05	< 0.05	< 0.05	< 0.01

氧肝脏代偿性合成增加的 Fg，故 t – PA 活性仍然降低，从而提示高缺氧诱发心肌缺血，t – PA – PAI 平衡紊乱，PAI 绝对增加。移居汉族血液高凝状态的发生，主要是与红细胞增多、血液黏度增高、血液抗凝和纤溶活性降低有关。居住高原历史最长的藏族人群具有最佳的生理适应模式，获得最佳的高原适应性，这是长期对高原自然习服的结果。其氧摄取、氧运输和氧利用 3 个生理环节上，世居藏族较移居汉族表现得更加充分，对氧的利用更经济有效，对体内凝血及纤溶系统具有较强的自身调节机制，其相对平衡和稳定是遗传适应的一种表现形式。

六、细胞间黏附分子 –1

对 20 名世居藏族和 20 名移居汉族青年采用酶联免疫分析法检测血清 ICAM – 1 含量，结果显示，移居汉族青年和世居藏族青年血清 ICAM – 1 分别为（183.06 ± 38.72）$\mu g \cdot L^{-1}$、（152.25 ± 33.80）$\mu g \cdot L^{-1}$，移居高原汉族青年 ICAM – 1 的表达明显高于世居藏族青年，两组数据比较 $t = 2.68$，$P < 0.05$。移居青年由于慢性低氧，血细胞聚集，血流淤积，黏度增高，血流阻力增加，减慢了物质与气体交换的频率，代谢产物在局部潴留，使酸性代谢产物增多，组织氧供不足，导致心肌缺血缺氧；内皮细胞受损，释放 IL、TNF 增加，均可刺激 ICAM – 1 表达增强，细胞表面黏附分子数量及功能均显著上调，细胞黏附性加强，结果白细胞牢固地黏附于血管内皮细胞表面，越血管迁移和向组织中浸润。一方面机械性堵塞微循环通道，影响组织的血流供应；另一方面，活化的以及进入组织的白细胞可释放大量的毒性氧自由基和蛋白水解酶炎症介质、细胞因子等，致血管通透性增强，造成组织水解和损伤。因此，移居高原 1 ~ 2 年，虽机体通过自我调节，逐步获得对高原低氧环境的适应，但仍处于高原低氧环境中，而不利于缺氧性细胞损伤恢复，所以要完全对高原低氧环境适应，需要更长时间。

七、心肌酶活性

对 20 名高原世居者和 20 名移居者进行血清心肌酶 [天冬氨酸氨基转移酶（AST）、乳酸脱氢酶（LDH）、α – 羟丁酸脱氢酶（α – HBDH）、肌酸激酶（CK）及其同工酶（CK – MB）] 活性检测，结果表明移居者均较世居者增高（$P < 0.05$）（表 2 –26）。

表2-26 海拔4 300 m世居藏族和移居汉族男性青年心肌酶活性的比较 ($\bar{x} \pm s$, U·L^{-1})

	n	AST	LDH	α-HBDH	CK	CK-MB
世居藏族	20	34.35 ± 8.15	307.20 ± 53.64	206.05 ± 51.88	300.54 ± 69.40	12.30 ± 3.37
移居汉族	20	47.00 ± 11.04	388.39 ± 60.83	317.32 ± 59.93	347.28 ± 70.32	18.50 ± 3.89
P值		<0.01	<0.01	<0.01	<0.05	<0.01

其酶活性升高的原因可能为长期慢性低氧，发生氧化磷酸化障碍，细胞内钙离子增加，线粒体膜受损，破坏三羧酸循环和电子传递装置，产能障碍；机体内自由基产生增多，脂质过氧化物含量增高，使组织细胞遭受破坏，心肌细胞膜受损，膜的流动性和通透性增加；低氧引起钠泵功能下降，钠离子在细胞内积累、细胞水肿，降低了细胞膜的稳定性，使细胞内的酶逸出，引起血清酶活性升高。由此可以看出，高原移居汉族由于长期慢性低氧，心肌酶活性升高，反映低氧对心脏的影响是存在的，虽然机体经过生理代偿的自我调整，尚不能完全满足机体有氧代谢的需要。研究表明，较高海拔高度的世居人群有较强的外周适应能力，除与他们较强的摄氧和氧传送能力有关外，还和他们细胞线粒体氧化磷酸化过程的加强、氧的利用能力增加等有密切关系。

八、乳酸及肌红蛋白

对高原世居者和移居者进行乳酸（BLA）及肌红蛋白（Mb）的检测，结果表明移居者均较世居者增高（$P < 0.01$）（表2-27）。

表2-27 海拔4 300 m世居藏族和移居汉族男性青年BLA和Mb的比较 ($\bar{x} \pm s$)

	n	BLA (mmol·L^{-1})	Mb (μg·L^{-1})
世居藏族	20	2.49 ± 0.47	50.00 ± 13.09
移居汉族	20	3.47 ± 0.74	76.22 ± 12.30
P值		<0.01	<0.01

Mb是一种主要存在于人及哺乳动物的心肌、骨骼肌等红细胞肌的胞内蛋白质，具有可逆地与氧结合的性质，在肌细胞内具有转运和储存氧的作用，是反映心肌受损的标记物。在低氧情况下可释放入血，过量的Mb可视为低氧负荷下的非乳酸性氧债。长期慢性低氧，氧分压低致呼吸气体交换不全，组织细胞氧供不足，能量物质等氧化不全，体内自由基失衡，造成细胞器及细胞损伤，心肌缺血缺氧，细胞膜通透性升高，肌原纤维大量崩解，心肌细胞酸中毒。心肌细胞需要更多的Mb来维持氧的摄取，非乳酸性氧债增加。Mb的增加是心脏在持续低氧环境下的一种代偿性增加，有益于改善组织氧弥散率。

九、心血管X线及皮褶厚度

对25名世居藏族与25名移居汉族青年拍摄X线胸片，测量心血管有关指标。研究结果表明，移居汉族青年主动脉干横径、肺动脉段突出度及右下肺动脉宽径增高，使右心室扩大，致右心室高径增加。低氧使血液黏度增高、体循环阻力增加及循环量加大，致右心室高径增大、主动脉宽径、主动脉结宽径、主动脉长径及心高径增加，心脏面积增大。胸廓横径及肺面积增大说明移居者有高原代偿性肺气肿致肺功能低下（表 2 – 28、表 2 – 29）。

表 2 – 28　海拔 4 300 m 世居藏族和移居汉族青年心脏及肺动脉 X 线比较（$\bar{x} \pm s$）

	n	心高径（cm）	右心室高径（cm）	心脏面积（cm²）	主肺动脉干横径（cm）	肺动脉段突出度（cm）	右下肺动脉宽径（cm）
世居藏族	25	14.90 ±1.24	9.44 ±0.84	101.28 ±9.59	2.88 ±0.39	0.17 ±0.24	1.28 ±0.18
移居汉族	25	15.58 ±0.91	10.52 ±0.77	106.25 ±9.91	3.23 ±0.47	0.47 ±0.40	1.54 ±0.15
P 值		<0.05	<0.01	<0.05	<0.01	<0.01	<0.01

表 2 – 29　海拔 4 300 m 世居藏族和移居汉族青年主动脉胸宽及肺面积 X 线比较（$\bar{x} \pm s$）

	n	升主动脉宽径（cm）	主动脉结宽径（cm）	主动脉长径（cm）	胸廓横径（cm）	心胸比率	肺面积（cm²）
世居藏族	25	2.83 ±0.40	2.45 ±0.29	8.55 ±1.07	26.15 ±1.09	0.45 ±0.03	455.34 ±61.61
移居汉族	25	3.04 ±0.35	2.85 ±0.23	9.36 ±0.65	26.96 ±1.15	0.43 ±0.03	496.26 ±45.26
P 值		<0.01	<0.05	<0.05	<0.01	<0.01	<0.01

心脏是血液循环动力器官，收缩时给予血液一定动力，使血液沿着动脉血管流经全身各器官，舒张时血液通过静脉血管被吸回心房。血液循环与心脏功能及外周阻力关系密切。外周阻力除动脉的弹性及肌性阻力、小动脉管壁平滑肌主动舒缩性能外，还与血液的黏稠度有关。移居汉族青年主肺动脉干横径、肺动脉段突出度及右下肺动脉宽径较世居藏族青年增大明显，说明移居者肺动脉压力增高，使右心室扩大，致右心室高径增加。由于缺氧引起的红细胞增多使血液黏滞，致使体循环阻力增加及循环量加大，使移居青年升主动脉宽径、主动脉结宽径、主动脉长径及心高径增加，心脏面积增大。胸廓横径及肺面积增大说明移居者有高原代偿性肺气肿致肺功能低下，也可能与高原世居藏族人胸廓呈桶状趋势有关。由于移居青年胸廓横径较大，所以心胸比率反而小，说明移居汉族青年较世居藏族青年血流动力系统功能低下。可见年龄性别及身体状况基本相同的这两组青年，在心肺功能及大血管形态方面存在明显的差异，说明在人类对高原的适应过程中，心血管功能的适应也是一个重要因素。心脏供血功能的降低主要由于低氧性肺动脉高压，使肺动脉楔压增高，血容量减少及左心室充盈压降低的结果。由此可以说明高原世居藏族的心血管功能明显优于移居汉族。

人体脂肪的变化与健康及营养关系密切，全身脂肪量的测定以皮下脂肪厚度的测量最为简便，测量上臂肌围是评价肌蛋白消耗程度的快速而简便的方法，同时也是反映肌蛋白量的指标之一。全身脂肪量及上臂肌围也是反映人体营养状况的良好指标。移居汉族青年较世居藏族青年体重及血氧饱和度差别不显著（$P > 0.05$），但体重偏高而血氧饱和度偏低，身高及收缩压增高（$P < 0.05$），脉搏及舒张压明显增高（$P < 0.01$）。移

居汉族青年较世居藏族青年肩胛下部皮褶厚度差别不显著（$P > 0.05$），三头肌部和髂部皮褶厚度及体脂量增高（$P < 0.05$），上臂围及上臂肌围明显增高（$P < 0.01$）。从指标显示的表面现象看，移居汉族青年似乎体质较好，但本研究中发现的心血管及氧传递利用的差异及资料中的研究结果，均证实移居汉族青年对高原的适应明显不如世居藏族青年，从某一方面说明身体脂肪量偏低的体型更适应于高原环境。我们在长期高原工作实践中也发现，身体矮小瘦弱者反而比高大肥胖者更易适应高原低氧环境，发生急慢性高原病的机会相对较少。研究中藏族与汉族检测指标的差异，考虑除与种族遗传有关外，西藏阿里位于特高海拔地区，经济落后，生活水平低下，饮食结构不合理也是其原因之一；同时也说明，世居藏族人在特高海拔地区生存也同样有不适应的问题。人类对高原的适应是有一定限度的，世界范围内海拔 5 000 m 以上地区基本无人长年居住也证实了这一点。

人类为了征服高原和建设高原而首先要使人体自身适应高原。在世界高原人群中，藏族是居住在青藏高原适应历史最长的民族，具有突出的人类生理学代表性，其高原世居者世代居住在高原，形成了不同于平原人的特殊体质，对于高原低氧环境有较强的耐受力，有不同于平原人的低氧适应机制，即使在低氧条件下，由于肺通气和弥散功能增强，仍具有较高的最大摄氧能力，这是高原世居者的主要适应优势，也是人类对高原的最佳适应模式。

参考文献

［1］崔建华，张西洲，何富文，等．高原低氧与循环内皮细胞计数及内皮素和心钠素 -1 和心钠素含量的相关性研究．高原医学杂志，1999，9（3）：28 - 30.

［2］崔建华，张西洲，何富文，等．不同海拔高度居住高原不同时间健康青年血浆内皮素和一氧化氮的测定．西藏医药杂志，1999，20（4）：1 - 2.

［3］崔建华，张西洲，周新梅，等．高原低氧与 C 型利钠肽的关系探讨．西北国防医学杂志，2001，22（1）：27 - 28.

［4］崔建华，张西洲，何富文，等．高原不同海拔高度不同居住时间血管活性肽的对比观察．西北国防医学杂志，1999，20 增刊：38 - 39.

［5］崔建华，张西洲，谢印芝，等．不同海拔高度与进驻不同时间对血清细胞间黏附分子表达的影响．中华航空航天医学杂志，2000，11（2）：86 - 87.

［6］崔建华，张西洲，何富文，等．健康青年进驻高原血清 TNF - α 和 IL - 6 的变化．西北国防医学杂志，1999，20（3）：197 - 198.

［7］崔建华，张西洲，谢印芝，等．高原低氧与血管内皮生长因子的关系探讨．航天医学与医学工程，2000，13（5）：368.

［8］崔建华，张西洲，谢印芝，等．高原低环境下性激素变化的研究．解放军预防医学杂志，2001，19（1）：8 - 10.

［9］崔建华，张西洲，张芳，等．平原人进驻高原后红细胞生成素的变化．临床军医

杂志，2001，29（3）：45－46.

[10] 崔建华，张西洲，何富文，等．移居高原健康青年血清丙二醛和尿酸的变化．解
放军预防医学杂志，2000，18（1）：18－20.

[11] 崔建华，张西洲，何富文，等．不同海拔高度不同高原居住时间血清 MDA 和
SOD 的测定．高原医学杂志，1999，9（4）：12－14.

[12] 崔建华，张西洲，谢印芝，等．平原人进驻高原后凝血及纤溶功能的改变及其意
义．中国应用生理学杂志，2001，17（4）：363－365.

[13] 崔建华，张西洲，谢印芝，等．海拔 5 380 m 高原前列腺素及 α－颗粒膜蛋白水平
的测定．航天医学与医学工程，2001，14（1）：63－65.

[14] 崔建华，张西洲，何富文，等．进驻高原不同海拔高度不同居住时间健康青年体
液免疫反应的变化．高原医学杂志，1999，9（1）：29－31.

[15] 崔建华，张西洲，何富文，等．进驻高原不同海拔高度不同时间健康青年血脂与
载脂蛋白的变化．高原医学杂志，1998，8（3）：38.

[16] 崔建华，张西洲，周新梅，等．高原低氧血清肌红蛋白及乳酸代谢的变化．西北
国防医学杂志，2000，21（4）：246－247.

[17] 崔建华，张西洲，何富文，等．进驻高原不同海拔高度不同时间健康青年血清心
肌酶活性的变化．西藏医药杂志，1999，20（3）：3－5.

[18] 崔建华，张西洲，何富文，等．移居高原健康青年几种尿液酶的变化．高原医学
杂志，1998，8（4）：8－11.

[19] 马勇，张西洲，哈振德，等．高原低氧对人视觉功能的影响．高原医学杂志，
1999，9（1）：35－36.

[20] 张西洲，何富文，王伟，等．海拔 4 300 m 世居藏族和移居汉族青年血液流变学
对比研究．西北国防医学杂志，2000，21（4）：312.

[21] 张西洲，崔建华，陈占诗，等．海拔 4 300 m 世居藏族和移居汉族青年氧自由基
代谢对比研究．高原医学杂志，2000，10（1）：9.

[22] 王伟，陈占诗，张西洲，等．海拔 4 300 m 世居藏族与移居汉族青年血流动力学
对比观察．高原医学杂志，2000，10（2）：18.

[23] 崔建华，张西洲，周新梅，等．海拔 4 300 m 高原世居藏族和移居汉族性激素的
变化．中国应用生理学杂志，2000，16（3）增刊：12.

[24] 崔建华，张西洲，朱国斌，等．海拔 4 300 m 世居藏族和移居汉族青年凝血及纤
溶功能对比观察．西藏医药杂志，2000，21（4）：3－5.

[25] 崔建华，张西洲，朱国斌，等．海拔 4 300 m 世居和移居青年血清细胞间黏附分
子－1 的表达．高原医学杂志，2000，10（3）：26.

[26] 王伟，邵合德，谢印芝，等．海拔 4 300 m 世居藏族与移居汉族青年心血管 X 线
对比观察．解放军预防医学杂志，2000，18（6）：426.

[27] 王伟，陈占诗，张西洲，等．海拔 4 300 m 世居藏族与移居汉族部分体测量指标
的对比观察．西北国防医学杂志，2000，21（3）：173.

第三章 急性重复缺氧生理适应与心理变化

　　高原汽车部队是在急性重复缺氧过程中完成高原军事运输任务的。高原地区具有独特的气候特点，海拔高、气压低，空气中的氧分压低，寒冷、干燥、紫外线辐射强等。高原汽车兵执行着特殊的高原运输任务，他们行进于海拔 3 000 ~ 5 400 m 的高原险恶道路上，中途还要经过海拔 5 000 m 以上达坂多处，每次往返 1 000 ~ 3 000 km。在这样条件下工作，机体在一定限度内通过呼吸、循环和内分泌等系统在神经 – 体液机制的调节下，为适应低温、低气压及缺氧环境发生一系列代偿适应性生理反应。高原汽车兵反复奔波于严重低氧、常氧、再严重低氧的环境中，他们上高原后有个习服过程，而由于工作的特殊性，他们在未完全习服的情况下又要返回平原；在平原身体未完全恢复，又要进入低氧的高原。为研究急性重复缺氧的生理适应与心理变化，我们随机挑选某汽车部队 60 名驾驶员，在年度开运前（海拔 1 400 m）、完成年度运输任务中途（海拔 3 700 m）和全年运输任务结束后 1 个月（海拔 1 400 m），检测其自由基代谢、脂类代谢、免疫功能和有关细胞因子、血流动力学、微循环和血液流变学，探讨急性重复缺氧对机体的影响；检测上臂肌围和体脂量，探讨高原汽车部队经历急性重复缺氧后的营养状况；检测智力、记忆、反应速度和操作敏捷度等指标，探讨急性重复缺氧对脑功能的影响程度；测验一般心理状态和个性心理变化，了解急性重复缺氧和高原环境对部队医学心理学方面的影响。

第一节　急性重复缺氧对机体氧自由基代谢的影响

一、急性重复缺氧与氧自由基

　　对担负军事运输的某汽车部队随机挑选 16 名驾驶员，在开运前 10 d（前，海拔 1 400 m）、完成 4 次高原（海拔 1 400 ~ 5 400 m）运输任务中途（中，海拔 3 700 m）及运输任务结束（完成 8 次高原运输任务）后 1 个月（后，海拔 1 400 m），分别进行 3 次血中抗氧化酶、抗氧化物和脂质过氧化物的检测。结果：运输前较运输中途 Hb、脂质过氧化物（LPO）、MDA 降低，相差非常显著（$P < 0.01$）；红细胞超氧化物歧化酶（RBC – SOD）和维生素 E 高，相差显著（$P < 0.05$）；运输前较运输后 RBC – SOD 和维生素 E 高，LPO 和 MDA 低，均相差非常显著（$P < 0.01$）。运输中途较运输结束 Hb 和

RBC – SOD 增高（$P < 0.01$ 或 0.05），见表 3 – 1。

表 3 – 1　急性重复性缺氧前后血中氧自由基的变化（$\bar{x} \pm s$）

	Hb ($g \cdot L^{-1}$)	RBC – SOD ($NU \cdot g^{-1} Hb$)	LPO ($\mu mol \cdot L^{-1}$)	MDA ($\mu mol \cdot L^{-1}$)	维生素 C ($mg \cdot L^{-1}$)	维生素 E ($mg \cdot L^{-1}$)
前	$159.4 \pm 11.71^{**}$	$13\,495.89 \pm$ $1\,057.73^{**\triangle\triangle}$	$4.32 \pm$ $0.59^{***\triangle\triangle}$	$3.96 \pm$ $0.64^{***\triangle\triangle}$	$9.27 \pm$ $0.83^{**\triangle\triangle}$	82.35 ± 4.31
中	$174.47 \pm 9.55^{\triangle\triangle}$	$12\,715.96 \pm$ $746.50^{\triangle}$	5.53 ± 0.72	4.95 ± 0.70	8.52 ± 0.44	80.67 ± 5.79
后	163.17 ± 12.51	$11\,785.34 \pm$ $1\,258.39$	5.78 ± 0.84	5.17 ± 1.01	8.25 ± 1.05	79.00 ± 7.53

与运输中途比较，$^{*}P < 0.05$，$^{**}P < 0.01$；与运输结束后比较，$^{\triangle}P < 0.05$，$^{\triangle\triangle}P < 0.01$。

长期生活在高原低氧环境对人体健康有一定的影响。高原居民体内存在着一定程度的氧自由基代谢紊乱，主要表现为具有清除超氧阴离子自由基的 SOD 活性下降，而脂质过氧化代谢产物 MDA 增多，这种改变随着海拔升高和大气氧分压降低而更加显著。我们研究发现，受试者在高原运输前、运输中途及运输任务结束后 1 个月 RBC – SOD/MDA 的比值依次为 3 408、2 569 和 2 279。RBC – SOD/MDA 比值是反映机体自由基代谢的一个重要指标，其比值下降表明机体清除自由基能力降低和脂质过氧化反应增强。同时 LPO 的递增和维生素 E 的递减也反映了上述问题。

高原运输任务结束后 1 个月较运输中途 RBC – SOD 和维生素 E 进一步降低，LPO 和 MDA 进一步增高。说明短时间内重复进入高原，在低氧应激状态下和重复应激作用停止后的一定时间内，体内脂类过氧化活动仍显著增强，且持续时间较长。虽然急性重复缺氧可提高机体对缺氧的耐受性，但机体内环境和生命活动水平恒定性的反复"破坏"引起自由基代谢的紊乱是不容忽视的。所以调理体内自由基代谢的药物干预不但在进入高原前和进入高原后，而且在返回平原后的一定时间内也显得十分重要。

二、急性重复缺氧与 SOD

对担负喀喇昆仑山军事运输任务的某部 24 名驾驶员，在完成全年高原运输任务的前、中、后进行 Hb、血清总 SOD（T – SOD）、铜锌 SOD（CuZn – SOD）、红细胞 SOD（RBC – SOD）和尿液 SOD（U – SOD）含量的检测。结果：运输中较运输前 Hb 增加（$P < 0.01$），RBC – SOD、CuZn – SOD 和 T – SOD、U – SOD 的活性降低（$P < 0.01$ 或 0.05）。运输结束后较运输中 Hb 降低（$P < 0.01$），T – SOD、U – SOD 和 RBC – SOD 的活性逐渐降低（$P < 0.01$ 或 0.05）。运输结束后较运输前的 RBC – SOD、T – SOD、CuZn – SOD、U – SOD 活性降低（$P < 0.01$），见表 3 – 2。

表 3 -2　急性重复性缺氧对体内 Hb 和 SOD 含量的变化（$\bar{x} \pm s$）

项目	前	中	后
RBC - SOD（NU·g^{-1}Hb）	13 495. 89 ± 1 057. 73 *	12 715. 96 ± 746. 5 △	11 785. 34 ± 1 258. 39 △△
T - SOD（NU·mL^{-1}）	115. 8 ± 12. 17 *	99. 38 ± 11. 49 △△	87. 78 ± 10. 92 △△
CuZn - SOD（NU·mL^{-1}）	69. 18 ± 9. 55 *	62. 26 ± 13. 04	60. 69 ± 8. 53 △△
尿液 SOD（NU·mL^{-1}）	140. 41 ± 20. 69 * *	117. 17 ± 26. 01 △△	101. 72 ± 9. 68 △△

前与中比较：* $P < 0.05$，* * $P < 0.01$；中与后比较、后与前比较，△ $P < 0.05$，△△ $P < 0.01$。

高原缺氧环境中机体代谢增加，能量消耗过多，细胞不能维持正常功能致使体内某些物质自氧化产生自由基（FR）增多，而清除 FR 的各种酶如 SOD、GHS - Px（谷胱甘肽过氧化物酶）等活性降低，这些因素是引起高原汽车兵急性重复缺氧机体内氧自由基含量变化主要原因。

肾脏是机体非常重要的代谢器官，急性重复缺氧的高原汽车兵，机体应激反应增强，肾上腺髓质增生且活性增加使体内某些物质自氧化产生 FR 增多，大量消耗体内产生的抗氧化剂，而从肾脏排泄的 U - SOD 活性随之减低，说明急性重复缺氧是影响体内 Hb 和 SOD 含量变化及造成自由基对机体损伤的主要原因。

第二节　急性重复缺氧对机体血流动力学的影响

随机选择担负喀喇昆仑山运输任务的某汽车部队 60 名驾驶员，在完成全年运输任务的前、中、后用无创性血液功能测试仪进行有关血流动力学的检测。结果：上高原前与在高原时比较，脉率（P）、总周围阻力（TPR）、全血黏度（ηb）、微循环半更新时间（ALT）、肺动脉楔压（PAWP）增高，有效血容量（BV）、每搏量（SV）、平均动脉压（mAP）降低（$P < 0.01$）；在高原时与返回平原后比较，BV 增高（$P < 0.05$），P、ALT、SV、mAP、TPR、η、PAWP 增高非常显著（$P < 0.01$）；返回平原后与上高原前比较，P、BV、SV、mAP、PAWP 降低，TPR、ALT、ηb 增高（$P < 0.01$）。结论：高原汽车兵经过 8 次急性重复缺氧锻炼，返回平原 15 d 内仍保持着高原血流动力学的某些特性。提示在返回平原半个月内，机体仍保留着对高原低氧环境习服适应的机制（表 3 - 3）。

虽然本组在高原检测血流动力学时已上高原历时 4 个月时间，但由于他们的急性重复缺氧的工作性质，使他们的血流动力学既有高原人的血液黏稠、聚集的特点，又有急进高原的代偿性特点。表现为有效血容量、每搏量减少及平均动脉压降低，全血黏度、总周围阻力及肺动脉楔压增高，微循环半更新时间延长，心率代偿增快等。

当人体从高原返回平原后，由于从严重低氧环境转移到常氧环境，机体原有的高原生理适应（包括机能性和结构性）变化逐渐发生解脱或消退的过程，称为脱适应。海拔越高，时间越长，则返回者产生的病理生理演变越激烈。高原汽车兵反复进出高原 8 个月返回平原后，其血流动力学与上高原前比较，脉率、有效血容量、每搏量减少，平均动脉压及肺动脉楔压降低，全血黏度、总周围阻力、微循环半更新时间增加，且有显著性差异。其血流动力学返回平地后与在高原时比，有效血容量增加，脉率、全血黏度、周围阻力、微循环半更新时间、每搏量、平均动脉压及肺动脉楔压降低，且有显著性差异，说明高原汽车兵反复进出高原 8 个月完成任务返回平原后，15 d 内血流动力学保持着一定的高原特性，难以恢复到上高原前水平，说明急性重复缺氧对高原汽车兵血流动力学的影响较大。

表 3-3　高原重复缺氧前、中、后血流动力学参数比较（$n=60$，$\bar{x}\pm s$）

参数	前	中	后
P（次·min^{-1}）	77.68 ± 8.54 **	90.74 ± 6.36	70.34 ± 4.42 **
TPR（dyn·s·cm^{-5}）	1 327.83 ± 490.87 **	1 674.56 ± 327.31	1 560.45 ± 213.19 **
BV（L）	4.68 ± 1.02 **	3.72 ± 1.64	4.06 ± 1.67 *
ηb（cp）	3.97 ± 0.86 **	6.08 ± 2.08	5.36 ± 1.35 **
ALT（s）	13.32 ± 2.24 **	15.16 ± 1.96	14.24 ± 2.19 **
SV（mL·b^{-1}）	99.61 ± 16.35 **	81.83 ± 14.44	71.75 ± 14.35 **
mAP（kPa）	13.96 ± 2.24 **	12.27 ± 0.92	11.14 ± 1.35 **
PAWP（kPa）	0.83 ± 0.37 **	0.96 ± 0.18	0.71 ± 0.29 **

与中比较，$^* P<0.05$，$^{**} P<0.01$。

第三节　急性重复缺氧机体营养状况的随访调查

对担负喀喇昆仑山军事运输任务的驾驶员在上高原前，全年运输任务完成一半时（海拔 3 700 m）及完成全年运输任务返回平原后进行 3 次皮褶厚度（三头肌部、肩胛下部、髂部）、臂肌围（上臂围）和体脂进行检测。结果上臂肌围及体脂量在完成全年高原运输任务一半时及完成全年运输任务后均明显低于上高原前（$P<0.01$）。我们推测这与高原缺氧、寒冷，耗能大、消化吸收功能减弱及应激（情绪紧张、运动、缺氧、呕吐等）时蛋白质分解加强、尿氮排出量增加出现的负氮平衡和脂解激素增多、脂肪动员和分解加强有关。高原气温低，机体处于寒冷的环境中，散热量明显增多，机体便以增加产热来维持体热平衡。提高代谢率是增加产热量的途径之一。人在寒冷环境中主要依靠寒战来增加产热量（内脏产热功能相对少），而此时高原地区机体所需热能更高于平原，由于呼吸、循环系统的代偿作用，使机体的代谢率增高，耗氧量增加，此时如再加大营养物质补充不足，高山缺氧减少寒战现象而抑制产热量等的作用，减少了机体维持代谢所需的热量，更加重了机体的负氮平衡，这样必然导致合成代谢减弱，分解代

谢加强使机体处于消瘦和营养不良状态。另外，缺氧、情绪紧张等应激反应对机体的脂肪和蛋白质代谢的影响也较显著。在海拔 3 000 ~ 5 400 m 严重缺氧应激情况下，一方面机体通过下丘脑 – 垂体前叶 – 肾上腺皮质相互作用使垂体肾上腺皮质激素分泌增加，蛋白质分解加强导致负氮平衡加重；另一方面交感神经兴奋通过 α 受体使儿茶酚胺增多，机体代谢率升高和生长激素分泌增加，从而又使脂肪动员和分解加强，人体血浆中游离脂肪酸和酮体增加，游离脂肪酸可在体内氧化变成能量供机体应用，但氧化不全时，酮体在体内升高可出现酮尿和酮血症。酮体是酸性代谢产物，在体内积蓄过多，会引起中枢神经系统、心血管系统和消化系统的功能障碍，出现头痛、反应迟钝、心慌、胸痛、恶心、呕吐等一系列临床症状而进一步影响营养物质的代谢，这也可能是高原适应不全的主要原因之一（表 3 – 4）。

高原汽车兵皮褶厚度及体脂量明显减少的另外一个重要原因，与他们反复奔波于严重低氧、常氧、再严重低氧的环境中有关，他们上高原后有个习服过程，而由于工作的特殊性，他们在未完全习服的情况下又要返回平原，在平原身体未完全恢复，又要进入低氧的高原。与以往的资料比较，高原汽车兵的皮褶厚度与体脂量比在海拔 5 400 m 连续居住 1 年的青年还要少，说明特高海拔地区对高原汽车兵的营养状况影响较大。

表 3 – 4　重复缺氧前、中、后皮褶厚度、上臂肌围及体脂量测量结果（$n = 60$，$\bar{x} \pm s$）

	三头肌部（mm）	肩胛下部（mm）	髂部（mm）	上臂围（cm）	上臂肌围（cm）	体脂量（%）
前	$9.88 \pm 3.89^*$	$10.77 \pm 3.66^*$	$13.77 \pm 5.18^*$	$28.27 \pm 2.54^*$	$25.92 \pm 1.62^*$	$9.73 \pm 4.62^*$
中	7.42 ± 2.24	8.63 ± 2.38	10.97 ± 3.76	26.32 ± 1.70	23.73 ± 1.57	6.43 ± 2.78
后	$4.93 \pm 2.12^*$	$6.32 \pm 2.30^*$	$8.28 \pm 3.03^*$	$24.25 \pm 1.90^*$	$21.47 \pm 1.66^*$	$3.48 \pm 2.59^*$

与中比较：$* P < 0.01$。

第四节　急性重复缺氧脂代谢和相关细胞因子的变化

一、急性重复缺氧与脂代谢

对担负高原运输任务的 28 名驾驶员，在完成全年运输任务前、全年任务一半时（海拔 3 700 m）和全年运输任务结束后 1 个月（海拔 1 400 m），检测其血清胆固醇（Ch）、三酰甘油（TG）、高密度脂蛋白（HDL – C）、低密度脂蛋白（LDL – C）、载脂蛋白 A – 1 和载脂蛋白 B（ApoA – 1 和 ApoB）、免疫球蛋白（IgA、IgG、IgM）、补体（C_3、C_4）和 C 反应蛋白（CRP）的浓度。结果：高原运输中途较前和后 Ch、TG、ApoA – 1、IgG、IgM、C_3、C_4、CRP 增高（$P < 0.01$ 或 0.05），LDL – C 在运输中途较运输前降低（$P < 0.05$），见表 3 – 5、表 3 – 6。

表3-5　高原汽车兵完成任务前、中、后血脂及载脂蛋白的变化 ($\bar{x} \pm s$)

	n	Ch (mmol·L^{-1})	TG (mmol·L^{-1})	HDL-C (mmol·L^{-1})	LDL-C (mmol·L^{-1})	ApoA-1 (g·L^{-1})	ApoB (g·L^{-1})
前	28	4.03±1.05**	1.02±0.84*	1.68±0.26	2.97±0.79*	1.31±0.24*	1.03±0.23
中	28	5.89±0.93	1.48±0.55	1.54±0.27	2.58±0.62	1.15±0.20	1.12±0.16
后	28	3.85±1.25**	1.09±0.82*	1.57±0.23	2.85±0.69	1.29±0.27*	1.01±0.29

与中比较，*$P < 0.05$，**$P < 0.01$。

表3-6　高原汽车兵完成任务前、中、后体液免疫反应的变化 ($\bar{x} \pm s$)

	n	IgA (g·L^{-1})	IgG (g·L^{-1})	IgM (g·L^{-1})	C$_3$ (g·L^{-1})	C$_4$ (g·L^{-1})	CRP (mg·L^{-1})
前	28	1.15±0.58	13.13±1.85**	1.21±0.64*	1.21±0.31**	0.23±0.04**	5.25±3.01**
中	28	1.36±0.56	16.57±3.41	1.53±0.35	2.26±0.46	0.33±0.08	11.78±3.16
后	28	1.25±0.47	14.39±1.47**	1.34±0.33*	1.23±0.35**	0.27±0.06**	6.88±2.72**

与中比较，*$P < 0.05$，**$P < 0.01$。

低氧脂肪的变化是机体对能量的需要由糖类代谢转变为脂肪代谢而引起的，以保证机体适应时能量的需要为最终目的的整合调节过程。有时在适应过程中出现"应急"调节，在这种情况下，机体对能量的需要依靠机体的储备能量径路来供给，这会导致某些代谢特别是脂肪代谢障碍。我们研究表明，全年运输任务完成一半时较上高原前及完成任务后返回平原1个月 Ch、TG 均增高显著。机体急性缺氧应激，能量代谢增强，脂肪酸游离入血；糖酵解加强，α-磷酸甘油与游离脂肪酸形成 TG。尽管初入高原进食减少，葡萄糖储存受限，但机体为了维持或提高能量消耗水平，必须利用非糖能量来源，血中游离脂肪酸和 TG 水平增高，说明在高原体脂被动员。ApoA-1 和 ApoB 分别作为 HDL-C 和 LDL-C 主要蛋白质成分，其主要功能是维持体内恒定的血脂水平，全年运输任务完成一半时，LDL-C 降低，使血浆转运内源性 Ch 从肝到全身各组织比例降低，减弱了 LDL-C 对动脉内膜浸润和脂质在动脉内膜沉积。而 ApoA-1 降低是加速动脉粥样硬化的主要原因。返回平原1个月后，脱离了低氧环境，血脂及载脂蛋白也恢复到原来水平。

证明体液免疫状态的数据之一是血清 Ig 的浓度。高原低氧时体液免疫功能的增强是机体适应高原环境的一个有利的生理性保护机制，在高原适应过程中有协同作用，机体进入高原，由于受严重缺氧的影响，细胞发生变性，产生自身抗原，刺激淋巴系统，经 T 淋巴细胞作用，使 B 淋巴细胞转化为浆细胞，引起 IgG 合成增加，导致抗原-抗体复合物的形成，这种复合物沉积在血管的基底膜上，引起血管组织的损伤，并激活补体，使 C$_3$、C$_4$ 浓度增高。CRP 的检测常作为炎症、组织损伤程度的敏感指标，CRP 的升高，表明高原急性低氧、机体应激反应，产生急性期蛋白，并呈现多种生物效应。

当返回平原后1个月，重复低氧应激停止，缺氧状态改善，使机体免疫功能和脂质代谢相对得到恢复。高原汽车兵反复奔波于严重低氧、常氧、再严重低氧的环境中，由于工作的特殊性，他们上高原后在未完全习服的情况下，又返回平原。运输中途因高原低氧影响使机体产生吸收功能障碍，分解代谢加强，引起脂质代谢紊乱，脂质组成异常，并影响机体免疫功能，激活补体，造成免疫损伤。因此从理论上讲，高原汽车兵对蛋白质和脂肪的需要量就与平原人有所不同。

二、急性重复缺氧与 TNF – α、IL – 6

随机抽选某汽车部队 16 名驾驶员，在开运前 10 d（海拔 1 400 m）、完成 4 次高原（海拔 1 400 ~ 5 400 m）运输任务中途（海拔 3 700 m）及运输任务结束（完成 8 次高原运输任务）后 1 个月（海拔 1 400 m），分别检测血中 TNF – α 和 IL – 6（表 3 – 7）。

表 3 – 7　重复缺氧前后 TNF – α 和 IL – 6 的变化（$n = 16$, $\bar{x} \pm s$）

	前	中	后
TNF – α（$\mu g \cdot L^{-1}$）	1.03 ± 0.15[*]	31.89 ± 0.22	1.24 ± 0.13[*△△]
IL – 6（$\mu g \cdot L^{-1}$）	0.11 ± 0.06[*]	30.25 ± 0.04	0.17 ± 0.05[*△]

与中比较，[*] $P < 0.001$；与前比较，[△] $P < 0.01$，[△△] $P < 0.001$。

经过 4 次高原重复缺氧，TNF – α 和 IL – 6 的表达较运输前增强主要是参与机体的应激反应。有学者认为，严重应激反应后的代谢紊乱和组织分解代谢增强可与 TNF – α 等细胞因子的作用有关，TNF – α 的出现启动了 IL – 6 等细胞因子群的合成和分泌增多，扩大级联反应。缺氧对中枢神经细胞是一种损伤作用，机体通过 TNF – α、IL – 6 的增强，提高其对神经细胞的营养作用，从而提高机体的抗缺氧损害能力，因此 IL – 6 有维持神经元的生存和促进分化作用。

一定程度上的急性重复缺氧可以减轻随后强烈缺氧所致的细胞坏死，即细胞对缺氧产生适应现象。本研究发现，复氧后 TNF – α、IL – 6 的表达明显降低，但较运输前仍增高非常显著。缺氧对神经细胞的损害较严重，但是急性重复缺氧，可提高机体对缺氧的耐受性，机体产生了间歇性低氧反应，TNF – α、IL – 6 活性明显下降，应激反应过强对机体和细胞产生损伤作用，机体通过 TNF – α、IL – 6 水平的降低调节应激不至于过强，从而对缺氧细胞产生保护作用。因此，TNF – α、IL – 6 作为多功能细胞因子，通过其含量的变化参与了低氧应激和缺氧适应过程。

第五节　急性重复缺氧对脑功能的影响

选择执行高原运输任务的某部 50 名驾驶员及驻守海拔 3 700 m（16 名）和 5 380 m（24 名）1 年的青年士兵，采用韦氏成人智力量表和记忆量表进行现场测验，并设置平原对照组（22 名）。结果：经历急性重复缺氧的汽车兵较平原对照组和居住高原 1 年的两组青年语言智商（VIQ）、操作智商（PIQ）和总智商（FIQ）均无显著性差异（$P > 0.05$）；急性重复缺氧组的记忆功能较平原对照组降低（$P < 0.01$），与 3 700 m 居住 1 年的青年比较，1 ~ 100、再认、触摸分降低（$P < 0.01$），再生、理解、记忆商数

得分增高（$P < 0.01$ 或 0.05）；急性重复缺氧组与 5 380 m 居住 1 年组比较，1 ~ 100、再认、触摸分降低（$P < 0.01$），100 ~ 1、理解、背数、记忆商数得分增高（$P < 0.01$或 0.05），见表 3 – 8、表 3 – 9、表 3 – 10。

表 3 – 8　重复缺氧对智力测验对比（$\bar{x} \pm s$）

项目	上山前（平原）	中途（高原）	下山后（平原）	P	$P^{\blacktriangle}$	$P^{\ast}$
	$n = 50$	$n = 50$	$n = 50$			
VIQ	108. 4 ± 11. 0	103. 3 ± 10. 6	100. 3 ± 10. 8	< 0. 05	> 0. 05	< 0. 05
PIQ	96. 0 ± 10. 9	90. 6 ± 11. 1	90. 1 ± 12. 2	< 0. 05	> 0. 05	< 0. 05
FIQ	107. 8 ± 12. 7	100. 4 ± 13. 7	97. 0 ± 11. 2	< 0. 05	> 0. 05	< 0. 05

P 高原中途与上山前对比；$P^{\blacktriangle}$高原中途与下山后对比；$P^{\ast}$下山后与上山前对比。

表 3 – 9　重复缺氧对记忆功能的对比（$\bar{x} \pm s$）

项目	上山前（平原）	中途（高原）	下山后（平原）	P	$P^{\blacktriangle}$	$P^{\ast}$
	$n = 50$	$n = 50$	$n = 50$			
长时记忆						
经历	4. 96 ± 1. 097	4. 96 ± 0. 239	4. 93 ± 0. 274	> 0. 05	> 0. 05	> 0. 05
定向	5. 0 ± 0	5. 0 ± 0	5. 0 ± 0	> 0. 05	> 0. 05	> 0. 05
1 ~ 100	11. 04 ± 1. 427	9. 94 ± 2. 510	9. 910 ± 2. 762	< 0. 01	> 0. 05	< 0. 01
100 ~ 1	11. 76 ± 2. 607	10. 34 ± 1. 024	9. 810 ± 2. 231	< 0. 01	> 0. 05	< 0. 01
积累	9. 88 ± 3. 041	8. 0 ± 3. 823	7. 891 ± 3. 987	< 0. 01	> 0. 05	< 0. 01
短时记忆						
记图	12. 0 ± 1. 564	9. 46 ± 3. 132	9. 210 ± 3. 414	< 0. 01	> 0. 05	< 0. 01
再认	8. 76 ± 1. 623	7. 14 ± 2. 761	7. 042 ± 2. 971	< 0. 01	> 0. 05	< 0. 01
再生	9. 94 ± 1. 671	9. 32 ± 1. 994	9. 076 ± 2. 104	> 0. 05	> 0. 05	> 0. 05
联想	8. 28 ± 3. 636	7. 42 ± 3. 123	7. 145 ± 3. 360	< 0. 05	> 0. 05	> 0. 05
触摸	6. 20 ± 0. 404	5. 73 ± 0. 764	5. 144 ± 0. 976	< 0. 05	> 0. 05	< 0. 01
理解	10. 98 ± 2. 729	9. 92 ± 3. 24	9. 027 ± 3. 578	> 0. 05	> 0. 05	> 0. 05
瞬时记忆						
背数	11. 0 ± 3. 760	10. 26 ± 3. 44	10. 016 ± 3. 790	> 0. 05	> 0. 05	> 0. 05
MQ	105. 9 ± 14. 784	99. 12 ± 15. 45	98. 07 ± 16. 780	< 0. 05	> 0. 05	< 0. 05

P 高原中途与上山前对比；$P^{\blacktriangle}$高原中途与下山后对比；$P^{\ast}$下山后与上山前对比。

随机选择某高原汽车部队驾驶员 50 名，在上山前、途中、下山后进行记忆功能的测验，结果表明，途中与上山前比较 1 ~ 100、100 ~ 1、积累、短时记忆中的记图、再认、触摸和瞬时记忆中的 MQ（记忆商数）平均水平显著低于上山前水平（$P < 0.01$ 或

0.05）。下山后与途中比较无显著性差异（$P > 0.05$）。下山后与上山前比较1～100、100～1，积累、短时记忆中的记图、再认、触摸，瞬时记忆中的MQ的平均水平显著降低（$P < 0.01$ 或 0.05）。

多项心理测验表明，途中与上山前比较视觉反应速度（$TEST_1$）、交叉动作反应速度（$TEST_2$）、视听反应速度、交叉动作反应速度明显减慢，用时增加（$P < 0.01$ 或 0.05），视觉反应瞬态记忆（$TEST_4$）、视觉品质注意分配（$TEST_5$）中的分测验错误明显增多（$P < 0.01$ 或 0.05）。途中与下山后比较无显著性差异（$P > 0.05$）。下山后与上山前比较 $TEST_1$、$TEST_2$ 显著减慢（$P < 0.01$ 或 0.05）。$TEST_3$ 动作频率明显减慢（$P < 0.05$），$TEST_4$ 错误明显增加（$P < 0.01$），$TEST_5$ 分测验中总次数明显减少，错误明显增多（$P < 0.01$ 或 0.05）。说明急性重复高原低氧和不稳定的生活环境对智力、瞬态和短时记忆、数字顺序及操作功能均有影响。

高原汽车兵是特殊环境中的特殊职业群体，常年频繁出入高原各个不同海拔高度（3 000～5 380 m），机体诸脏器长期处于缺氧—常氧—再缺氧的反复动态中，机体代谢、内分泌、血液循环、动力学及心、脑、肺功能不能趋于稳定的内环境，脑力与体力的消耗，生活质量的稳定性极差，能量补充不足加重机体抗缺氧的耐受性。

表3-10　重复缺氧多项心理的测验结果对比（$\bar{x} \pm s$）

项目	上山前（平原）	中途（高原）	下山后（平原）	P	$P^\blacktriangle$	$P^※$
	$n = 50$	$n = 50$	$n = 50$			
$TEST_1$	0.227 ± 0.056	0.305 ± 0.144	0.332 ± 0.134	<0.01	>0.05	<0.01
$TEST_2$	7.042 ± 2.630	8.541 ± 3.302	8.341 ± 2.526	<0.05	>0.05	<0.05
$TEST_3$	47.720 ± 11.352	43.912 ± 10.762	43.906 ± 10.366	>0.05	>0.05	>0.05
$TEST_4$	7.840 ± 2.675	10.320 ± 3.124	11.414 ± 3.082	<0.01	>0.05	<0.01
$TEST_5$						
时间	150.94 ± 40.049	157.68 ± 29.912	157.790 ± 27.892	>0.05	>0.05	>0.05
总次数	31.80 ± 11.414	30.101 ± 16.077	25.958 ± 11.876	>0.05	>0.05	<0.05
错误	12.880 ± 10.648	18.88 ± 14.478	20.208 ± 11.980	<0.05	>0.05	<0.01

P 高原中途与上山前对比；$P^\blacktriangle$ 高原中途与下山后对比；$P^※$ 下山后与上山前对比。

对常年频繁出入海拔3 000～5 400 m高度的某边防部队50名汽车兵（重复缺氧组）及驻守海拔3 700 m（3 700 m组）和5 380 m（5 380 m组）1年的健康青年现场进行了智力与记忆功能的心理测验，旨在探讨急性重复缺氧与持续性缺氧对人脑智力与记忆功能的影响。结果，急性重复缺氧组的智力与平原组、高原甲组和乙组之间比较无显著性差异（$P > 0.05$）。急性重复缺氧组记忆测验结果与平原组比较，1～100积累、记图、再认、再生、联想、触摸得分降低非常显著（$P < 0.01$），与高原甲组比较，1～100、再认、触摸降低非常显著（$P < 0.01$），再生、理解、MQ得分显著增高（$P < 0.01$ 或 0.05），与高原乙组比较1～100、再认、触摸降低非常显著（$P < 0.01$）。100～1、理

解、背数、MQ 得分显著增高（$P < 0.01$ 或 0.05），见表 3 – 11。

表 3 – 11　常驻高原与重复缺氧组的智力比较（$\bar{x} \pm s$）

项目	平原组（$n = 22$）	海拔 3 700 m 组（$n = 16$）	海拔 5 380 m 组（$n = 24$）	重复缺氧组（$n = 50$）
VIQ	104.0 ± 6.6	100 ± 12.4	98.0 ± 10.1	100.37 ± 10.8
PIQ	95.2 ± 13.0	94.0 ± 17.7	88.4 ± 12.9	90.16 ± 12.3
FIQ	100.3 ± 8.1	98.7 ± 16.6	94.8 ± 10.3	97.06 ± 11.2

表 3 – 12　常驻高原与重复缺氧的记忆功能比较（$\bar{x} \pm s$）

项目	平原组（$n = 22$）	海拔 3 700 m 组（$n = 16$）	海拔 5 380 m 组（$n = 24$）	重复缺氧组（$n = 50$）	P	$^{※}P$	$^{△}P$
长时记忆							
经历	4.88 ± 0.33	4.79 ± 0.30	4.61 ± 0.66	4.83 ± 0.27	> 0.05	> 0.05	> 0.05
定向	4.94 ± 0.24	4.79 ± 0.30	4.95 ± 0.22	4.94 ± 0.31	> 0.05	> 0.05	> 0.05
1 ~ 100	11.94 ± 2.24	11.33 ± 1.32	11.81 ± 2.50	9.91 ± 2.76	< 0.05	> 0.05	< 0.01
100 ~ 1	10.29 ± 3.03	10.00 ± 3.90	7.60 ± 3.34	9.81 ± 2.23	> 0.05	< 0.01	< 0.01
积累	9.49 ± 3.09	9.66 ± 3.04	9.47 ± 3.99	7.89 ± 3.99	< 0.01	> 0.05	> 0.05
短时记忆							
记图	11.47 ± 2.15	9.88 ± 0.33	9.38 ± 1.80	9.21 ± 3.14	< 0.01	> 0.05	> 0.05
再认	10.52 ± 2.85	9.01 ± 1.51	9.85 ± 1.85	7.84 ± 2.97	< 0.01	< 0.01	< 0.01
再生	12.25 ± 1.14	6.70 ± 2.02	9.33 ± 1.82	9.07 ± 2.10	< 0.01	> 0.05	> 0.05
联想	10.4 ± 2.78	9.02 ± 4.80	8.42 ± 3.05	7.14 ± 3.36	< 0.01	> 0.05	> 0.05
触摸	9.69 ± 2.49	8.21 ± 2.27	8.16 ± 2.17	5.14 ± 0.97	< 0.01	< 0.01	< 0.01
理解	9.88 ± 0.99	7.53 ± 1.32	6.33 ± 1.52	9.02 ± 3.57	> 0.05	< 0.05	< 0.01
瞬时记忆							
背数	10.11 ± 2.90	10.01 ± 1.31	8.0 ± 2.89	10.01 ± 3.79	> 0.05	> 0.05	< 0.05
MQ	101.76 ± 13.02	84.75 ± 1.66	82.61 ± 1.52	98.07 ± 16.78	> 0.05	< 0.05	< 0.01

P 与平原组比较，$^{※}P$ 与甲组比较，$^{△}P$ 与乙组比较。

　　缺氧可造成脑神经细胞的严重损害，导致高原移居者行为、记忆、认知、个性、情感等方面发生异常表达，尤其是在脑体工效学方面表现尤为突出。有关动物实验研究结果表明，急性重复缺氧对脑细胞损伤程度低于持续性低氧的损害程度，其原因是急性重复缺氧使动物产生了间歇性低氧适应，一次急性缺氧时脑组织和血液中 GSHP 活性明显下降，在急性重复缺氧时被激活，脑组织抗氧化能力增强。本文急性重复缺氧组 1 年内重复进入海拔 3 000 ~ 5 400 m 不同高度地区 10 次以上，平均停留 2 ~ 3 d，而脑功能测验结果能保持在与海拔 3 700 m 高度持续居住 1 年的水平，可能与重复缺氧脑组织及血液中 GSHP 被激活，不同程度地抑制氧自由基的增加，减轻了脑组织细胞的损害有密切关系。

第六节　急性重复缺氧下个性心理特征和心理状态的变化

一、艾森克个性问卷调查

选择某高原汽车部队 54 名驾驶员采用艾森克个性问卷（EPQ），在开运前、高原运输中途和全年运输任务结束后做 3 次调查。结果显示，开运前 E 量表分高于运输中途（$P < 0.05$），运输结束后 P 分低于运输前（$P < 0.05$）；高原运输中途较运输前和运输结束后个性内向和倾向内向者增多（$P < 0.01$）；运输结束后较运输前个性居中者增多，个性外向和倾向外向者减少（$P < 0.05$），情绪稳定和倾向稳定者增多（$P < 0.05$），见表 3 - 13、表 3 - 14、表 3 - 15。

表 3 - 13　高原重复缺氧前、中、后 EPQ 量表分比较（$\bar{x} \pm s$）

	n	E	P	N	L
前	54	11. 65 ± 3. 60 ▲	6. 35 ± 3. 29	14. 52 ± 3. 81	11. 83 ± 3. 46
中	34	9. 82 ± 3. 43	5. 74 ± 2. 99	13. 82 ± 4. 73	13. 03 ± 3. 83
后	48	10. 83 ± 3. 27	5. 00 ± 2. 87 ▲	13. 13 ± 4. 08	11. 96 ± 3. 99

缺氧前与中比较，中与后比较，后与前比较，▲$P < 0.05$。

表 3 - 14　高原重复缺氧前、中、后个性内外向比较

	n	内向和倾向内向		居中		外向和倾向外向	
		n	%	n	%	n	%
前	54	2	3. 7 ▲▲	28	51. 85	24	44. 44
中	34	8	23. 53 ▲▲	17	50. 00	9	26. 47
后	48	2	4. 17	34	70. 83 ▲	12	25. 00 ▲▲

缺氧前与中比较，中与后比较，后与前比较，▲$P < 0.05$，▲▲$P < 0.01$。

表 3 - 15　高原运输前、运输中途和运输结束情绪稳定性比较

	n	稳定和倾向稳定		居中		不稳定和倾向不稳定	
		n	%	n	%	n	%
前	54	21	38. 89	4	7. 41	29	53. 70
中	34	16	47. 06	3	8. 82	15	44. 12
后	48	29	60. 42 ▲	2	4. 17	17	35. 24

重复缺氧前与中比较，中与后比较，后与前比较，▲$P < 0.05$。

我们的测验结果提示，高原运输中途 E 量表分显著低于运输前（$P < 0.05$），个性内向和倾向内向者较运输前和运输结束后增多非常显著（$P < 0.01$）；高原运输结束后 P 分降低，情绪趋于稳定和倾向稳定（$P > 0.05$）。E 量表分低表示内倾个性。主要表现为沉静、孤僻、悲观、沉默寡言，对人冷淡，行事谨慎等。在高原缺氧环境下，脑代谢最显著的改变为脑组织利用葡萄糖增多，葡萄糖的需氧氧化过程变成无氧的糖原分解，于是葡萄糖转化成乳酸的比例增多，在脑静脉血中出现过量的乳酸盐。同时，磷酸肌酸水平下降。中枢神经系统特别是大脑皮质高级神经活动处于抑制状态。随着海拔升高，上述改变越趋明显。行车期间，繁重的体力活动可增加氧的消耗，缺氧又促使机体疲劳，两者互为因果。高原气温和绝对湿度低、风速大、日光辐射强烈、能量不足和维生素缺乏等均可对机体造成不良影响。海拔 2 500 ~ 4 000 m 高度，抑郁较为常见；4 000 ~ 5 000 m 高度，上述表现加重，推理缓慢，记忆力减退，注意力不集中，工作能力下降。高原低氧环境与驾驶室内低浓度一氧化碳联合作用可使汽车驾驶员的驾驶能力下降，影响行车安全。上述多种作用是引起运输中途问卷中 E 量表分降低和个性内倾的主要原因。

高原运输结束后 P 分显著低于开运前，这是思想趋于成熟、个性更加坚定的表现。由于全年高原运输任务已经完成，可以告一段落，思想中绷紧的弦可以放松一下，所以问卷中表现出情绪较前稳定和倾向稳定。高原汽车兵除接受军事群体内部和外部的多种心理社会因素的紧张刺激外，还要承受在高原异常艰苦的环境中驾车行驶，安全完成任务的心理压力，过度的应激反应可导致心理生理疾患。进行高原汽车部队人体工效学的研究，即人 – 汽车 – 环境相互关系的研究，根据人的生理、心理特征，阐明对机器、技术、作业环境和劳动作息制度的要求，其目的是如何达到安全、健康、舒适和工作效率的最优化。

二、症状自评量表调查

用症状自评量表（SCL – 90）对某高原汽车部队 54 名驾驶员做 3 次追踪调查。高原运输中途躯体化较运输任务结束后显著增加（$P < 0.05$），人际关系敏感较运输前和任务结束后均减少（$P < 0.05$）。被调查者阳性症状均分或 1 项以上因子分 ≥3 分者，72.6% 的人员完成任务和技术发挥不如平原。结论：急性重复高原缺氧引起的心理状态变化对完成高原运输任务有影响（表 3 – 16、表 3 – 17）。

表 3 – 16　高原重复缺氧前后 SCL – 90 的比较（$\bar{x} \pm s$）

	前（$n = 54$）	中（$n = 54$）	后（$n = 54$）
总分	190.48 ± 38.26	190.09 ± 63.98	186.02 ± 51.73
总平均分	2.13 ± 0.46	2.11 ± 0.71	2.09 ± 0.51
阳性项目数	53.41 ± 13.83	49.04 ± 22.19	51.52 ± 17.63
阴性项目数	36.59 ± 13.83	40.96 ± 22.11	38.48 ± 17.61
阳性症状均分	2.78 ± 0.49	2.87 ± 0·79	2.89 ± 0.60

表 3 -17　高原重复缺氧前后 SCL -90 各因子分的比较（$\bar{x}\pm s$）

	前（$n=54$）	中（$n=54$）	后（$n=54$）
躯体化	2.42 ±0.74	2.65 ±0.99[※]	2.30 ±0.83
强迫症状	2.21 ±0.05	2.24 ±0.70	2.24 ±0.56
人际关系敏感	2.31 ±0.57[※]	2.03 ±0.79[※]	2.31 ±0.66

前与中比较，中与后比较，[※]$P<0.05$。

　　汽车部队连续完成 3 次高原运输任务后，在海拔 3 700 m 处短暂休整期间，躯体化因子分明显高于执行任务前和全年运输任务结束后。新藏公路 1/2 的路程在海拔 4 500 m 以上，部队除了平原时的各种心理应激外，在严重低氧环境下长期驾驶车辆，机体各个系统均可产生生理和病理改变，出现躯体化的一系列不适症状。除了高原缺氧引起机体的应激反应外，每日行车十几小时的疲劳、生活艰苦和住宿条件的异常简陋（有时露宿在野外）也是不可忽视的外部因素。部队行车数百公里，荒无人烟，道路崎岖艰险，加上高原疾病的威胁，容易产生对环境的恐惧心理。在异常艰苦的特殊环境下执行任务，尤其是驾车行驶，注意力高度集中，使主要精力集中在艰难的客观环境上，从而使一些人为的矛盾化解或处于次要心理地位，增加了凝聚力。

　　我们研究发现，无论总分和因子分均高于同一地区某高原适应性训练部队 3 次追踪调查结果，可能与汽车部队成分老，服役 5 年以上的士官占 1/3 有很大关系。根据随访调查，被调查者阳性症状均分或 1 项以上因子分≥3 分者，72.6% 完成任务和技术发挥情况不满意，说明心理状态对高原汽车兵执行运输任务有影响。

　　特殊群体和特殊环境下从事工作的人群的医学心理学调查与研究近几年已得到各界同人的重视，但如何采取心理适应性训练以及对心理障碍者进行心理治疗和心理咨询，基层部队往往忽视了这方面的工作。我们认为卫生部门应重视这方面的工作，除了人生观和苦乐观的教育外，应在部队中进行有关高原军事地理、气象学以及高原疾病防治的宣传教育，使官兵对高原有一个正确的认识。改善生活和居住条件，增加官兵团结和医患之间的相互信任与理解也非常重要。

参考文献

[1] 张西洲，何富文，陈占诗，等. 急性重复高原缺氧对机体氧自由基代谢的影响. 西藏医药杂志，2000，21（1）：1 -2.

[2] 何富文，张西洲，崔建华，等. 高原汽车兵体内 Hb 和 SOD 含量的变化. 高原医学杂志，1999，9（4）：20 -21.

[3] 王伟，吴桂龙，张西洲，等. 急性重复缺氧对高原汽车兵血流动力学的影响. 高原医学杂志，2000，10（3）：8 -10.

[4] 王伟，张西洲，吴桂龙，等. 高原汽车兵部分测量指标变化的观察. 西南国防医

药，2000，10（5）：304 – 306.

［5］崔建华，张西洲，田小宁，等. 高原汽车兵脂质代谢和体液免疫反应的变化. 高原医学杂志，2000，10（2）：24 – 26.

［6］崔建华，张西洲，王伟，等. 急性重复缺氧 TNF – α 和 IL – 6 的变化. 高原医学杂志，2000，10（4）：8 – 10.

［7］马勇，张西洲，哈振德，等. 急性重复缺氧对人脑功能的影响. 西藏医药杂志，1999，20（4）：3 – 4.

［8］马勇，张西洲，王伟，等. 高原汽车兵智力、记忆与心理测验分析. 中国心理卫生杂志，1999，13（1）：48 – 49.

［9］马勇，张西洲，王伟，等. 高原汽车兵记忆功能与多项心理测验结果分析. 西北国防医学杂志，1998，19（4）：281 – 282.

［10］张西洲，陈占诗，马勇，等. 高原汽车部队执行运输任务期间个性心理特征的变化. 西藏医药杂志，2000，21（3）：1 – 2.

［11］张西洲，陈占诗，何富文，等. 某高原汽车部队执行运输任务期间心理状态追踪调查. 西藏医药杂志，1999，20（3）：5 – 6.

第四章　急性高原病防治研究

第一节　急性高原病概况

急性高原病（acute high altitude disease，AHAD）一般指由平原进入高原或由高原进入更高海拔地区时，人体在数小时至数天内对低气压低氧不适应，引起代偿功能失调后，所表现出的一类高原疾病。目前关于急性高原病的命名和分型，国内外基本趋于统一。根据临床症状和病情，国际上将急性高原病分为轻型、中型和重型。我国按不同表现可将其分为急性轻型高原病（acute mild altitude disease，AMAD）、高原肺水肿（high altitude pulmonary，HAPE）和高原脑水肿（high altitude cerebral edema，HACE）。

急性轻型高原病也称为急性高原反应（acute high altitude disease）是指机体由平原进入高原或久居高原进入更高的海拔地区，在数小时或 1～3 d 发病；出现头痛、头晕、心悸、胸闷、气短、乏力、食欲缺乏、睡眠障碍，重者出现恶心、呕吐、发绀、尿少等症状，一般无特殊重要体征，常见有心率加快、呼吸深快、血压轻度异常、颜面或（和）四肢水肿，经过在高原短期适应，或经过对症治疗，症状及体征显著减轻或消失。

当机体快速进入高原后，立即出现心慌、气促等症状，这是机体对缺氧刺激的生理反应，应同我们所指的急性轻型高原病症候群相区别。急性轻型高原病通常发生于进入高原 6 h 以后，12～96 h 其发病率达到高峰，其发生是由于缺氧时机体的液体潴留及体液重新分配的结果。

一、急性轻型高原病

急性轻型高原病也叫急性高原反应。当平原人进入高原后，由于对环境的习服适应机制尚未建立而发生的一系列急性低氧应激反应。海拔 4 000 m 以上地区急性高原反应的发生率为 60%～90%。高原低氧、低气压是本病发生的根本原因，但诸多诱发因素不能忽视，常见的有寒冷、感冒、睡眠不足、晕车、精神紧张、劳累等。急速进入高原者发病率高，症状较重，缓慢进入高原者反应较轻。

1. 症状与体征

常见症状有头痛、头晕、心悸、胸闷、气短、乏力、食欲缺乏、睡眠障碍，重者出现恶心、呕吐、发绀、尿少等症状。

体征常表现为心率加快、呼吸深快、血压轻度异常、颜面或（和）四肢水肿、口唇发绀等。经过在高原短期习服，或经过对症治疗，症状及体征显著减轻或消失。这种反应出现很快，初上高原者 1 ~ 3 d 内甚至数小时后就可发病，多数人能够耐受，一般 5 ~ 10 d 逐渐缓解。

2. 诊断

临床表现轻重不一，常见症状有头昏、头痛、兴奋不安或表情淡漠、失眠或嗜睡、精神不易集中、判断力和记忆力下降、耳鸣、眩晕、无力、手足麻木、恶心、呕吐、食欲减退、心慌、气短、尿少、颜面与手足等周边水肿、口唇和指（趾）甲床发绀等。在上述症状中，头痛和呕吐是最主要和最常见的两大症状。根据症状程度将急性高原反应分为基本无反应（±）、轻度（＋）、中度（＋＋）和重度（＋＋＋）反应 4 级。

3. 治疗原则

（1）休息：轻度一般不需要治疗，休息 3 ~ 5 d 即可自愈。中度和重度避免活动过多。

（2）饮食：进食不宜过饱。

（3）吸氧：一般采用间断吸氧，氧流量 2 ~ 3 L·min^{-1}。

（4）对症治疗：

1）头痛、头昏，可服去痛片、氨非苯，每次 1 ~ 2 片，每日 2 ~ 3 次。也可服阿司匹林或复方阿司匹林，但该药可诱发消化道出血，特别是用量较大和用药时间较长时更应该注意。

2）恶心呕吐，可服甲氧氯普胺 5 ~ 10 mg，每日 2 次，或肌肉注射 10 mg；也可用氯丙嗪 25 mg，每日 1 ~ 2 次，亦可作预防用。

4. 预防

预防应采取综合措施：保持良好的心态；防寒保暖，进入高原前避免上呼吸道感染；进入高原初期避免剧烈运动和重体力劳动，保证充足的睡眠；可服用乙酰唑胺、地塞米松、人参、刺五加、复方党参、异叶青兰及红景天等药物。

二、高原肺水肿

高原肺水肿是指初入或再次进入高原者中，少数人因低氧加之某种诱发因素，引起肺动脉压突然升高、肺血容量增加、肺循环障碍、微循环内液体漏出至肺间质和肺泡而引起的一种高原特发病。患病率一般为 0.5% ~ 1.0%，多在入高原初期发病，以 1 周内发病者为多，3 d 内发病率最高。发病时间最短者为入高原后数小时，亦可见于久居高原者或高原世居者进行超负荷体力活动，或在低海拔地区居住一段时期后重返高原者。高原肺水肿的促发因素多认为与寒冷、劳累、饥饿、呼吸道感染、酗酒等有关，精神紧张、情绪激动也可诱发本病。因此，进入高原初期预防工作非常重要。

1. 症状与体征

早期症状为疲乏、头痛、头昏、胸闷、心悸、气促、全身不适、畏寒，咳嗽频繁，咳出白色或黄色泡沫痰，病情严重时咳出大量粉红色或血性泡沫痰。颜面、口唇、甲床明显发绀，重症患者面色灰暗。肺部有中小水泡音。伴有感染者可发热。

2. 诊断

（1）近期抵达高原（一般指在海拔 3 000 m 以上），出现静息时呼吸困难、胸闷压塞感、咳嗽、咳白色或粉红色泡沫状痰，患者感全身乏力或活动能力减低。

（2）一侧或双侧肺野出现湿性啰音或喘鸣，中央性发绀，呼吸过速，心动过速。

（3）胸部 X 线片可见以肺门为中心向单侧或两侧肺野呈点片状或云絮状浸润阴影，常呈弥漫性、不规则性分布，亦可融合成大片状阴影。心影多正常，但亦可见肺动脉高压及右心增大征象。

（4）经临床及心电图等检查排除心肌梗死、心力衰竭等其他心肺疾患，并排除肺炎。

（5）经卧床休息、吸氧等治疗或低转，症状迅速好转，X 线征象可于短期内消失。

3. 治疗原则

救治高原肺水肿的首要措施是卧床休息和吸氧。吸氧 $4 \sim 6$ L·min^{-1}，湿化瓶内滴入数十滴 95% 的酒精用于消除呼吸道内泡沫痰张力。病情缓解后改为 $2 \sim 3$ L·min^{-1} 低流量持续吸氧。高流量吸氧（$6 \sim 10$ L·min^{-1}）不宜超过 24 h，以免发生氧中毒。含服硝苯地平 10 mg，每日 3 次，首次加倍。静脉滴注氨茶碱 0.25 g、呋塞米（速尿）$20 \sim 40$ mg，每 8 h 1 次，以降低肺动脉压，舒张支气管，促使水肿液从尿中排出。同时静脉注射地塞米松 $10 \sim 20$ mg，每日 1 次，以提高机体的应激能力，改善内皮细胞功能。有心衰者给予强心治疗。合并呼吸道感染者给抗生素治疗。

4. 预防

进入高原之前，必须做严格的健康检查，患有严重的器质性心血管病或肺部发病者不宜进入高原；加强低氧耐受性训练，避免急速进入高原地区；配备足够的防寒衣物，避免上呼吸道感染；患过高原肺水肿的人容易再次发病。

三、高原脑水肿

高原脑水肿是人体急速进入高原或从高原迅速进入更高海拔地区时以及久居高原者在某些因素的诱发下导致机体对高原低压性缺氧不适应，由于脑缺氧而引起的严重脑功能障碍，出现严重的神经精神症状甚至昏迷或（和）共济失调的一种高原特发病，属急性高原病中最严重型之一。本病危害重，发展快，如不及时救治或处理不当，可危及患者生命或留下后遗症。其发病率为 0.5% ~ 2%。高原缺氧是发生高原脑水肿的根本原因，上呼吸道及肺部感染、过度劳累等使机体氧耗量增加，加重缺氧，也是诱发和加重高原脑水肿的因素。

1. 症状与体征

除有剧烈头痛、恶心呕吐，部分患者表现为欣快多语、烦躁不安、大喊大叫、哭笑无常或呼之不应、躁动、谵妄、大小便失禁，甚至发生昏迷。体征可表现为发绀、呼吸加快、视觉模糊，颈有抵抗或强直，步态不稳、抓空，瞳孔可散大，对光反射迟钝等。

2. 诊断

（1）近期抵高原后，一般在海拔 3 000 m 以上发病。

（2）症状体征表现明显，也可直接发生昏迷。可出现肢体功能障碍、脑膜刺激征及（或）锥体束征阳性。

（3）眼底检查：可出现视神经盘水肿及（或）视网膜出血、渗出。

（4）脑脊液：脑脊液压力增高，细胞数及蛋白质含量无变化。

（5）排除急性脑血管病、急性药物或一氧化碳中毒、癫痫、脑膜炎、脑炎等。

（6）经吸氧、脱水剂、皮质激素等治疗及转入低海拔地区症状缓解。

3. 治疗

治疗原则：卧床休息、吸氧、脱水、保护脑功能。

（1）一般治疗措施：患者必须绝对卧床休息，降低氧耗。

（2）氧气疗法：一般采用低浓度、低流量鼻管持续给氧，氧流量 $2 \sim 4 \text{ L} \cdot \text{min}^{-1}$。长期高浓度、高流量持续给氧会抑制呼吸中枢，加重病情。

高压氧对急性脑缺氧、颅内压升高引起的脑水肿有显著疗效。目前认为高压氧与脱水剂、低温疗法合用，是治疗高原脑水肿的有效措施。

（3）药物治疗：20% 甘露醇 125 ~ 250 mL 快速静脉滴注，每 8 h 1 次。间隔期可静脉注射 50% 葡萄糖液 40 ~ 60 mL，加强脱水效果并补充能量。可静脉注射速尿 20 ~ 80 mg，增强脱水利尿效果。每日静脉注射地塞米松 10 ~ 20 mg，以减轻毛细血管和细胞膜的通透性及炎症反应。有感染倾向者及时采取抗感染措施，减少并发症的发生。恢复期可静脉滴注乙胺硫脲或纳洛酮促使患者清醒。

4. 预防

加强卫生宣传教育，加深对高原病的认识，消除紧张、恐惧的心理。进入高原后，不宜进行中等强度以上的体力劳动及剧烈运动，以免增加机体的耗氧量。寒冷会促使急性高原病的发生，因此防寒保暖非常重要。对初入高原者，特别是大批人员同时进入高原者，医务人员应加强巡视，尤其要重视早晨及夜间的巡视，发现情况，及时报告，切实做到早发现、早诊治。

第二节　急性高原病药物预防措施研究

一、高原西氏胶囊防治急性高原病的研究

高原西氏胶囊由解放军第十八医院自主研制，是由硝苯地平、地塞米松、氨茶碱、西洋参等十余种药物组成的防治急性高原病的协定处方药，对于低氧应激反应、体内水转运代谢和缺氧反应的临床症状有显著的调节与缓解作用。为验证其确切疗效，我们观察了高原西氏胶囊对急性低氧状态下急性肺损伤的防治作用和高原现场预防急性高原病效果。

（一）高原西氏胶囊对急性肺损伤的治疗作用及其机制

急性低氧可造成机体许多脏器的功能障碍，严重者可致器官衰竭乃至死亡。其中急

性低氧对呼吸系统的影响尤其严重，导致急性肺损伤和肺水肿，甚至发展成急性呼吸窘迫综合征（acute respiratory distress syndrome，ARDS）。在低压舱采用动物实验观察高原西氏胶囊对急性低氧状态下急性肺损伤的防治作用，探讨急性低氧条件下急性肺损伤（acute lung injury，ALI）的病理生理特征及其机制。

雄性 Wistar 大鼠 82 只，体重 250 ± 30 g，分为 3 组：对照组 10 只，油酸组 40 只，高原西氏胶囊组 32 只。每次 3 ~ 4 只大鼠放入小动物低压仓内，匀速减压至模拟海拔 6 000 m 高度气压（PB 47.3 kPa），维持 12 h。从低压仓取出大鼠，用 3% 戊巴比妥钠溶液腹腔注射麻醉，剂量 0.3 mL/100 g，然后行气管切开、颈总动脉和颈外静脉插管。术毕给大鼠吸入 9.78% O_2 混合气体，使其低氧状态与减压仓内相同。30 min 后开始实验，取血样后，油酸组立即从上腔静脉注入油酸，剂量为 10 μL/100 g 体重，15 min 注完。对照组注入同等剂量的生理盐水，高原西氏胶囊组按 0.1 g/100 g 体重于注油酸（用量、用法同油酸组）前 30 min 喂入，观察时间为第 1、2、3、4 小时，每一时相点处死动物，留标本备测。观察呼吸频率、肺组织湿/干比值、动脉血氧分压（PaO_2）及肺组织病理学等指标。

1. 呼吸频率变化

呼吸频率由上腔静脉注入油酸后，立即出现呼吸加快，从注油酸前 90.05 ± 6.24 次·min^{-1} 上升到 129.67 ± 6.56 次·min^{-1}，呼吸窘迫，口唇发绀，与注油酸前比较，有显著性差异（$P < 0.01$）。

2. 肺湿/干比值变化

3 组大鼠不同时相点肺水含量（湿/干比值）油酸组、高原西氏胶囊组与对照组比，增加明显，并随时间的延长而加重（$P < 0.01$ 或 0.05），但高原西氏胶囊组比油酸组显著下降，两组比较有显著性差异（$P < 0.05$）。说明高原西氏胶囊可减轻急性低氧油酸肺损伤的肺水肿（表 4 - 1）。

表 4 - 1 3 组大鼠肺湿/干比值变化比较（$\bar{x} \pm s$）

组别	n	第 1 小时	第 2 小时	第 3 小时	第 4 小时
油酸组	40	2.89 ± 0.21	2.93 ± 0.24	4.16 ± 0.23[※]	5.48 ± 0.30[※※]
高原西氏胶囊组	32	2.60 ± 0.18[▽]	3.56 ± 0.26[▽]	3.89 ± 0.25[※▽]	4.20 ± 0.33[※▽]
对照组	10	2.33 ± 0.21	2.40 ± 0.18	2.38 ± 0.22	2.42 ± 0.16

与对照组比较，[※]$P < 0.05$，[※※]$P < 0.01$；与油酸组比较，[▽]$P < 0.05$。

3. 动脉血氧分压（PaO_2）变化

油酸组伤后各时相点 PaO_2 与伤前比均有显著降低（$P < 0.05$），第 3 小时达最低值，此后稍有回升，但始终未恢复到对照水平。对照组和高原西氏胶囊组相比 PaO_2 与伤前比均无显著性差异，但高原西氏胶囊组 PaO_2 显著高于油酸组（$P < 0.05$），说明高原西氏胶囊可显著改善急性低氧油酸肺损伤的 PaO_2。各组 $PaCO_2$ 均在正常范围，伤前

和伤后以及组间比较均无显著性差异（$P>0.05$）（表 4-2）。

表 4-2 3 组大鼠动脉 PaO_2 变化比较（kPa，$\bar{x}\pm s$）

组别	n	伤前	第 1 小时	第 2 小时	第 3 小时	第 4 小时
油酸组	40	6.56 ± 1.15	$5.49\pm0.55^{※}$	$5.42\pm0.50^{※}$	$5.38\pm0.67^{※}$	$5.66\pm0.51^{※}$
高原西氏胶囊组	32	6.27 ± 0.79	$6.03\pm0.28^{▽}$	$6.37\pm0.82^{▽}$	$6.40\pm0.55^{▽}$	$6.38\pm0.46^{▽}$
对照组	10	6.56 ± 0.94	$6.63\pm0.86^{▽}$	$6.59\pm0.24^{▽}$	$6.71\pm0.76^{▽}$	$6.63\pm0.18^{▽}$

与本组伤前比较，$^{※}P<0.05$；与油酸组比较，$^{▽}P<0.05$。

4. 病理结果

肺大体充血、水肿，肺表面见较多渗出，散在较多暗红色斑片，伴有多量点片出血。肺剖面见较多粉红色泡沫状液体，镜检表明，注入油酸后 1~4 h 肺泡腔含有大量水肿液，肺泡隔增宽，血管周围水肿套形成，中性白细胞浸润。高原西氏胶囊组病理变化较油酸组轻。

本实验改进了通常的复制急性肺损伤模型的方法，从插管的上腔静脉直接注入油酸，剂量准确，反应迅速，又防止了油酸注射中的外漏，使模型复制成功率达 100%。从血气分析、病理改变、肺水含量等结果表明，急性低氧油酸肺损伤模型病情严重，病理改变明显，肺水含量增加，更接近于临床急性肺损伤的改变。尽管用油酸复制急性肺损伤模型并非十分理想，但油酸所致的肺部病理生理改变及其损伤后的急性反应过程与临床急性肺损伤颇为相似。因高原急性肺损伤特点之一是由于低氧所致的肺损伤，呈现为高压力和高通透性非心源性肺水肿。这正是我们采用油酸急性肺损伤模型的目的所在。采用高原西氏胶囊对急性低氧油酸肺损伤进行治疗，均可显著改善油酸所致的低氧血症，减轻血管外肺水含量和肺水肿。从病理结果看，高原西氏胶囊可使肺水肿减轻，炎细胞浸润减少，提示高原西氏胶囊对急性低氧油酸肺损伤有较好的治疗作用。这可能与高原西氏胶囊中硝苯地平降低肺动脉压、地塞米松降低肺毛细血管通透性有关；高原西氏胶囊中所含西洋参具有抗休克作用，可稳定与保护细胞膜及其亚微结构，提高实验动物的应激性，增强动物对缺氧的耐受性，这也可能是高原西氏胶囊对急性低氧肺损伤有较好疗效的机制之一。

（二）高原西氏胶囊防治急性高原病的疗效观察

对由平原乘汽车进驻海拔 5 380 m 的某高原边防部队男性青年，随机被分成 4 组：高原西氏胶囊组 14 人，异叶青兰组 14 人，三普红景天组 12 人和对照组 12 人。进驻哨所当日服药，每次 2 粒，每日 3 次，连服 7 d。以军用卫生标准 GJB 1098—1991《急性高原反应的诊断和处理原则》随访记录受试对象第 1、3、5、7 天高原反应症状，然后进行分度与评分。分值高者，高原反应症状重，结果见表 4-3、表 4-4、表 4-5。

表4-3　进驻海拔5 380 m第1~7天4组青年急性高原反应分值比较（$\bar{x}\pm s$）

	n	第1天	第3天	第5天	第7天
高原西氏胶囊组	14	4.43±1.65[***]	3.00±1.66[***]	2.14±0.66[***]	1.14±0.36
异叶青兰组	14	6.86±3.39[△]	5.25±3.67[△]	3.00±2.22	1.71±0.73[*△▲]
三普红景天组	12	6.67±2.23[*△△]	7.00±5.95[△]	5.33±4.66[△△]	1.17±0.39
对照组	12	9.00±2.89	7.33±3.98	3.67±1.87	1.17±0.39

表4-4　进驻海拔5 380 m第1~7天4组青年心率比较（次·min^{-1}，$\bar{x}\pm s$）

	n	第1天	第3天	第5天	第7天
高原西氏胶囊组	14	92.86±10.86	95.00±9.17	94.00±5.23	96.29±13.95
异叶青兰组	14	89.86±15.84	91.57±17.43	98.86±13.89	89.71±19.20
三普红景天组	12	98.50±19.89	89.83±23.62	96.67±15.28	91.83±8.45
对照组	12	100.83±21.17	100.00±12.89	92.67±11.45	97.50±13.59

表4-5　进驻海拔5 380 m第1~7天4组青年SaO_2比较（%，$\bar{x}\pm s$）

	n	第1天	第3天	第5天	第7天
高原西氏胶囊组	14	82.71±5.70	81.43±3.37[***]	83.29±7.27[*]	82.43±2.25[*]
异叶青兰组	14	82.86±3.44	76.29±5.59[△△]	79.57±9.18	81.86±5.10
三普红景天组	12	79.67±7.20	73.00±10.14[△△]	83.00±6.46[*]	82.00±6.49
对照组	12	80.67±6.60	72.67±5.48	75.83±8.32	78.67±5.10

与对照组比较，[*]$P<0.05$，[***]$P<0.01$；与高原西氏胶囊组比较，[△]$P<0.05$，[△△]$P<0.01$；与三普红景天组比较，[▲]$P<0.05$。

国内学者研究表明，三普红景天具有抗缺氧、抗疲劳、延缓衰老等作用，在防治高原红细胞增多症方面具有显著疗效。异叶青兰可使缺氧机体出现的病理生理变化向正常方向发展。此两种均属中草药制剂，可能对慢性缺氧引起机体的病理生理变化有改善，但需长期和提前（提前1周）服药。本实验对象是从平原常氧环境快速进入海拔5 380 m严重低氧环境，且从进驻当日开始服药。高原西氏胶囊多为化学成分，服用后溶解、吸收、发挥作用均较迅速，所以防治急性高原病的效果较上述两种中药制剂显著。本实验中3种服药组均未发生明显毒副作用。

二、6种药物预防急性高原病的评价研究

本部分主要介绍复方红景天、复方党参、异叶青兰干浸膏、银杏叶片、乙酰唑胺和酪氨酸等6种预防急性高原反应药物的对比观察。对进入海拔5 200 m的118名青年，于进入高原前4 d开始分组服药，到达目的地第3天停药，共服药12 d。以军用卫生标准GJB 1098—1991《急性高原反应的诊断和处理原则》随访记录受试者进入海拔

5 200 m 1～7 d 的急性高原反应症状，如头昏、头痛、恶心、呕吐、心慌、气短、眼花、失眠、嗜睡、食欲减退、腹胀、腹泻、便秘、口唇发绀、手足发麻等，然后根据症状分度评分，分值高者高原反应症状重（表 4–6）。

表 4–6 6 种药物对部队进入海拔 5 200 m 第 1～7 天急性高原反应症状评分的影响（$\bar{x} \pm s$）

	复方红景天组	银杏叶片组	酪氨酸组	复方党参组	乙酰唑胺组	异叶青兰组
第 1 天	3.20 ± 0.89	3.50 ± 2.65[d]	7.40 ± 3.68[b]	4.10 ± 1.17[bd]	3.90 ± 1.17[ad]	4.67 ± 2.22[bd]
第 2 天	4.50 ± 1.85[c]	4.20 ± 2.14[c]	7.78 ± 5.65	4.50 ± 1.05[c]	4.40 ± 3.19[c]	5.63 ± 3.65
第 3 天	5.10 ± 3.99[c]	4.00 ± 2.25[df]	8.56 ± 5.70	6.80 ± 3.14[d]	4.30 ± 2.90[de]	5.29 ± 3.22
第 4 天	5.40 ± 3.68	3.70 ± 1.53[c]	7.00 ± 6.97	3.70 ± 1.78[c]	4.20 ± 3.27	5.14 ± 3.78
第 5 天	4.10 ± 2.61[c]	3.10 ± 1.33[de]	7.40 ± 6.28	4.70 ± 2.68	4.40 ± 4.59	4.43 ± 4.03
第 7 天	2.30 ± 0.92	1.70 ± 0.66[ace]	2.33 ± 1.19	2.80 ± 2.24	2.90 ± 3.60	4.86 ± 5.07[acg]

[a] $P < 0.05$，[b] $P < 0.01$ 与复方红景天组；[c] $P < 0.05$，[d] $P < 0.01$ 与酪氨酸组；[e] $P < 0.05$，[f] $P < 0.01$ 与复方党参组；[g] $P < 0.01$ 与银杏叶片组。

从急性高原反应症状评分的总体情况分析，银杏叶片效果最好，乙酰唑胺和复方红景天次之，复方党参较异叶青兰要好，酪氨酸效果最差。所有受试者未发生高原肺水肿和高原昏迷。

三、沙美特罗替卡松粉吸入剂预防高原病的研究

（一）50 μg 沙美特罗替卡松粉吸入剂预防急性高原反应的效果观察

对进驻海拔 5 200 m 的部队，途经 3 700 m 休整期间，选择 55 名青年，随机分为沙美特罗替卡松粉吸入组（简称沙美特罗组，31 人）和安慰剂组（24 人）。两组青年同时乘汽车自海拔 1 400 m 历时 4 d 到达海拔 5 200 m 某边防哨卡。进入哨卡第 2 天，沙美特罗组以 Glaxo Welcome Operations 生产的沙美特罗替卡松粉吸入剂按使用说明书将准纳器调整为 1 个剂量（沙美特罗 50 μg，丙酸氟替卡松 100 μg）。安慰剂组用同样方法吸入少许生理盐水。每天早晚各 1 次，连续 7 d。以军用卫生标准 GJB 1098—1991《急性高原反应的诊断和处理原则》随访记录两组青年进入哨卡第 2、4、7 天急性高原反应症状，然后分度评分，分值高者高原反应症状重。同时用深圳产 ASC – 545 型血氧脉搏仪监测血氧饱和度和脉率。

沙美特罗对部队进入海拔 5 200 m 急性高原反应的症状评分除第 7 天安慰剂组分值较沙美特罗组增高（$P < 0.05$），第 2、4 天均无统计学意义；SaO_2 两组无统计学意义（$P > 0.05$）；进入哨卡第 2、4 天安慰剂组较沙美特罗组心率减慢，差异有显著性意义（$P < 0.05$）。上述结果显示沙美特罗替卡松粉吸入剂预防急性高原反应无确切效果，可能与药物剂量小（沙美特罗 50 μg，丙酸氟替卡松 100 μg）有关（表 4–7、表 4–8、表 4–9）。

表 4-7　部队进入海拔 5 200 m 第 2、4、7 天急性高原反应症状评分比较（$\bar{x} \pm s$）

	n	第 2 天	第 4 天	第 7 天
沙美特罗组	31	2.40 ± 2.61	4.03 ± 1.88	1.97 ± 1.30
安慰剂组	24	2.58 ± 3.28	3.71 ± 2.01	3.04 ± 2.51[※]

与沙美特罗组比较，[※] $P < 0.05$。

表 4-8　部队进入海拔 5 200 m 第 2、4、7 天 SaO_2 的比较（%，$\bar{x} \pm s$）

	n	第 2 天	第 4 天	第 7 天
沙美特罗组	31	71.50 ± 6.40	72.09 ± 6.73	74.86 ± 6.03
安慰剂组	24	70.92 ± 8.31	70.88 ± 7.05	72.20 ± 5.21

表 4-9　部队进入海拔 5 200 m 第 2、4、7 天心率的比较（次·min^{-1}，$\bar{x} \pm s$）

	n	第 2 天	第 4 天	第 7 天
沙美特罗组	31	112.57 ± 10.47	105.76 ± 16.39	99.93 ± 10.79
安慰剂组	24	104.25 ± 14.59[※]	96.79 ± 15.31[※]	98.88 ± 13.13

与沙美特罗组比较，[※] $P < 0.05$。

（二）100 μg 沙美特罗替卡松粉吸入剂预防急性高原病的作用研究

经调整药物剂量（沙美特罗 100 μg，丙酸氟替卡松 200 μg），将 34 名受试者随机分为沙美特罗替卡松粉吸入组（SM/FP 组，$n = 18$）和对照组（$n = 16$）。受试者历时 2 d 进入 3 700 m 高原，然后休息 2 d 后，第 5 天进驻海拔 5 200 m 高原。海拔 3 700 m 登车前 SM/FP 组喷入 SM/FP 吸入剂（Glaxo Welcome Operations 生产），进口药品注册证号 H20040310，含沙美特罗 100 μg，丙酸氟替卡松 200 μg），对照组喷入生理盐水。每天早晚各 1 次，连续 5 d。以国军标 GLB 1098—1991《急性高原反应的诊断和处理原则》为标准，随访记录两组对象进入 5 200 m 高原第 1、3、5 天的急性高原反应症状、脉率和血氧饱和度，然后分度评分，分值高者高原反应症状重。进驻海拔 5 200 m 第 5 天时，检测两组受试者的肺功能、血流动力学、眼-手协调能力。同时，采空腹静脉血 5 mL，检测 SOD、MDA、BLA、NO 及其 NOS 等生化指标。观察 100 μg 沙美特罗抗低氧预防急性高原病的效果。

1. 急性高原反应症状分值比较

进入 5 200 m 高原第 1、3、5 天时，SM/FP 组较对照组急性高原反应分值均降低（$P < 0.01$ 或 $P < 0.001$）。显示沙美特罗有预防急性高原病的效果（表 4-10）。

表 4-10　两组初入海拔 5200 m 第 1、3、5 天时急性高原反应评分比较（$\bar{x} \pm s$）

组别	n	第 1 天	第 3 天	第 5 天
对照组	16	4.88 ± 1.93	4.69 ± 2.91	3.38 ± 2.39
SM/FP 组	18	2.17 ± 2.09[※※]	1.44 ± 1.38[※※]	1.06 ± 1.21[※]

与同时间对照组比较，[※] $P < 0.01$，[※※] $P < 0.001$。

2. 两组 SaO$_2$（%）和 P 比较

进入 5 200 m 高原第 1、3、5 天时，SM/FP 组较对照组 SaO$_2$ 均增高（$P < 0.05$）。显示沙美特罗可改善高原抗低氧血症。但 P 无显著差异（$P > 0.05$）（表 4 – 11）。

表 4 – 11　两组初入海拔 5 200 m 第 1、3、5 天时 SaO$_2$ 和 P 比较（$\bar{x} \pm s$）

组别	n	SaO$_2$（%）			P（次·min^{-1}）		
		第 1 天	第 3 天	第 5 天	第 1 天	第 3 天	第 5 天
对照组	16	79.75 ± 3.06	78.25 ± 3.39	77.71 ± 4.03	96.19 ± 10.19	101.11 ± 11.90	99.93 ± 12.46
SM/FP 组	18	82.53 ± 3.35*	81.43 ± 4.18*	80.89 ± 4.35*	93.72 ± 12.16	98.75 ± 14.69	98.44 ± 13.35

与同时间对照组比较，*$P < 0.05$。

3. 吸入沙美特罗替卡松对急进高原人体自由基代谢的影响

进驻海拔 5 200 m SM/FP 组较对照组 SOD、NO、NOS 增高，MDA、BLA 降低，有非常显著性差异（$P < 0.01$ 或 0.05）。表明沙美特罗可增加组织对氧的利用，减少有氧代谢产物的生成，具有耐缺氧、抗疲劳的作用（表 4 – 12）。

表 4 – 12　进驻海拔 5 200 m 两组青年自由基代谢和 BLA 的变化（$\bar{x} \pm s$）

组别	n	SOD（U·mL^{-1}）	MDA（nmol·mL^{-1}）	NO（μmol·L^{-1}）	NOS（U·mL^{-1}）	BLA（mmol·L^{-1}）
对照组	16	73.12 ± 18.09	3.66 ± 0.97	58.16 ± 13.89	50.26 ± 5.91	2.21 ± 0.59
SM/FP 组	18	87.21 ± 15.50*	2.90 ± 0.88*	78.22 ± 17.94**	69.71 ± 3.27**	2.54 ± 0.33*

与对照组比较，*$P < 0.05$，**$P < 0.01$。

4. 沙美特罗替卡松粉吸入剂对初入高海拔地区青年肺功能的影响

两组青年初入海拔 5 200 m 地区后沙美特罗组较对照组肺功能的各项指标中，FVC、FEV$_1$、MME – F、PEF 和 MVV 均显著增高（$P < 0.05$），FEV$_1$（%）无显著性变化（$P > 0.05$）。说明沙美特罗能提高移居者的肺通气功能（表 4 – 13）。

表 4 – 13　两组青年初入海拔 5 200 m 后肺功能的比较（$\bar{x} \pm s$）

组别	n	FVC（L）	FEV$_1$（L）	FEV$_1$（%）	MME – F（L/s）	PEF（L/s）	MVV（L）
沙美特罗组	18	3.84 ± 0.66*	3.78 ± 0.62*	97.86 ± 6.06	6.36 ± 1.80*	8.99 ± 2.04*	142.30 ± 17.73*
对照组	16	3.32 ± 0.54	3.25 ± 0.58	95.82 ± 7.53	5.11 ± 1.23	7.54 ± 1.88	124.34 ± 21.34

与对照组比较，*$P < 0.05$。

5. 沙美特罗替卡松粉吸入剂对初入高海拔地区青年血流动力学的影响

两组青年初入海拔 5 200 m 地区后沙美特罗组较对照组 P、TPR、ηb、ALT、BK、PAWP、CCP 降低，差别有显著性（$P < 0.05$）；BV、SV、mAP 增高，差别有显著性（$P < 0.05$）。说明吸入沙美特罗替卡松粉吸入剂在短时间内可降低血液黏度，减轻外周阻力，增加有效血容量，改善心脏功能和血液循环的作用（表 4 – 14、表 4 – 15）。

表 4-14　两组青年初入海拔 5 200 m 血液循环及周围阻力参数比较（$\bar{x} \pm s$）

组别	n	P（次·min⁻¹）	TPR（dyn·s·cm⁻⁵）	BV（L）	ηb（mPa·s）	ALT（S）
沙美特罗组	18	100.80 ± 10.06※	1 485.13 ± 130.60※	4.43 ± 0.79※	5.32 ± 1.12※	12.19 ± 2.11※
对照组	18	110.32 ± 11.03	1 609.46 ± 158.79	3.75 ± 0.68	6.16 ± 1.18	14.02 ± 2.28

与对照组比较，※$P < 0.05$。

表 4-15　两组青年初入海拔 5 200 m 心脏功能及血管状况参数比较（$\bar{x} \pm s$）

组别	n	SV（mL/b）	mAP（kPa）	BK	PAWP（kPa）	ccp（kPa）
沙美特罗组	18	87.37 ± 8.56※	14.51 ± 1.84※	0.34 ± 0.14※	1.02 ± 0.54※	7.75 ± 1.45※
对照组	18	81.36 ± 7.26	13.04 ± 1.75	0.45 ± 0.16	1.49 ± 0.62	9.25 ± 1.76

与对照组比较，※$P < 0.05$。

6. 沙美特罗替卡松粉吸入剂对初入高海拔地区青年脑体－心理生理能力的影响

沙美特罗组与对照组左、右手交叉敲击动作频率测验结果显示，沙美特罗组总次数、正确次数均显著高于乙组（$P < 0.05$）；错误次数显著少于对照组（$P < 0.05$），沙美特罗组与对照组缺失记忆的简单测验结果显示，沙美特罗组错误次数显著少于对照组（$P < 0.05$）。说明沙美特罗能改善高原移居者睡眠呼吸质量，减轻高原睡眠性低氧血症，降低大脑缺氧性功能衰退（表 4-16）。

表 4-16　海拔 5 200 m 移居者左、右手敲击动作频率结果比较（$\bar{x} \pm s$）

	n	总时间	总次数	正确次数	错误次数	缺失记忆 总次数	缺失记忆 错误次数
沙美特罗组	18	10 ± 0	89.96 ± 19.04	87.19 ± 17.24	1.38 ± 0.62	17 ± 0	1.45 ± 0.93
对照组	16	10 ± 0	75.21 ± 17.12	73.56 ± 16.93	2.81 ± 2.21	17 ± 0	2.56 ± 1.48
P 值			< 0.05	< 0.05	< 0.05		< 0.05

四、吸入一氧化氮治疗高原肺水肿的现场研究

（一）高原肺水肿救治措施的研究

高原肺水肿的诊断标准依据全国高原病命名、分型及诊断标准，每位病例均经病史、物理诊断、X 线胸片和血氧饱和度（SaO_2）确诊，每位患者在诊断和临床观察中须拍摄 X 线胸片 4～6 张，严密观察各项临床指标（SaO_2、肺部湿啰音和 X 线阴影变化等）。

为了避免一氧化氮（NO）吸入的毒副作用，我们让患者吸入 0.001% 的 NO 30 min，缺氧很快纠正，咳嗽、咳痰消失，SaO_2 由 60% 左右很快提高到 98%。后来又通过吸入 NO 30 min 1 次与 3 次比较，治愈时间无显著性差异。最后采用连续吸入 NO（0.001%）1 h 作为治疗时限，在治疗前、治疗中（吸入 NO 50 min 即可）和治愈后 3 次采静脉血检测高铁血红蛋白，未发现异常改变。因此，我们认为在高原吸入 0.001% NO 1 h 不会对人体造成伤害。

在常规治疗（鼻导管吸氧，静脉注射氨茶碱、呋塞米，口服硝苯地平等）的基础上，采用吸入低浓度 NO 疗法共救治高原肺水肿患者 84 例，从入院确诊到临床治愈，NO 疗法治愈时间（2.0±1.1 d）较常规疗法（9.6±3.1 d）病程缩短 7.6 d，平均 48 h 临床治愈，无 1 例死亡（表 4–17、表 4–18、表 4–19）。

表 4–17　吸入 NO 治疗高原肺水肿疗效与常规治疗组比较（$\bar{x}±s$）

组别	n	年龄（岁）	从发病到接诊时间（h）	接诊时 SaO_2（%）	肺部湿啰音消失时间（d）	肺部 X 线阴影消失时间（d）	病程日数（d）	治愈时 SaO_2（%）
NO 组	70	30.6	21.9±19.4	65.9±5.0	1.6±1.2	1.4±0.9	2.0±1.1	88.5±1.9
常规组	24	24.9	8.5±3.1△	65.4±5.6	2.8±1.4※	4.1±1.7▲	9.6±3.1▲	88.7±1.8

常规组与 NO 组比较，※$P<0.05$，△$P<0.01$，▲$P<0.001$。

表 4–18　吸入 NO 治疗高原肺水肿前后主要心血管参数比较（$\bar{x}±s$，$n=32$）

时间	右肺下动脉干横径（cm）	主肺动脉干横径（cm）	心脏横径（cm）	心胸比率
治疗前	1.86±0.09	4.61±0.70	13.84±1.93	0.52±0.07
治疗后	1.42±0.11※	3.35±0.62※	11.51±1.21※	0.43±0.04※

与治疗前比较，※$P<0.01$。

表 4–19　一氧化氮治疗高原肺水肿前后的眼底变化（$n=22$）

眼底改变	NO 治疗前			NO 治疗后			P
	n	发生率（%）	改变程度	n	发生率（%）	改变程度	
静脉怒张	22	100	＋＋＋＋	8	36.36	＋	<0.01
动脉痉挛	2	100	＋＋＋	8	36.36	＋	<0.01
视神经盘充血	20	90.9	＋＋＋	5	22.72	±	<0.01
视网膜水肿	18	81.8	＋＋	2	9.09	±	<0.01
视网膜渗出	22	100	＋＋	6	27.27	±	<0.01
视网膜出血	4	18.2	＋＋	2	9.09	±	<0.01

同时，在海拔 5 380 m，采用吸入 0.001% NO 30 min 治疗 14 例高原间质型肺水肿（均经 X 线胸片证实），3 h 后肺部间质水肿征象消失，患者全部就地治愈。因此，吸入 NO 对部队快速习服高原是一项重要的措施。

由于高原肺水肿是急性严重缺氧引起机体主要表现在肺部的病理生理改变，其主要组织结构尚未发生改变，因此对 NO 的生物学效应十分敏感。

吸入低浓度 NO 对高原肺水肿血流动力学的研究表明，NO 有选择性扩张肺血管、改善肺循环和心功能的作用；NO 对高原缺氧性视网膜改变有显著疗效。

研究发现，高原肺水肿吸入 NO 可提高机体谷胱甘肽过氧化物酶的活性；吸入 NO 50 min 即可使肺水肿患者的血液流变性和微循环发生显著改善。吸入 NO 可显著提高高原健康人的肺通气功能。

（二）高原肺水肿发病机制的研究

高原肺水肿（high altitude pulmonary edema，HAPE）患者均来自海拔 4 300 m 以上边防哨卡和新藏公路沿线的农民工，汉族男性，年龄 20～45 岁，平均 30.6 岁，平原出生，进驻高原 3～5 d 发病，1 d 内送至海拔 3 700 m 医疗站救治。HAPE 诊断依据我国高原病命名、分型及诊断标准。入院后常规治疗（静注氨茶碱、呋塞米、地塞米松，口服硝苯地平等），先吸入 0.001% NO 30 min，然后吸纯氧 30 min，连续交替 3 次，最后用鼻管吸氧。治疗前和临床治愈后采静脉血检测相关指标。

1. 高原肺水肿患者血清酶活性及心肌肌钙蛋白 T 的变化

缺氧超过细胞代偿和适应的能力将造成细胞的损伤，此损伤还取决于该组织细胞对缺氧的敏感性、缺氧的程度和持续时间。对缺氧最敏感的是神经细胞，其次是心肌细胞，随后为肝细胞、肾实质细胞等。缺氧时由于氧化磷酸化障碍，细胞所有需能的活动受损。如钠泵功能障碍将使膜电位降低，Na^+、水进入细胞，造成细胞肿胀，有膜的亚细胞结构如线粒体、内质网等也发生肿胀，同时氧自由基生成增多，激活膜磷脂酶，导致生物膜损伤和膜通透性增强。膜通透性增强，钙弥散入细胞；细胞内无氧酵解活动增强，乳酸生成增多，pH 降低；溶酶体膜的通透性增加，溶酶体内强有力的水解酶被释放出来，并被酸性环境激活，最终将造成细胞的破坏和死亡。细胞损伤后细胞内的酶可弥散至细胞外液。肺、肝、胰和肾含有较丰富的 AST 和 LDH，而 CK 仅存在于心、脑和骨骼肌中。因此临床上可以根据血清中一些酶的测定估计缺氧所致组织受损的程度。

心肌肌钙蛋白 T（cardiac troponin T，cTnT）是一种高度敏感、特异地反映心肌细胞损伤的标记蛋白。HAPE 患者治疗前 cTnT 高于临床治愈后，表明 HAPE 时存在心肌损伤。其主要原因可能为心肌缺血、缺氧，致使心肌细胞膜通透性升高，肌原纤维大量崩解，或形成所谓"波浪样纤维"，cTnT 持续释放入血。持续缺血、缺氧，导致心肌细胞酸中毒，结构蛋白不断大量分解。cTnT 作为心肌细胞损伤的特异性标记蛋白，其浓度变化反映了心肌细胞损害的程度，亦即反映了心肌超微结构改变的轻重。同时高原低氧时机体所产生的大量炎性介质如肿瘤坏死因子、白细胞介素及氧自由基等在心肌损伤过程中也扮演了重要角色。心肌细胞结构的破坏，必然导致心肌收缩力的降低。

表 4-20　高原肺水肿治疗前后血清酶活性及 cTnT 的变化（$\bar{x} \pm s$）

	AST （$U \cdot L^{-1}$）	α-HBDH （$U \cdot L^{-1}$）	CK （$U \cdot L^{-1}$）	LDH （$U \cdot L^{-1}$）	CK-MB （$U \cdot L^{-1}$）	cTnT （$\mu g \cdot L^{-1}$）
治疗前	51.50 ± 18.08	293.63 ± 69.01	242.43 ± 46.87	354.75 ± 107.75	25.0 ± 5.83	0.215 ± 0.123
治疗后	32.75 ± 7.78	211.63 ± 48.28	152.38 ± 16.70	247.63 ± 69.84	16.0 ± 4.24	0.054 ± 0.051
P	<0.01	<0.05	<0.05	<0.05	<0.01	<0.01

2. 高原肺水肿患者体液免疫的变化

高原人免疫调节功能有失调倾向。正常人进入高原后，在习服期间免疫反应增强，当急性高原反应最强时，Ig 含量也达到最高峰。体液免疫主要是由 B 细胞介导的免疫应答反应，多数增殖分化的 B 细胞最后成为浆细胞，合成并分泌 Ig。健康人从平原进入高原最初 4 ~ 10 d，可见循环血 T 细胞减少，而 B 细胞在习服过程中增多。高原肺水肿患者治疗前体液免疫物质增高，可能是急速进入高原后，由于严重缺氧部分细胞发生变性，产生自身抗原刺激机体分泌 IgG 与 IgM，并激活补体，使其在血液中含量增高（表 4 – 21）。

表 4 – 21　高原肺水肿患者治疗前后体液免疫反应的变化（$\bar{x} \pm s$）

	IgA（g · L^{-1}）	IgG（g · L^{-1}）	IgM（g · L^{-1}）	C$_3$（g · L^{-1}）	C$_4$（g · L^{-1}）	CRP（mg · L^{-1}）
治疗前	2.24 ± 0.59	18.44 ± 1.91	2.24 ± 0.14	2.74 ± 0.37	0.42 ± 0.05	14.02 ± 1.82
治疗后	1.85 ± 0.30	14.28 ± 1.85	1.69 ± 0.33	1.82 ± 0.39	0.23 ± 0.05	6.71 ± 0.94
P	> 0.01	< 0.01	< 0.01	< 0.01	< 0.01	< 0.01

CRP 又称急性期蛋白，是在某些疾病的急性期出现于患者血清中的一种异常蛋白质。CRP 具有与 IgG 和补体相似的调理和凝集作用，促进巨噬细胞的吞噬功能；CRP 还能激活补体，并能与淋巴细胞膜表面的 CRP 受体结合，调节淋巴细胞的功能；非感染性疾病中 CRP 阳性多为组织损伤，而高原肺水肿是急性肺损伤的一种临床类型，因此，检测血清 CRP 对高原肺水肿的辅助诊断有一定的参考意义。

高原肺水肿患者患病期间免疫功能发生了显著变化，也可能是严重的低氧引起高原肺水肿易感者免疫原性的改变而参与了高原肺水肿的发生。因此，在急性高原病防治工作中，为了有效地保护机体的免疫反应，应重视合理营养，给予足量蛋白质、微量元素和维生素（维生素 B 族、维生素 A、维生素 E 和维生素 C），以及对单核吞噬细胞系统、体液免疫和细胞免疫有调节作用的药物（如胸腺素、灵菌素、绿脓杆菌脂多糖等）。

3. 高原肺水肿患者脂代谢及自由基的变化

高原肺水肿患者进入高原期间，由于严重的低氧应激反应很少摄入膳食和饮水，机体能量供应主要靠糖原异生解决，由此引起脂质代谢紊乱，血脂增高。我们研究表明，HDL – C 含量较稳定，不易受环境因素的影响，Ch、TG、LDL – C、ApoA – 1、ApoB 对低氧应激均较敏感（表 4 – 22）。

表 4 – 22　高原肺水肿治疗前后血脂、脂蛋白和载脂蛋白的变化（$\bar{x} \pm s$）

	Ch（mmol · L^{-1}）	TG（mmol · L^{-1}）	HDL – C（mmol · L^{-1}）	LDL – C（mmol · L^{-1}）	ApoA – 1（g · L^{-1}）	ApoB（g · L^{-1}）
治疗前	6.14 ± 1.03	1.92 ± 0.83	1.25 ± 0.54	3.92 ± 1.39	0.68 ± 0.05	1.41 ± 0.27
治疗后	4.21 ± 1.09	1.15 ± 0.60	1.54 ± 1.06	2.93 ± 0.76	1.04 ± 0.16	0.96 ± 0.13
P	< 0.01	< 0.05	> 0.05	< 0.05	< 0.01	< 0.01

高原肺水肿是应激性损伤的一种临床表现，超过一定强度的应激刺激能使机体脂类过氧化作用明显增强。应激状态下和应激作用停止后的一定时间内，脂类过氧化活动增强可持续较长时间。高原居民体内存在着一定程度的氧自由基代谢紊乱，主要表现为具

有清除超氧阴离子自由基的 SOD 活性下降，而脂质过氧化代谢产物 MDA 增多，这种改变随着海拔升高和大气氧分压降低而更加显著。SOD/MDA 比值是反映机体自由基代谢的一个重要指标，其比值下降表明机体清除自由基能力降低和脂质过氧化反应增强（表 4 - 23）。

表 4 - 23　高原肺水肿治疗前后对体内自由基代谢的影响（$\bar{x} \pm s$）

	RBC - SOD (NU·gHb^{-1})	MDA (μmol·L^{-1})	GHS - Px（μg·L^{-1}）	
			全血	血浆
治疗前	12 331 ± 708	7.18 ± 0.89	178.55 ± 5.54	120.80 ± 3.21
治疗后	923 ± 741	4.65 ± 0.38	196.68 ± 5.77	131.51 ± 4.61
P	<0.01	<0.01	<0.01	<0.01

4. 高原肺水肿患者血液流变性及纤溶系统的变化

治疗前和临床治愈后空腹采静脉血用肝素抗凝，检测 ηb、ηr、ηp、HCT、TFL、vAI。纤溶指标检测按血液与 0.109 mol·L^{-1} 枸橼酸钠 9:1 比例混合，分离血浆，测定 AT - Ⅲ、Fg、vWF、t - PA、PAI、α_2 - PI、DD、TXB$_2$、6 - 酮 - 前列腺素 F$_{1\alpha}$（6 - Keto - PGF$_{1\alpha}$）含量（表 4 - 24、表 4 - 25）。

表 4 - 24　HAPE 治疗前后血液流变学指标的变化（$\bar{x} \pm s$）

	HCT	ηb（mPa·s）	ηr（mPa·s）	ηp（mPa·s）	vAI	TFL
治疗前	0.55 ± 0.04	6.53 ± 1.09	9.41 ± 2.63	1.75 ± 0.14	2.69 ± 1.18	1.37 ± 0.63
治疗后	0.52 ± 0.04	4.81 ± 0.63	7.22 ± 1.45	1.60 ± 0.12	0.71 ± 0.24	0.92 ± 0.23
P	>0.05	<0.001	<0.05	<0.05	<0.001	<0.05

表 4 - 25　HAPE 治疗前后凝血及纤溶指标的变化（$\bar{x} \pm s$）

	AT - Ⅲ (mg·L^{-1})	Fg (g·L^{-1})	vWF (%)	t - PA (IU·mL^{-1})	PAI (AU·mL^{-1})	DD (mg·L^{-1})	TXB$_2$ (ng·L^{-1})	6 - Keto - PGF$_{1\alpha}$ (ng·L^{-1})
治疗前	224.00 ± 10.61	3.82 ± 0.18	167.56 ± 24.20	0.68 ± 0.18	1.97 ± 0.64	1.01 ± 0.10	167.08 ± 10.74	94.00 ± 20.89
治疗后	275.80 ± 28.21	3.46 ± 0.30	103.80 ± 19.19	0.50 ± 0.12	1.03 ± 0.31	0.62 ± 0.20	86.56 ± 9.82	159.21 ± 36.22
P	>0.01	<0.05	<0.001	<0.05	<0.01	<0.05	<0.001	<0.001

血液流变学改变其原因可能是：缺氧应激发生静脉收缩，引起毛细血管内压升高，促使体液外溢，导致血液浓缩，全血黏度增高，这是引起 HAPE 患者血液黏度升高的主要原因。Fg 升高，使红细胞表面 Ieta 电位降低，缩小细胞间的排斥力或由于桥联作用，使红细胞叠连成钱串状，便于血液凝结，黏滞度升高。HAPE 引起细胞代谢障碍，Na$^+$ - K$^+$ 泵功能障碍，加之急性低氧引起 IgG、IgM 增加，使表面电荷及变形能力降低，聚集性增强，促使血液黏度增加，血流变慢。这说明血液黏度增加参与了 HAPE 的

发病机制。

TXB$_2$是由血小板释放的血栓素 A$_2$（TXA$_2$）的稳定代谢产物。TXB$_2$具有强烈的促血小板聚集和促血管收缩的作用。6-Keto-PGF$_{1\alpha}$是由内皮细胞分泌的前列环素（PGI$_2$）的稳定代谢产物。PGI$_2$具有强烈的扩血管和抑制血小板聚集的作用，其合成和释放有赖于血管内皮的完整及其功能的正常。HAPE 时由于肺间质和肺泡腔内充满水肿液、水肿凝块和血性水肿液，致血液浓缩、血小板聚集。加上机体的应激反应，引起肾上腺素、肾素及激肽等物质释放增加，进一步引起血小板聚集。TXB$_2$的明显升高可造成循环系统尤其是微循环功能的障碍，还可促进血管内血栓的形成，这些变化加重了HAPE 的病变程度。6-Keto-PGF$_{1\alpha}$明显降低，缺氧加重，使内皮细胞损伤，大量的血小板可黏附于血管内皮细胞的损伤所暴露的胶原纤维上，其释放的 5-HT、组胺、溶酶体酶等物质又可加重血管内皮细胞的损伤程度，即血管内皮的完整性和血管内皮的功能均遭到破坏，从而使 PGI$_2$的合成和释放明显减少。TXA$_2$和 PGI$_2$平衡失调对 HAPE 的发病机制和病理变化过程提供进一步的解释。

5. 高原肺水肿患者尿酸及尿酶的变化

尿酶是反映肾脏损害最灵敏的早期指标，且其升高程度与原发病活动性有关。HAPE 患者肺脏水肿，必然使缺氧更加严重，导致肾小球毛细血管内皮细胞增生、管腔变窄和缺氧性收缩，肾血管阻力增加，肾血流量减少，使肾脏处于缺血、缺氧状态，细胞能量合成减少，细胞变性，线粒体肿胀，肾滤过膜肿胀，足细胞突起融合，通透性增加；刷状缘微绒毛脱落、溶酶体受损等因素，导致酶释放入尿，尿酶明显增加。只有在肾功能严重受损时才使 Cr 浓度升高，肾前性及肾性早期的损害一般不会使 SCr 浓度升高。所以发生肾损害时，尿酶排出量变化通常比 SCr 等指标灵敏，且时间早。快速进入高原者在最初几日，因缺氧引起血循环中红细胞和血红蛋白含量增加，细胞外液量减少，血浆量降低，而血细胞比容升高，因而增加了血液黏度。HAPE 是在高原反应的基础上发生的，因患者食钠减少、恶心呕吐，使机体处于脱水状态，血液黏度增高，引起肾小球毛细血管后阻力增加，继而引起肾小球内压升高，使大分子物质漏出速率增加。当病情进入恢复好转期时，尿酶也趋于恢复正常，因此，测定尿酶对估计 HAPE 的肾脏损害程度及疗效有帮助（表 4-26）。

表 4-26　高原肺水肿治疗前后尿酶和 SCr 的变化（$\bar{x} \pm s$）

组别	NAG (U·mmol^{-1})	γ-GT (U·mmol^{-1})	LDH (U·mmol^{-1})	ALP (U·mmol^{-1})	SCr (μmmol·L^{-1})	UA (mmol·L^{-1})	UUA (mmol·L^{-1}Cr)
治疗前	1.69±0.43	9.99±1.20	20.81±6.72	4.21±2.03	82.00±30.30	0.43±0.05	2.97±1.12
治疗后	1.44±0.75	7.03±2.89	11.26±5.84	1.78±0.97	69.50±14.34	0.31±0.28	1.36±0.67
P	<0.01	<0.05	<0.01	<0.01	>0.05	<0.01	<0.01

6. 高原肺水肿患者内皮细胞和血管活性肽的变化

CEC 是目前在活体内唯一可以特异而直接地反映 VEC 损伤的指示物，可作为血管壁受损的信号。HAPE 时由于机体急性低氧，使肺微血管壁内皮细胞 ATP 产生减少，钠泵失调，细胞内钠离子增加，毛细血管内皮细胞呈节段性肿胀，细胞膜受损、衰老和脱落。因而，细胞脱落反映了损伤的最显著的结局。因此测定 CEC 有助于早期诊断和监测 HAPE，并可评估 VEC 的损伤程度。

ET－1 为缩血管物质，其含量的升高必将使血管收缩作用加强，导致肺组织出现缺血、缺氧现象，而后者又可使 ET－1 合成和释放增加，这种恶性循环使缺血缺氧加重，氧自由基增多，加重组织损伤。ET－1 增高所致的血管收缩本身可使血液高凝状态形成。

表 4 –27　高原肺水肿治疗前后血管活性肽的变化（$\bar{x} \pm s$）

	CEC ($10^7 \cdot L^{-1}$)	ET－1 (ng · L^{-1})	ANP (pg · mL^{-1})	CNP (ng · L^{-1})	EPO (μg · L^{-1})	VEGF (μg · L^{-1})	CGRP (ng · L^{-1})	NPY (ng · L^{-1})	ICAM－1 (μg · L^{-1})	NT (ng · L^{-1})	IGF－Ⅱ (μg · L^{-1})
治疗前	2.61 ± 0.21	104.05 ± 7.45	58.55 ± 6.80	111.71 ± 14.90	3.54 ± 0.84	67.56 ± 33.70	16 ± 3	171.76 ± 23.07 *	371.40 ± 79.13	32.00 ± 6.9	9.73 ± 2.00
治疗后	1.48 ± 0.17	84.19 ± 7.55	61.95 ± 6.00	69.15 ± 7.08	2.21 ± 0.70	17.38 ± 5.47	26 ± 6	131.04 ± 12.18	214.60 ± 34.03	44.50 ± 7.21	6.09 ± 1.46
P	<0.001	<0.01	>0.05	<0.001	<0.01	<0.001	<0.01	<0.001	<0.001	<0.01	<0.01

对高原肺水肿患者循环血中血管内皮细胞、VEGF、ICAM－1、CGRP、ET－1、内源性 NO、NOS、cTnT、EPO、ANP、CNP、胰岛素样生长因子（IGF－Ⅱ）等血管活性物质的研究，可能参与了高原肺水肿的发生和发展。

7. 高原肺水肿患者细胞因子的变化

TNF－α、IL－2 和 IL－6 均为免疫细胞之间传递信息进行联络的细胞因子。我们的研究结果表明，高原肺水肿患者治疗前细胞因子活性均显著高于治疗后（$P < 0.001$），说明它们的生物学效应与高原肺水肿的病理生理和发病机制关系十分密切。TNF－α 主要由单核巨噬细胞系统产生，在应激反应时表达释放增加，其本身具有很强的致肺损伤作用。TNF－α 除直接作用于机体细胞外，还可介导 IL－2 和 IL－6 等多种炎性介质产生。缺氧所致肺血管收缩与 TNF－α 释放关系密切，有研究认为 TNF－α 的增高程度与微循环中白细胞附壁黏着和毛细血管的关闭数呈正相关。高原肺水肿的主要病理基础是缺氧引起肺小血管收缩导致的肺动脉高压。吸入 NO 具有选择性扩张肺血管作用。随着高原肺水肿的治愈，机体低氧应激得到缓解，血清 TNF－α 显著降低（表 4 –28）。

表 4 –28　高原肺水肿治疗前后几种细胞因子活性比较（$\bar{x} \pm s$）

组别	TNF－α (μg · L^{-1})	IL－2 (μg · L^{-1})	IL－6 (μg · L^{-1})
治疗前	2.13 ± 0.33	23.63 ± 5.80	0.36 ± 0.04
治疗后	1.20 ± 0.35	12.37 ± 1.06	0.27 ± 0.02
P	<0.001	<0.001	<0.001

我们认为，高原肺水肿是由于严重低氧应激，使肺部小血管收缩，导致肺动脉压升高，同时刺激血管内皮细胞生长因子合成，使血管通透性增高，血浆大分子物质外渗，凝固成纤维蛋白而沉积。低氧使内皮细胞损伤，内皮脱落；内源性 NO 合成减少，对抗

低氧释放的血栓素、内皮素等多种血管活性物质所产生的缩血管作用减弱。缺氧导致多种细胞因子释放，刺激细胞间黏附分子表达增强，促进白细胞与内皮细胞之间的牢固黏附，进而导致白细胞外渗，外渗的白细胞通过释放活性氧成分和自由基破坏组织细胞，导致肺实质细胞损伤，是高原肺水肿形成的重要环节。

8. 高原肺水肿患者乳酸和肌红蛋白的变化

乳酸是机体糖代谢无氧酵解的最终产物，是反映组织对氧的需求和实际供氧二者之间是否平衡的客观指标，是机体产生乳酸和清除乳酸两个过程动态平衡的结果。当乳酸的产生和清除相当时，BLA 才能够处于稳定状态而不至于在血中蓄积。进入高原低氧环境中，由于氧分压降低，机体对能量需求增大，当耗能超过需氧水平时，就可出现过量乳酸，于血中形成氧债。HAPE 时，组织处于缺氧应激状态，其代谢的能量供给主要途径是通过无氧酵解过程中获得能量，无氧酵解加强使 BLA 浓度增高，血液黏滞度增加，血液流变学障碍，组织细胞供氧减少，以致促进组织和细胞中的酵解而引起 BLA 浓度增加（表 4 – 29）。

表 4 –29　HAPE 患者治疗前后 Mb 及 BLA 的变化（$\bar{x} \pm s$）

组别	Mb（$\mu g \cdot L^{-1}$）	BLA（$mmol \cdot L^{-1}$）
治疗前	104.61 ± 15.28	4.37 ± 0.66
治疗后	82.62 ± 13.40	2.96 ± 0.76
P	<0.01	<0.01

肌红蛋白（myoglobin，Mb）是一种存在于哺乳动物肌肉中的蛋白质，它在肌细胞内有储存和转运氧的作用。如果肌肉组织受到损伤，血清 Mb 浓度将会增高。因此测定 Mb 升高的程度有助于检测组织细胞是否受到损伤以及损伤的程度。过量的 Mb 可视为低氧负荷下的非乳酸性氧债。HAPE 时，Mb 浓度增高，说明存在心肌损伤。其原因可能是急性缺氧，使体外呼吸气体交换不全，导致动脉血氧分压降低，致内呼吸气体交换不全，组织细胞供氧不足，能量物质等氧化不全，使体内自由基失衡，脂质过氧化水平增强，造成细胞器及细胞的损伤。心肌缺氧严重，致使心肌细胞膜通透性升高，肌原纤维大量崩解，导致心肌细胞酸中毒，非乳酸性氧债增加。

HAPE 时由于缺氧应激，使肺小动脉收缩，左心后负荷增加，促使右心肌肥厚和右心腔增大，右心排血量增多，左心回血量增多。而且左心也通过延长射血前期来维持一定的输出量，保证机体血氧供给。然而机体虽经过生理代偿的自我调整，尚不能完全满足机体有氧代谢的需要，使乳酸性和非乳酸性两类氧债增加，Mb 增加以及活性增强，有益于改善组织氧弥散率，是 HAPE 急性低氧应激性机制中的一个重要环节。

五、左旋精氨酸治疗高原肺水肿的临床研究

左旋精氨酸（L – Arg）为 NO 合成的前体，内源性 NO 主要由血管内皮细胞通过 L – Arg—NO 通路产生。研究表明，外源性 L – Arg 可明显减轻慢性缺氧大鼠的肺动脉高压，保护缺血心肌再灌注血管内皮功能，提高 NO 水平，抑制白细胞黏附、聚集而减

轻心肌损伤。此外，外源性 L－Arg 可补充体内因心肌缺血再灌注时大量消耗而造成的 L－Arg 不足，从而增加 NO 合成与释放。在正常情况下，肺动脉可利用的 L－Arg 来源充足，给正常动物输入 L－Arg，仅使血管阻力下降，对肺血管无影响，不会增加 NO 合成。

于海拔 3 700 m，在常规治疗（吸氧，静脉注射氨茶碱、呋塞米，口服硝苯地平等）的基础上，采用内源性 NO 底物 L－Arg 20 g 加入 5% 葡萄糖溶液 500 mL，每 4 h 1 次性静脉滴注（26 例）或氧气驱动雾化吸入 L－Arg 20 g（16 例）治疗高原肺水肿 42 例，并与 NO 吸入疗法的 25 例和常规治疗的 24 例做对照，共治疗高原肺水肿患者 91 例，且全部治愈。三组患者的年龄、发病到接诊时间、接诊和治愈时的血氧饱和度（SaO₂）均无显著性差异（$P > 0.05$）。结果：L－Arg 组的治愈时间〔（2.8±0.8）d〕较 NO 吸入组〔（2.0±1.1）d〕无显著性差异（$P > 0.05$），较常规治疗组〔（6.4±1.8）d〕显著缩短（$P < 0.01$），平均缩短时间为 3.6 d。L－Arg 雾化吸入组〔（2.5±0.9）d〕较静脉注射组〔（2.8±0.8）d〕治疗高原肺水肿，二者病程日数无显著性差异（$P > 0.05$）（表 4 –30）。

表 4 –30　左旋精氨酸救治高原肺水肿对比观察（$\bar{x} \pm s$）

组别	n	年龄（岁）	从发病到接诊时间（h）	接诊时 SaO₂（%）	肺部湿啰音消失时间（d）	肺部 X 线阴影消失时间（d）	病程日数（d）	治愈时 SaO₂（%）
L－Arg 雾化吸入组	16	24±5	18±4	67.0±5.0	2.1±0.7	2.4±0.8	2.5±0.9	88.4±1.7
L－Arg 静脉注射组	10	25±5	19±3	66.5±4.2	2.3±0.8	2.5±0.8	2.8±0.8	88.7±1.2
吸入 NO 组	11	24±5	18±3	65.9±5.3	1.6±1.2	1.4±0.9[bd]	2.0±1.1	88.5±1.4

与 L－Arg 雾化吸入组比较，[b]$P < 0.01$；与 L－Arg 静脉注射组比较，[d]$P < 0.01$。

1. 血液流变学比较

17 例高原肺水肿患者，其中 9 例采用氧气驱动雾化吸入 L－Arg 治疗，8 例采用 NO 吸入疗法，在治疗前和临床治愈后分别检测血液流变学。雾化吸入 L－Arg 组和 NO 吸入组治愈后 ηb、ηp、ηr、vAI、TEL 较治疗前均有显著改善（$P < 0.01$）。说明 L－Arg 治疗 HAPE 通过调节提高 NO 水平而改善血液循环（表 4 –31）。

表 4 –31　L－Arg 治疗 HAPE 前后血液流变学指标的变化（$\bar{x} \pm s$）

	ηb（mPa·s）	ηp（mPa·s）	ηr（mPa·s）	HCT（v·v⁻¹）	IR	TK	vAI	TEL
治疗前	5.09±0.29	1.56±0.09	7.72±0.94	0.55±0.04	4.41±0.12	1.15±0.10	0.75±0.07	0.82±0.12
治疗后	4.60±0.41	1.45±0.08	6.45±0.88	0.52±0.04	4.34±0.25	1.06±0.08	0.67±0.06	0.72±0.07
P	<0.01	<0.05	<0.01	>0.05	>0.05	>0.05	<0.05	<0.05

2. 自由基代谢比较

在海拔 3 700 m 采用静脉滴注 L－Arg 治疗 HAPE 患者 8 例（L－Arg 组），并与吸入低浓度 NO 混合气治疗 8 例 HAPE（NO 组）做对照，治疗前后分别检测血中 SOD、GSH－Px 及 MDA 含量。结果：L－Arg 组和 NO 组治愈后较治疗前 SOD、GSH－Px 增高，MDA 降低均有非常显著差异（$P < 0.01$）；两组 MDA 无统计学意义（$P > 0.05$）。吸入 NO 和静脉滴注 L－Arg 比较，各指标均无统计学差异（$P > 0.05$）。结论：L－Arg 可补充体内因缺氧时大量消耗而造成的 L－Arg 不足，从而增加 NO 合成与释放，直接抑制或消除体内的超氧自由基（表 4－32、表 4－33）。

表 4－32　L－Arg 治疗 HAPE 对体内自由基的影响（$\bar{x} \pm s$）

	SOD（$U \cdot mL^{-1}$）	MDA（$nmol \cdot mL^{-1}$）	GSH－Px（$\mu g \cdot L^{-1}$）
治疗前	90.07 ± 15.46	6.96 ± 1.53	113.22 ± 10.32
静脉滴注 L－Arg 即刻	108.73 ± 14.38[※]	5.84 ± 1.21	126.53 ± 11.41[※]
治愈后	125.89 ± 16.25[※※]	4.70 ± 1.07[※※]	138.67 ± 12.06[※※]

与治疗前比较，[※]$P < 0.05$，[※※]$P < 0.01$。

表 4－33　吸入 NO 治疗 HAPE 对体内自由基的影响比较（$\bar{x} \pm s$）

	SOD（$U \cdot mL^{-1}$）	MDA（$nmol \cdot mL^{-1}$）	GSH－Px（$\mu g \cdot L^{-1}$）
治疗前	91.83 ± 13.72	7.18 ± 0.89	120.80 ± 3.21
吸入 NO 50 min	106.52 ± 14.27[※]	5.97 ± 1.05	124.06 ± 3.67[※]
治愈后	126.72 ± 15.88[※※]	4.65 ± 0.38[※※]	131.51 ± 4.61[※※]

与治疗前比较，[※]$P < 0.05$，[※※]$P < 0.01$。

3. 血气分析比较

于海拔 3 700 m 9 例高原肺水肿患者采用氧气驱动雾化吸入 L－Arg 治疗，8 例采用常规治疗。L－Arg 组的临床治愈时间为（2.0 ± 0.5）d，常规组的临床治愈时间为（9.6 ± 3.1）d。在治疗前和治愈后分别检测血气指标。结果：L－Arg 组治疗前较治疗后即刻和临床治愈后 pH、$AaDO_2$ 增高，PCO_2、PO_2、SaO_2 降低，有非常显著性差异（$P < 0.01$）。治疗后即刻较临床治愈后 PO_2、SaO_2 增高，PCO_2、$AaDO_2$ 降低，有非常显著性差异（$P < 0.01$），pH 无统计学差异（$P > 0.05$）。对照组治疗前较治疗即刻 PO_2、PCO_2 降低（$P < 0.01$ 或 0.05），SaO_2、$AaDO_2$ 增高（$P < 0.01$），pH 无统计学差异（$P > 0.05$）；治疗前较治愈后 pH、$AaDO_2$ 增高，PCO_2、PO_2、SaO_2 降低，有非常显著性差异（$P < 0.01$）；治疗即刻较治愈后 $AaDO_2$、SaO_2 降低（$P < 0.05$），PO_2 增高，有非常显著性差异（$P < 0.01$），pH、PCO_2 无统计学差异（$P > 0.05$）。L－Arg 组与对照组比较，治疗前和治愈后各指标均无统计学差异（$P > 0.05$）；治疗即刻 pH、$AaDO_2$ 增高，PCO_2、PO_2、SaO_2 降低（$P < 0.01$ 或 0.05）。HAPE 患者由于缺氧，通气过度，使二氧化碳排出过多，二氧化碳分压降低按公式计算 PCO_2 为 25.9 mmHg 时，其 pH 应为 7.564 [7.40 +（40 - 25.9）× 0.011 6]，而实际测得值为 7.492，足见高原地区决

定 pH 的不单是 $PaCO_2$，尚与缺氧因素密切相关。HAPE 时组织缺氧，一方面缺氧机体出现无氧代谢引起酸性物质大量积聚，另一方面导致进一步通气过度。HAPE 患者治愈后 PCO_2、PO_2 虽有所改善，但仍处于较低水平，在高原呼吸代偿机制何时能达到对高原的适应，需要持续多长时间，需进一步研究（表 4 - 34、表 4 - 35）。

表 4 - 34　L - Arg 治疗 HAPE 患者血气指标的变化（$\bar{x} \pm s$）

	pH	PCO_2（mmHg）	PO_2（mmHg）	SaO_2（%）	$AaDO_2$（mmHg）
治疗前	7. 49 ± 0. 02	25. 90 ± 2. 18	27. 43 ± 2. 26	62. 10 ± 4. 86	35. 60 ± 3. 84
治疗即刻	7. 46 ± 0. 02[※]	30. 70 ± 1. 15[※]	61. 32 ± 2. 47[※]	394. 80 ± 1. 95[※]	7. 60 ± 0. 72[※]
治愈后	7. 45 ± 0. 02[※]	28. 80 ± 2. 03[※△]	42. 45 ± 1. 85[※△]	86. 00 ± 2. 74[※△]	10. 70 ± 1. 14[※△]

与治疗前比较，[※]$P < 0.05$，[※※]$P < 0.01$；与治疗即刻比较，[△]$P < 0.01$。

表 4 - 35　对照组 8 例 HAPE 患者治疗前后血气指标的变化（$\bar{x} \pm s$）

	pH	PCO_2（mmHg）	PO_2（mmHg）	SaO_2（%）	$AaDO_2$（mmHg）
治疗前	7. 49 ± 0. 02	25. 40 ± 2. 04	28. 05 ± 2. 21	67. 80 ± 5. 02	33. 70 ± 4. 20
治疗即刻	7. 48 ± 0. 19[▲]	27. 50 ± 1. 97[▲▲※]	56. 03 ± 2. 09[▲▲※※]	85. 90 ± 2. 40[▲▲※※]	9. 60 ± 1. 01[▲※※▲]
治愈后	7. 46 ± 0. 02[※※△]	29. 60 ± 2. 23[※※]	44. 21 ± 2. 94[※※△△]	89. 30 ± 3. 10[※※△]	10. 90 ± 1. 09[※※△]

与治疗前比较，[※]$P < 0.05$，[※※]$P < 0.01$；与治疗即刻比较，[△]$P < 0.05$，[△△]$P < 0.01$。
与 L - Arg 组比较，[▲]$P < 0.05$，[▲▲]$P < 0.01$。

4. 内源性 NO 和 NOS 的比较

25 例高原肺水肿患者随机分为 3 组。在常规治疗的基础上，氧气驱动雾化吸入 L - Arg 治疗 9 例，静脉滴注 L - Arg 治疗 8 例，NO 吸入治疗 8 例，均在治疗前和治愈后检测血中的 NO 含量和 NOS 的活性。结果：三组患者治愈后较治疗前 NO 和 NOS 均增高（$P < 0.01$ 或 0.05）；三组患者之间比较治疗前和治愈后均无统计学意义（$P > 0.05$）。HAPE 经 L - Arg 治疗后明显增加了 NO 及 NOS 活性，说明缺氧削弱内皮依赖性舒张反应，缺氧时可利用的内源性 L - Arg 相对或绝对减少，补充 L - Arg 可改善缺氧时 NO 合成限速因素增加 NO 合成，保护血管内皮细胞及 cNOS 活性，部分抵消低氧损害内皮细胞所致 NO 合成下降效应（表 4 - 36）。

表 4 - 36　左旋精氨酸治疗高原肺水肿前后 NO 及 NOS 的变化（$\bar{x} \pm s$）

组别	n	NO（$\mu mol \cdot L^{-1}$）		NOS（$U \cdot mL^{-1}$）	
		治疗前	治愈后	治疗前	治愈后
吸入 NO 组	8	59. 69 ± 6. 86	70. 54 ± 4. 71[※※]	58. 82 ± 6. 69	66. 15 ± 6. 82[※]
L - Arg 组	9	56. 32 ± 5. 99	66. 15 ± 5. 29[※※]	56. 06 ± 4. 06	63. 39 ± 8. 11[※]

与治疗前相比，[※]$P < 0.05$，[※※]$P < 0.01$。

5. 肌红蛋白、血氨、血乳酸的比较

在常规治疗的基础上，采用氧气驱动雾化吸入 L – Arg 治疗高原肺水肿 9 例
（L – Arg 组），并与吸入低浓度 NO 治疗的 8 例高原肺水肿（NO 组）做对照，在治疗前
和治愈后分别采静脉血检测 Mb、BLA、血氨（Ammo）的含量。结果：NO 组和 L – Arg
组治愈后均较治疗前降低，差异有非常显著性意义（$P < 0.01$）。治疗前和治愈后两组
之间比较均无统计学意义（$P > 0.05$）。两种治疗方法均可使高原肺水肿患者的乳酸性
氧债和非乳酸性氧债显著降低（表 4 – 37）。

表 4 –37　L – Arg 和 NO 治疗高原肺水肿患者 Mb、BLA、Ammo 的变化（$\bar{x} \pm s$）

	L – Arg 组			NO 组		
	Mb （$\mu g \cdot L^{-1}$）	BLA （$mmol \cdot L^{-1}$）	Ammo （$\mu g \cdot L^{-1}$）	Mb （$\mu g \cdot L^{-1}$）	BLA （$mmol \cdot L^{-1}$）	Ammo （$\mu g \cdot L^{-1}$）
治疗前	106.30 ± 13.61	5.32 ± 0.93	76.47 ± 10.63	104.61 ± 15.28	4.37 ± 0.66	78.42 ± 11.21
治愈后	85.19 ± 14.38[*]	3.11 ± 0.66[*]	54.54 ± 9.58[*]	82.62 ± 13.40[*]	2.96 ± 0.76[*]	51.53 ± 10.06[*]

与治疗前比较，[*]$P < 0.01$。

经过高原现场研究证明，在常规治疗高原肺水肿的基础上，无论是静脉注射
L – Arg，还是氧气驱动雾化吸入 L – Arg，其临床效果与低浓度 NO 吸入疗法无显著性差
异（$P > 0.05$），较常规疗法平均缩短病程 3.6 d。L – Arg 静脉注射和雾化吸入，二者治
愈时间无显著性差异（$P > 0.05$）。在高原肺水肿治疗前和治愈后，检测血液流变学、
自由基代谢、血气分析、内源性 NO、NOS、血乳酸、血氨、肌红蛋白等评价临床疗效
的指标。结果表明，L – Arg 可显著改善高原肺水肿患者的血液流变性，提高 NOS 的活
性和 NO 的水平，减轻氧自由基对机体的损伤，改善血气指标，使乳酸性和非乳酸性氧
债降低。以上指标与 NO 吸入疗法比较无显著性差异（$P > 0.05$）。

高原肺水肿患者由于急性低氧，肺动脉内皮损伤，NO 生成减少，L – Arg 成为合成
NO 的限速因子。机体可用的内源性 L – Arg 大量消耗，此时外源性 L – Arg 可补充体内
因缺氧时大量消耗而造成的 L – Arg 不足，从而增加 NO 合成与释放。加之以氧气作为
驱动，药雾随氧气吸入，既增加了血氧浓度，也改善了患者缺氧状态，在吸氧的同时将
药物吸入，达到常规高压氧治疗所难以达到的治疗效果。因此雾化吸入 L – Arg 降低血
液黏度，改善心肺循环，降低肺动脉高压，从而改善血液循环。对于那些与 NO 合成和
释放减少有关的疾病，提供了 L – Arg 治疗的证据。

第三节　高压氧预防和治疗急性高原病的研究

一、高压氧预防急性高原病的研究

（一）高压氧预治疗预防急性高原病的作用机制

取雄性健康 SD 大鼠 50 只，质量 200 ~ 220 g，由第三军医大学动物中心提供，动物

室温度控制在22～28℃。按质量采用随机数字法随机均分为6组，每组10只。HBO Ⅰ组（$n=10$）HBO预处理后在海拔7 000 m低压舱内12 h；HBO Ⅱ组（$n=10$）HBO预处理后在海拔7 000 m低压舱内24 h；HBO Ⅲ组（$n=10$）HBO预处理后在海拔7 000 m低压舱内72 h。对照Ⅰ组（$n=6$）在海拔7 000 m低压舱内12 h；对照Ⅱ组（$n=7$）在海拔7 000 m低压舱内24 h；对照Ⅲ组（$n=7$）在海拔7 000 m低压舱内72 h。HBO组（Ⅰ、Ⅱ、Ⅲ）给予HBO预处理7 d；对照组在平原自由喂养7 d与HBO组末次HBO预处理结束后同时置于模拟海拔7 000 m低压舱内。动物在HBO和低压舱内常规分笼喂养，自由饮水进食。

HBO Ⅰ、Ⅱ、Ⅲ组动物进舱前，舱底置新鲜钠石灰，进舱后先用纯氧洗舱10 min，加压速率为125 kPa·min⁻¹，加压至2.0 ATA，升压30 min，在高压状态下停留60 min，减压30 min，每日1次，连续7 d。实验过程中通过观察窗仔细观察动物在舱内的行为状态。

HBO Ⅰ组和对照Ⅰ组在模拟海拔7 000 m的低压氧舱内12 h，用10%氨基甲酸乙酯（乌拉坦，1 mL·100 g⁻¹）腹腔麻醉。动物仰卧固定于手术台上，分别经右颈外静脉插入心导管至右心室、肺动脉，用PowerLab/8sp型多道生理记录仪连续描记5 min肺动脉压力曲线，并完成各参数的采集、计算、绘图、存盘工作，同步测定肺动脉平均压力（mean pulmonary arterial pressure，mPAP）、右心室收缩压（right peak - value systolic，RVSP）和舒张压（right value end - diastolic pressure，RVEDP）、右心室等容收缩期心室内压力上升最大速率和右心室等容舒张期心室内压力下降最大速率（±dp/dt_max）及左心室收缩压（left peak - value systolic，RVSP）和舒张压（left value end - diastolic pressure，RVEDP）、左心室等容收缩期心室内压力上升最大速率和左心室等容舒张期心室内压力下降最大速率（±dp/dt_max）等心功能及血流动力学指标。HBO Ⅱ组、对照Ⅱ组和HBO Ⅲ、对照Ⅲ组在模拟海拔7 000 m的低压氧舱内分别24 h、72 h，重复上述实验。抽取外周静脉血进行SOD、MDA、IL - 6、IL - 10和TNF - α检测。

各组大鼠在低压舱内快速处死取出额叶脑皮质、心、脑、肺组织标本进行光镜和电镜观察，并取左侧脑和肺组织称湿重，烘干计算脑、肺组织含水量。探讨高压氧预治疗对急性低氧大鼠心、脑、肺超微结构及含水量的变化。

1. HBO对急性缺氧大鼠右心室功能和平均肺动脉压的影响

HBO Ⅰ组与对照Ⅰ组比较RVEDP降低，有显著性差异（$P<0.05$）。HBO Ⅲ组与对照Ⅲ组比较，mPAP、RVEDP、-dp/dt_max降低，有显著性差异（$P<0.05$）。

HBO Ⅰ组与HBO Ⅱ组比较，mPAP降低，有显著性差异（$P<0.05$），±dp/dt_max降低，有非常显著性差异（$P<0.01$）。HBO Ⅰ组与HBO Ⅲ组比较，RVSP降低，有显著性差异（$P<0.05$），RVEDP、±dp/dt_max、mPAP降低，有非常显著性差异（$P<0.01$）。HBO Ⅱ组与HBO Ⅲ组比较，RVEDP降低，有非常显著性差异（$P<0.01$）。

对照Ⅰ组与对照Ⅱ组比较，RVSP、±dp/dt_max降低，有非常显著性差异（$P<0.01$）。对照Ⅰ组与对照Ⅲ组比较，RVEDP、±dp/dt_max、mPAP降低，有非常显著性差异（$P<0.01$）。对照Ⅱ组与对照Ⅲ组比较，RVSP、RVEDP、-dp/dt_max降低，有显著性差异（$P<0.05$）（表4-38）。

表4-38　HBO 对急性缺氧大鼠右心室功能和平均肺动脉压的影响

项目		n	RVSP（mmHg）	RVEDP（mmHg）	+ dp/dt$_{max}$（mmHg）	- dp/dt$_{max}$（mmHg）	mPAP（mmHg）
12 h	HBO Ⅰ组	10	31.62 ± 4.61	1.90 ± 0.93[a]	1 313.53 ± 286.37	925.15 ± 181.28	20.54 ± 5.60
	对照Ⅰ组	6	32.47 ± 1.77	2.81 ± 1.21	1 299.70 ± 162.42	937.48 ± 118.41	24.71 ± 8.90
24 h	HBO Ⅱ组	10	35.05 ± 7.01	2.24 ± 1.05	2 176.82 ± 191.22[c]	2 037.85 ± 650.03[c]	28.88 ± 8.63[b]
	对照Ⅱ组	7	43.54 ± 8.21[e]	3.42 ± 1.37	2 505.67 ± 694.48[e]	2 220.33 ± 694.57[e]	32.98 ± 6.72
72 h	HBOⅢ组	10	39.45 ± 10.04[b]	3.75 ± 1.17[acd]	2 386.29 ± 807.70[c]	2 183.67 ± 861.71[ac]	34.53 ± 3.57[ac]
	对照Ⅲ组	7	49.69 ± 8.11[f]	5.81 ± 1.41[ef]	2 845.79 ± 723.46[e]	3 147.32 ± 854.70[ef]	41.28 ± 6.29[de]

与对照组比较，[a]$P < 0.05$；与 HBO Ⅰ组比较，[b]$P < 0.05$，[c]$P < 0.01$。
与 HBO Ⅱ组比较，[d]$P < 0.01$；与对照Ⅰ组比较，[e]$P < 0.01$。
与对照Ⅱ组比较，[f]$P < 0.05$。

2. HBO 对急性缺氧大鼠左心室功能的影响

HBO Ⅰ组与对照Ⅰ组比较，LVEDP 降低，有显著性差异（$P < 0.05$）。HBOⅢ组与对照Ⅲ组比较，LVEDP 降低，有非常显著性差异（$P < 0.01$）。

HBO Ⅰ组与 HBO Ⅱ组比较，LVEDP 降低，有显著性差异（$P < 0.05$）。HBO Ⅰ组与 HBO Ⅲ组比较，LVSP 降低，有显著性差异（$P < 0.05$），LVEDP 降低，有非常显著性差异（$P < 0.01$）。

对照Ⅰ组与对照Ⅱ组比较，均无统计学差异（$P > 0.05$）。对照Ⅰ组与对照Ⅲ组比较，LVSP、- dp/dt$_{max}$ 降低，有显著性差异（$P < 0.05$），LVEDP 降低，有非常显著性差异（$P < 0.01$）（表4-39）。

表4-39　HBO 对急性缺氧大鼠左心室功能的影响

项目		n	LVSP（mmHg）	LVEDP（mmHg）	+ dp/dt$_{max}$（mmHg）	- dp/dt$_{max}$（mmHg）
12 h	HBO Ⅰ组	10	104.97 ± 19.52	0.98 ± 0.80[a]	2 622.49 ± 429.83	2 826.77 ± 929.77
	对照Ⅰ组	6	116.45 ± 10.75	2.05 ± 0.77	2 959.99 ± 676.15	2 912.58 ± 576.43
24 h	HBO Ⅱ组	10	122.47 ± 27.55	2.13 ± 1.20[c]	2 856.80 ± 838.16	3 079.98 ± 568.87
	对照Ⅱ组	7	131.81 ± 53.77	3.36 ± 2.74	3 263.65 ± 424.24	3 320.33 ± 765.59
72 h	HBO Ⅲ组	10	137.30 ± 40.80[c]	3.19 ± 1.19[bd]	2 967.12 ± 376.87	3 592.60 ± 950.01
	对照Ⅲ组	7	158.93 ± 40.37[de]	5.79 ± 2.12[df]	3 590.63 ± 1072.93	4 008.04 ± 747.25[de]

与对照组比较，[a]$P < 0.05$，[b]$P < 0.01$；与 HBO Ⅰ组比较，[c]$P < 0.05$，[d]$P < 0.01$。
与对照Ⅰ组比较，[e]$P < 0.05$，[f]$P < 0.01$。

3. HBO 对急性缺氧大鼠自由基代谢及 IL-10、IL-6、TNF-α 的影响

HBO Ⅰ组与对照Ⅰ组比较，SOD 增高，IL-6、IL-10、TNF-α 降低，有显著性差异（$P < 0.05$）。HBO Ⅱ组与对照Ⅱ组比较，SOD 增高，IL-6、IL-10、TNF-α 降低，有显著性差异（$P < 0.01$ 或 0.05）。HBOⅢ组与对照Ⅲ组比较，SOD 增高，MDA、IL-6、IL-10、TNF-α 降低，有显著性差异（$P < 0.05$）。

HBO Ⅰ组与 HBO Ⅱ组比较，IL-6、TNF-α 降低，有显著性差异（$P < 0.05$）。

HBO Ⅰ组与 HBO Ⅲ组比较，SOD 增高，有显著性差异（$P < 0.05$）；IL-6、TNF-α 降低，有显著性差异（$P < 0.05$），IL-10、MDA 降低，有非常显著性差异（$P < 0.01$）；HBO Ⅱ组与 HBO Ⅲ组比较，SOD 增高，IL-6、IL-10、TNF-α 和 MDA 降低，有显著性差异（$P < 0.05$）。

对照Ⅰ组与对照Ⅱ组比较，IL-6、TNF-α 降低，有显著性差异（$P < 0.05$）。对照Ⅰ组与对照Ⅲ组比较，SOD 增高，有显著性差异（$P < 0.05$），IL-6、IL-10、TNF-α、MDA 降低，有非常显著性差异（$P < 0.01$）；对照Ⅱ组与对照Ⅲ组比较 SOD 增高，IL-10、TNF-α 降低，有显著性差异（$P < 0.05$），MDA 降低，有非常显著性差异（$P < 0.01$）（表4-40）。

表4-40　HBO 对急性缺氧大鼠自由基代谢及 IL-10、IL-6、TNF-α 的影响

项目		n	SOD ($U \cdot gHb^{-1}$)	MDA ($nmol \cdot mL^{-1}$)	IL-6 ($ng \cdot L^{-1}$)	IL-10 ($ng \cdot L^{-1}$)	TNF-α ($ng \cdot L^{-1}$)
12h	HBO Ⅰ组	10	187.61 ± 58.19[a]	2.53 ± 1.13	21.67 ± 1.57[a]	45.61 ± 24.77[a]	15.83 ± 3.79[a]
	对照Ⅰ组	6	132.00 ± 22.71	3.52 ± 1.17	24.01 ± 1.62	79.17 ± 17.68	20.10 ± 2.73
24h	HBO Ⅱ组	10	163.82 ± 37.72[a]	3.32 ± 1.38	23.59 ± 1.70[bc]	62.29 ± 23.67[a]	19.80 ± 4.23[ac]
	对照Ⅱ组	7	126.62 ± 16.39	4.08 ± 1.34	28.84 ± 4.84[f]	88.38 ± 19.52	23.99 ± 3.11[f]
72h	HBO Ⅲ组	10	128.91 ± 35.29[ace]	4.75 ± 2.11[ade]	27.12 ± 4.11[ade]	89.27 ± 20.42[ade]	24.27 ± 3.05[ade]
	对照Ⅲ组	7	89.13 ± 32.69[fh]	6.77 ± 1.27[gk]	32.82 ± 4.60[g]	119.74 ± 23.92[gh]	28.21 ± 3.91[gh]

与对照组比较，[a]$P < 0.05$,[b]$P < 0.01$；与 HBO Ⅰ组比较，[c]$P < 0.05$,[d]$P < 0.01$。

与 HBO Ⅱ组比较，[e]$P < 0.05$；与对照Ⅰ组比较，[f]$P < 0.05$,[g]$P < 0.01$。

与对照Ⅱ组比较，[h]$P < 0.05$,[k]$P < 0.01$。

4. HBO 对急性缺氧大鼠左脑和左肺含水量的影响

脑组织含水量 HBO Ⅰ组较对照Ⅰ组降低，有显著性差异（$P < 0.05$）；HBO Ⅱ组较对照Ⅱ组降低，有非常显著性差异（$P < 0.01$）；HBO Ⅲ组较对照Ⅲ组降低，有非常显著性差异（$P < 0.01$）。肺组织含水量 HBO Ⅰ组较对照Ⅰ组无统计学差异（$P > 0.05$）；HBO Ⅱ组较对照Ⅱ组降低，有显著性差异（$P < 0.05$）；HBO Ⅲ组较对照Ⅲ组降低，有显著性差异（$P < 0.05$）。

与 HBO Ⅰ组比较，脑组织含水量 HBO Ⅱ组增高，有显著性差异（$P < 0.05$），HBO Ⅲ组增高，有非常显著性差异（$P < 0.01$）；肺组织含水量 HBO Ⅱ组和 HBO Ⅲ组均增高，有显著性差异（$P < 0.05$）。与 HBO Ⅱ组比较，组织脑含水量 HBO Ⅲ增高，有显著性差异（$P < 0.05$）；肺组织含水量无统计学性差异（$P > 0.05$）。

与对照Ⅰ组比较，脑组织和肺组织含水量对照Ⅱ组和对照Ⅲ组均增高，有显著性差异（$P < 0.01$ 或 0.05）。与对照Ⅱ组比较，脑、肺组织含水量对照Ⅲ组增高，有显著性差异（$P < 0.05$）。

与 HBO 组相比，对照组肺、脑组织含水量均增加，差异有统计学意义（$P < 0.05$），且急性缺氧 72 h 内随时间延长，含水量增高。说明低氧暴露可导致明显的肺水肿和脑水肿，HBO 预处理可预防低氧后肺水肿和脑水肿发生（表4-41）。

表 4 - 41　HBO 对急性缺氧大鼠左脑和左肺含水量的影响

项目	7 000 m 12 h		7 000 m 24 h		7 000 m 72 h	
	HBO Ⅰ组	对照Ⅰ组	HBO Ⅱ组	对照Ⅱ组	HBO Ⅲ组	对照Ⅲ组
n	10	6	10	7	10	7
左脑	74. 16 ±6. 88[①]	81. 58 ±5. 27	80. 24 ±4. 24[②③]	86. 91 ±2. 97[⑥]	84. 82 ±4. 44[②④⑤]	90. 89 ±2. 56[⑦⑧]
左肺	71. 49 ±7. 73	73. 44 ±5. 50	77. 90 ±3. 26[①③]	79. 09 ±1. 87[⑥]	78. 68 ±2. 08[①③]	82. 65 ±3. 75[⑦⑧]

与对照组比较，[①]$P<0.05$，[②]$P<0.01$；与 HBO Ⅰ组比较，[③]$P<0.05$，[④]$P<0.01$；与 HBO Ⅱ组比较，[⑤]$P<0.05$。与对照Ⅰ组比较，[⑥]$P<0.05$，[⑦]$P<0.01$；与对照Ⅱ组比较，[⑧]$P<0.05$。

5. HBO 对缺氧大鼠肺组织光镜显微结构的改变

HBO 组肺组织结构排列完整，肺泡壁稍有增厚；对照组肺组织结构排列紊乱，肺毛细血管充血明显，肺泡壁明显增厚，某些区域内可见肺泡腔内有粉红色渗出物（图 4 - 1）。

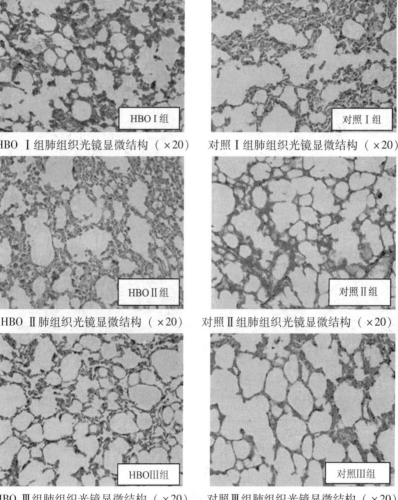

HBO Ⅰ组肺组织光镜显微结构 （×20）　　对照Ⅰ组肺组织光镜显微结构 （×20）

HBO Ⅱ肺组织光镜显微结构 （×20）　　对照Ⅱ组肺组织光镜显微结构 （×20）

HBO Ⅲ组肺组织光镜显微结构 （×20）　　对照Ⅲ组肺组织光镜显微结构 （×20）

图 4 - 1　肺组织光镜显微结构的改变 （80kV，×20 000）

6. HBO 对缺氧大鼠肺组织电镜超微结构改变

HBO 组肺泡上皮结构正常，毛细血管扩张。对照组肺泡隔增宽，毛细血管口径不一，有的扩张，充血明显，有的变窄甚至闭锁。肺间质疏松，毛细血管扩张充血明显，某些区域内可见肺泡腔内有粉红色渗出物（图 4-2）。

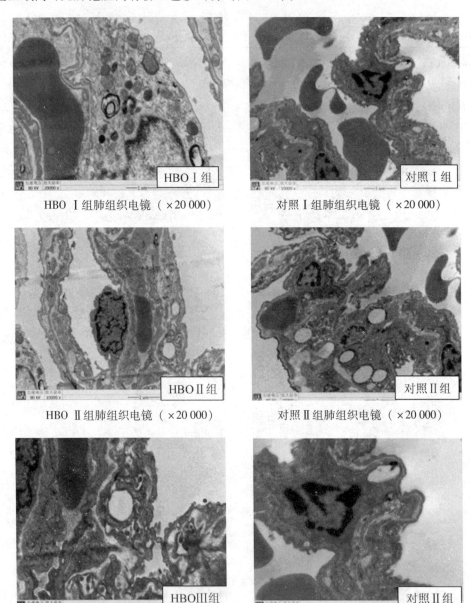

HBO Ⅰ组肺组织电镜 （×20 000）　　　对照Ⅰ组肺组织电镜 （×20 000）

HBO Ⅱ组肺组织电镜 （×20 000）　　　对照Ⅱ组肺组织电镜 （×20 000）

HBO Ⅲ组肺组织电镜 （×20 000）　　　对照Ⅲ组肺组织电镜 （×20 000）

图 4-2　肺组织电镜超微结构改变

7. HBO 对缺氧大鼠脑组织电镜超微结构改变

HBO 预处理后脑细胞膜、细胞核及细胞器清晰，核染色质分布较均匀；对照组细胞膜模糊不清，核膜表面不平滑。部分神经元轻度肿胀细胞核严重变形，细胞质成空泡（图4－3）。

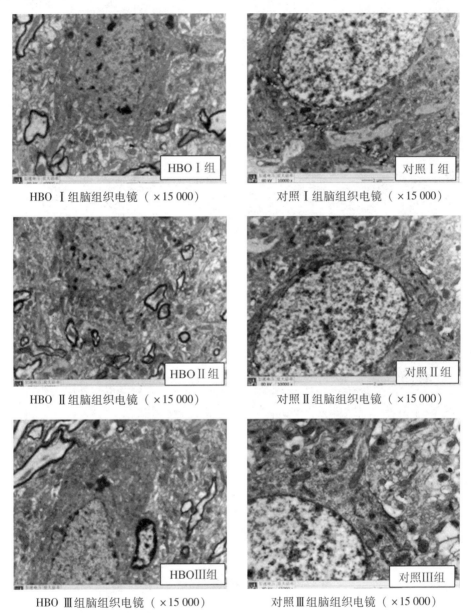

HBO Ⅰ组脑组织电镜（×15 000）　　　对照Ⅰ组脑组织电镜（×15 000）

HBO Ⅱ组脑组织电镜（×15 000）　　　对照Ⅱ组脑组织电镜（×15 000）

HBO Ⅲ组脑组织电镜（×15 000）　　　对照Ⅲ组脑组织电镜（×15 000）

图4－3　脑组织电镜超微结构改变

8. HBO 对缺氧大鼠心肌组织电镜超微结构改变

HBO组细胞膜、细胞核及细胞器清晰，核染色质分布均匀，除少部分神经元轻度肿胀，其细胞轮廓略不规则，其余基本同正常的细胞结构；对照组细胞核变形，细胞质成浆内局灶性肌丝和线粒体变性溶解、心肌细胞红肿、空泡变性及心肌间质水肿等，不同程度的炎性细胞浸润（图4－4）。

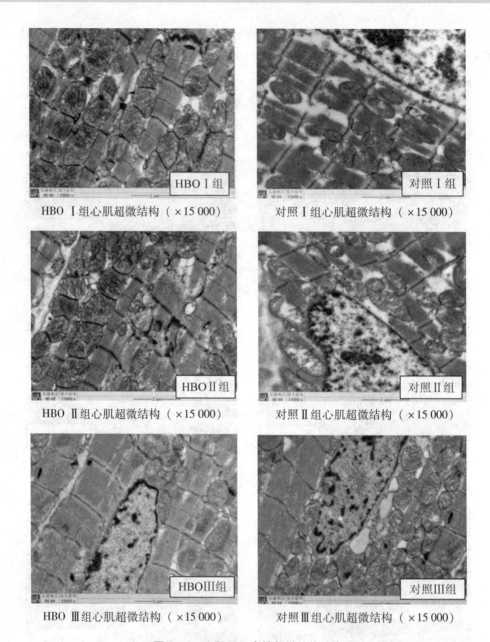

HBO Ⅰ组心肌超微结构（×15 000）　　对照Ⅰ组心肌超微结构（×15 000）

HBO Ⅱ组心肌超微结构（×15 000）　　对照Ⅱ组心肌超微结构（×15 000）

HBO Ⅲ组心肌超微结构（×15 000）　　对照Ⅲ组心肌超微结构（×15 000）

图4－4　心肌组织电镜超微结构改变

　　说明预先给予 HBO 预处理能够诱导脑缺氧耐受，增加血氧含量，提高血氧分压，增强血氧弥散能力，激发机体的内源性保护机制，从而减轻缺氧引起的组织损伤。同时 HBO 能改善心肌细胞内代谢及毛细血管渗透功能，水钠潴留减轻，有利于心肌细胞及间质水肿的消散。

（二）高压氧预防急性高原病的现场研究

1. 平原（海拔1 400 m）进行高压氧预治疗预防急性高原病的研究

　　对自平原（海拔1 400 m）乘汽车急进海拔5 200 m的39名青年随机分为2组（高

压氧组，$n = 21$；对照组，$n = 18$），于进入高原前 2 d，高压氧组每天做一次高压氧预治疗（舱内压力 2.5 ATA，升压 30 min，面罩吸纯氧 30 min × 2，中间休息 10 min，减压 30 min，共持续 2 h），对照组无预防措施。然后历时 5 d，两组青年乘汽车同时进入海拔 5 200 m 某边防哨卡。以国家军用卫生标准 GJB 1098—1991《急性高原反应的诊断和处理原则》随访记录受试者进入海拔 5 200 m 第 2、4、6 天高原反应症状和 P、BP、SaO_2，然后分度评分，分值高者，高原反应症状重。同时检测进入海拔 5 200 m 3 d 两组青年的眼底视网膜改变、血液流变学、肺通气功能和 NO、NOS、BLA、Mb、SOD、MDA 等评价高原适应性的量性指标。结果表明，2 组青年进入高原后均未发生高原肺水肿和高原脑水肿。进入哨卡 2 d 和 4 d，对照组急性高原反应分值和脉率较高压氧预治疗组增高（$P < 0.01$ 或 $P < 0.05$），血氧饱和度降低（$P < 0.05$）（表 4 - 42）。

表 4 - 42　进入海拔 5 200 m 第 2、4、6 天两组青年急性高原反应分值比较（$\bar{x} \pm s$）

n	急性高原反应分值			P（$b \cdot min^{-1}$）			SaO_2（%）		
	2 d	4 d	6 d	2 d	4 d	6 d	2 d	4 d	6 d
高压氧组 21	3.64 ± 1.80※	2.89 ± 1.94※	2.27 ± 2.00	96.36 ± 7.83※	95.82 ± 12.41※	98.36 ± 16.60	80.91 ± 7.16※	80.00 ± 5.80※	80.27 ± 8.28
对照组 18	6.67 ± 3.66	6.22 ± 3.66	3.50 ± 2.92	107.61 ± 14.84	106.78 ± 11.96	105.78 ± 20.27	74.94 ± 6.53	73.33 ± 7.24	75.83 ± 8.56

与对照组比较，※$P < 0.01$。

2. 中度高原（海拔 3 700 m）进行高压氧预治疗预防急性高原病的研究

对自平原乘汽车急进海拔 5 380 m 的 20 名青年途经海拔 3 700 m（三十里营房）休整 3 d 期间，随机分为高压氧预治疗组和对照组，每组 10 人，高压氧预治疗组每天做一次高压氧预治疗（舱内压力 2.0 ATA，每次 2 h），对照组无预防措施。3 d 后两组青年 4 h 内同时乘汽车进驻海拔 5 380 m 某哨卡，以《急性高原反应的诊断和处理原则》和生理生化等量性指标评价高原适应性（方法同上）（表 4 - 42 ~ 表 4 - 45）。

表 4 - 43　海拔 5 380 m 高压氧治疗后生理指标的分比较（$\bar{x} \pm s$）

生理指标	治疗组（$n = 10$）	对照组（$n = 10$）	P
第 2 天症状评分	4.4 ± 2.6	9.5 ± 5.1	< 0.01
体温（℃）	37.2 ± 1.3	38.14 ± 1.7	< 0.05
脉搏（次·min^{-1}）	78.3 ± 1.4	106.8 ± 2.9	< 0.01
呼吸（次·min^{-1}）	16.9 ± 1.8	19.1 ± 4.6	< 0.05
收缩压（kPa）	12.4 ± 4.6	13.6 ± 3.6	< 0.05
舒张压（kPa）	8.4 ± 4.8	9.2 ± 2.4	< 0.01
血氧饱和度（%）	147.42 ± 3.4	174.32 ± 2.4	< 0.01
血红蛋白（$g \cdot L^{-1}$）	74.94 ± 6.53	73.33 ± 7.24	< 0.01

表4-44 进驻海拔5380 m高压氧预治疗组与对照组自由基代谢的比较（$\bar{x} \pm s$）

	n	SOD（U·L^{-1}）	MDA（μmol·L^{-1}）	NO（μmol·L^{-1}）	NOS（U·mL^{-1}）	BLA（mmol·L^{-1}）	BUN（mmol·L^{-1}）
对照组	10	51.76±7.94	5.85±0.82	59.19±0.61	44.43±2.27	5.35±1.22	8.65±1.16
高压氧组	10	64.01±9.62※	4.73±0.74※	77.28±12.70※	52.78±3.44※	4.24±0.49※	6.81±0.84※

与对照组比较，※$P < 0.01$。

表4-45 进驻海拔5380 m血液流变学的变化（$\bar{x} \pm s$）

项目	对照组（$n = 10$）	高压氧组（$n = 10$）	P
全血黏度（mPa·s）切变率（1/s）			
高切（200s^{-1}）	9.49±0.51	8.04±0.62	<0.01
中切（30s^{-1}）	13.01±0.82	9.50±0.69	<0.01
低切（5s^{-1}）	26.76±1.77	20.82±1.35	<0.01
血细胞比容（L·L^{-1}）	0.47±0.02	0.42±0.01	<0.01
血浆黏度（mPa·s）	2.29±0.19	2.10±0.17	<0.05
全血高切还原黏度	12.56±1.59	10.25±1.36	<0.01
全血低切还原黏度	92.76±14.81	77.38±7.90	<0.05
红细胞刚性指数	6.95±1.20	5.69±1.11	<0.05
红细胞聚集指数	4.92±0.91	4.12±0.87	<0.05
红细胞高切相对指数	4.53±0.37	3.82±0.35	<0.01
红细胞低切相对指数	29.69±2.29	24.79±2.93	<0.01
红细胞变形指数	0.94±0.06	0.78±0.08	<0.01

可研究表明，无论在平原（海拔1400 m），还是在中度高原（海拔3700 m），高压氧预治疗均能预防急性高原反应，使心率减缓、血氧饱和度增高。

二、高压氧治疗高原肺水肿的现场研究

30例高原肺水肿患者源自海拔3700 m以上高原移居者，入院时均有明显的呼吸困难、咳嗽、咯白色或粉红色泡沫痰以及极度疲乏、头晕、心悸等症状；发绀明显，双肺有大量湿啰音；胸部X线片示双肺点片状或云絮状浸润阴影，严重者遍布全野。诊断符合中华人民共和国国家职业卫生标准（GBZ 92—2002）职业性高原病诊断标准。

入院后用山东烟台产YC3211型高压氧20人高压氧舱进行HBO治疗，压力一般在2.0～2.5 ATA（200～250 kPa），加压10～15 min，稳压60 min，中间可改吸空气10～15 min，减压时要注意肺部情况，缓慢减压，亦可在0.3 ATA停留时给患者加用地塞米

松或呋塞米，以避免减压过程中出现肺水肿反跳。高压氧治疗 3 ~ 5 次为宜，维持药物治疗（选用氨茶碱 0.25 g、呋塞米 20 ~ 40 mg、地塞米松 10 mg 静脉给药，必要时予多巴胺或间羟胺等血管活性药物）。

表 4 - 46 高压氧治疗 HAPE 的效果观察 $(\bar{x} \pm s)$

	n	呼吸频率（次·min^{-1}）	心率（次·min^{-1}）	肺动脉压（mmHg）	SaO$_2$（%）
治疗前	30	35.92 ±3.41	121.2 ±8.36	69.53 ±11.04	50.58 ±9.50
治疗后	30	20.28 ±1.77	86.16 ±6.32	42.88 ±7.53	89.98 ±3.47
P		>0.01	<0.001	<0.001	<0.001

高压氧不同于常压吸氧。在高压氧下，肺泡氧分压迅速提高，弥散入血的氧量增加，血液中的氧含量随之增加，组织的氧储量亦增加，氧的有效弥散范围增大。这比较彻底地改变了机体缺氧状态，消除了导致 pH 和 HAPE 的各种因素。如缺氧直接刺激造成的肺血管收缩，交感神经过度兴奋，上皮损伤导致的跨膜水钠转运障碍。高压氧形成的高气压还可通过物理作用使肺泡内气压超过肺组织间隙和毛细血管静水压，阻止渗（漏）出，促进水肿消除。应用高压氧在特高海拔现场治疗 30 例 HAPE 收到极好效果，迅速改善了患者的病情，病死率为 0。高压氧治疗 HAPE 有疗效肯定、见效快、明显降低病死率等优点，值得有条件的医疗机构推广应用。

外界气压升高，可将呼吸道内肺水肿液持续推向肺泡，并进一步使肺泡内压和组织间隙压升高，当超过了毛细血管静水压时，便可阻滞血管和肺泡的渗出。同时高压氧可使呼吸道内气泡的体积缩小或破碎，使呼吸道变得通畅，从而改善通、换气功能。

三、高压氧治疗高原脑水肿的机制

高原脑水肿（HACE）仍然是高原环境中对人体威胁最大的危重症，也是导致死亡或诱发高原多器官功能障碍综合征（MODS）的主要原因。对我院近年收治的 56 例重症急性高原病并发 MODS 患者分为常规治疗组 18 例和高压氧组 38 例，常规治疗组采用吸氧、原发病的治疗，高压氧组在常规治疗基础上加用高压氧治疗。比较两组的临床疗效，诊断参照全国高原医学学术讨论会的诊断标准。高压氧组立即给予高压氧治疗即 HBO 治疗方法：在 0.2 MPa 的治疗压力下，戴面罩吸氧，吸纯氧 60 min，加减压各 20 min，中间休息 10 min，每日 1 次。待病情完全脱离危险 3 d 后，停用高压氧治疗。两组病例治疗结果见表 4 - 47。两组资料经统计学处理差别有显著性。

表 4 - 47 高压氧组和常规治疗组疗效比较 $(\pm s)$

	n	治愈	死亡	治愈率	平均治愈天数
高压氧组	38	33（86.84）	5（13.15）	86.84	10 ±3.15
常规治疗组	18	10（55.55）	8（44.44）	55.55	17 ±5.25
P		<0.05	<0.05	<0.05	<0.05

用高压氧治疗高原脑水肿可迅速改善机体的缺氧状态，增加机体的储氧能力，增强机体对缺氧的耐受能力，从而迅速缓解症状。其治疗机制是高压氧可以使机体的血氧分压提高 10 倍以上，机体的物理溶解氧也增加十几倍，氧气在机体内的弥散距离的增加，从而迅速改善机体的缺氧状态，有利于纠正氧消耗和氧输送高于正常水平的病理过程，加强机体对高原缺氧的适应能力；高压氧可使正常脑血管收缩、阻力增加、脑血流量减少，从而减轻脑水肿；可使椎 - 基底动脉系统血管扩张，网状系统血流量增加，促进患者清醒；可对缺血的脑组织的血流量增加（反盗血现象），改善脑组织缺氧；高压力治疗环境可限制患者全身血管阻力下降，改善组织缺氧，终止缺血—再灌注过程，减少氧自由基的释放；间接减少儿茶酚胺、血管活性物质，如血栓素、白三烯、血小板活化因子、一氧化氮和前列腺素等；另外，还可减少内皮素的过度释放，从而阻止序惯性损伤，促使病理过程的逆转。

参考文献

[1] 崔社怀，郭先健．高原西氏胶囊治疗急性低氧大鼠油酸急性肺损伤的实验研究．中国中西医结合杂志，1998，18（7）：426 – 429.

[2] 张西洲，陈占诗，马勇，等．高原西氏胶囊防治急性高原病的疗效观察．西北国防医学杂志，1999，20（2）：83 – 85.

[3] 张西洲，杨海军，哈振德，等．6 种药物对部队进入海拔 5 200 m 急性高原反应预防效果的对比观察．西北国防医学杂志，2003，24（5）：341 – 343.

[4] 张西洲，崔建华，哈振德，等．沙美特罗替卡松粉吸入剂预防急性高原反应的效果观察．高原医学杂志，2005，15（3）：4.

[5] 崔建华，高亮，马广全，等．吸入沙美特罗替卡松对急进高原人体自由基代谢的影响．高原医学杂志，2010，20（1）：36.

[6] 马广全，崔建华，马月梅，等．沙美特罗替卡松粉吸入剂对初入高海拔地区青年脑体 - 心理生理能力的影响．临床军医杂志，2009，37（3）：386.

[7] 马广全，崔建华，马月梅，等．沙美特罗替卡松粉吸入剂对初入高海拔地区青年抗低氧效果的观察．临床军医杂志，2009，37（2）：266 – 268.

[8] 马广全，崔建华，王伟，等．沙美特罗吸入剂对初进高原青年肺功能的影响．西南国防医药，2009，19（1）：60.

[9] 王伟，张西洲，马勇，等．吸入低浓度一氧化氮治疗高原肺水肿对比观察．中华结核和呼吸杂志，1998，21（4）：212 – 214.

[10] 张西洲，王伟，陈占诗，等．吸入一氧化氮治疗高原肺水肿的疗效观察．解放军预防医学杂志，1998，16（5）：384 – 385.

[11] 王伟，李朝斌，张西洲，等．吸入一氧化氮治疗高原肺水肿初步观察．解放军预防医学杂志，1999，16（3）：196 – 197.

［12］王伟，朱永安，张西洲，等．吸入低浓度一氧化氮对高原肺水肿患者血流动力学的影响．中国危重病急救医学，1998，11（2）：90．

［13］马勇，张西洲，李新菊，等．一氧化氮治疗高原肺水肿前后的视网膜变化．高原医学杂志，1998，8（2）：42．

［14］张西洲，何富文，王伟，等．高原肺水肿治疗前后血液流变学的改变．解放军医学杂志，1998，23（4）：262．

［15］崔建华，张西洲，何富文，等．高原肺水肿患者血液流变性及纤溶系统改变的实验研究．中国血液流变学杂志，1999，9（4）：239－242．

［16］张西洲，崔建华，何富文，等．高原肺水肿治疗前后几种细胞因子的变化．中华结核和呼吸杂志，1999，22（7）：430．

［17］崔建华，张西洲，谢印芝，等．高原肺水肿患者血清胰岛素样生长因子－Ⅱ水平的变化．西藏医药杂志，2000，20（2）：3－4．

［18］张西洲，崔建华，何富文，等．高原肺水肿患者的体液免疫反应．中国危重病急救医学杂志，2000，12（1）：35．

［19］崔建华，张西洲，谢印芝，等．8 例高原肺水肿患者血管内皮细胞功能变化的测定．中国危重病急救医学杂志，2000，12（9）：559．

［20］张西洲，崔建华，谢印芝，等．高原肺水肿治疗前后血管内皮生长因子的表达．中华航空航天医学杂志，2000，11（2）．

［21］张西洲，崔建华，谢印芝，等．5 例高原肺水肿患者治疗前后细胞间黏附分子－1 的表达．《中国危重病急救医学》，2000，12（9）：574．

［22］张西洲，崔建华，何富文，等．高原肺水肿患者血浆降钙素基因相关肽及内皮素 1 含量的变化．中华结核和呼吸杂志，1999，22（9）：575．

［23］张西洲，崔建华，何富文，等．高原肺水肿治疗前后血浆 NO 和心钠素含量的变化．西北国防医学杂志，1999，20（3）：194．

［24］张西洲，崔建华，何富文，等．高原肺水肿患者红细胞生成素和 C 型利钠肽含量的变化及其意义．中国危重病急救医学，2000，12（1）：52．

［25］张西洲，何富文，崔建华，等．高原肺水肿患者血浆 NO 含量和红细胞膜 ATPase 活性．高原医学杂志，1999，9（3）：25．

［26］崔建华，张西洲，何富文，王伟，谢印芝，张东祥．高原肺水肿患者血浆 ET－1、TXB_2 及 6－Keto－$PGF_{1\alpha}$ 水平的变化．中国应用生理学杂志，2000，16（1）：44－71．

［27］张西洲，崔建华，何富文，等．高原肺水肿治疗前后血浆血栓素和前列环素的变化．高原医学杂志，1999，9（4）：42．

［28］崔建华，张西洲，王伟，等．血清心肌肌钙蛋白 T 变化与高原肺水肿的关系．中国应用生理学杂志，2000，16（3）增刊：25．

［29］张西洲，崔建华，陈占诗，等．高原肺水肿治疗前后几种血清酶和尿酸的变化．高原医学杂志，1998，8（3）：9．

［30］崔建华，张西洲，何富文，等．高原肺水肿患者血清肌红蛋白和血乳酸浓度的变

化. 高原医学杂志, 2000, 10 (1): 16.

[31] 崔建华, 张西洲, 何富文, 等. 高原肺水肿患者尿酶的变化. 中国危重病急救医学杂志, 1999, 11 (11): 687 – 688.

[32] 张西洲, 崔建华, 何富文, 等. 吸入低浓度 NO 治疗高原肺水肿对体内自由基代谢的影响. 高原医学杂志, 2000, 10 (1): 10.

[33] 张西洲, 马勇, 王伟, 等. 左旋精氨酸治疗高原肺水肿疗效观察. 解放军医学杂志, 2001, 26 (5): 378 – 379.

[34] 张西洲, 马勇, 王伟, 等. 左旋精氨酸治疗高原肺水肿的临床研究. 西北国防医学杂志, 2002, 23 (4): 271 – 272.

[35] 崔建华, 张西洲, 朱永安, 等. L – 精氨酸对高原肺水肿患者血气的影响. 高原医学杂志, 2001, 11 (3): 30 – 33.

[36] 崔建华, 张西洲, 朱永安, 等. 雾化吸入 L – 精氨酸治疗高原肺水肿对血液流变性的影响. 中国血液流变学杂志, 2002, 12 (3): 248 – 250.

[37] 崔建华, 王引虎, 张西洲, 等. 左旋精氨酸对高原肺水肿患者血清一氧化氮合酶活性的影响. 中华航空航天医学杂志, 2002, 13 (1): 51 – 53.

[38] 崔建华, 王引虎, 张西洲, 等. 雾化吸入 L – 精氨酸治疗高原肺水肿患者自由基代谢的研究. 中国急救医学, 2001, 21 (12): 710 – 711.

[39] 王伟, 李朝斌, 陈秀山, 等. 静脉滴注精氨酸治疗高原肺水肿对比观察. 高原医学杂志, 2001, 11 (4): 1 – 3.

[40] 崔建华, 王引虎, 张西洲, 等. 左旋精氨酸对高原肺水肿患者自由基代谢的影响. 西藏医药杂志, 2002, 23 (3): 1 – 3.

[41] 崔建华, 王引虎, 张西洲, 等. 雾化吸入 L – 精氨酸对高原肺水肿患者 NOS 的影响. 高原医学杂志, 2001, 11 (4): 8 – 11.

[42] 崔建华, 王引虎, 张西洲, 等. L – 精氨酸治疗高原肺水肿患者肌红蛋白、乳酸及血氨的变化. 临床军医杂志, 2002, 30 (1): 13 – 15.

[43] 崔建华, 吴佩锋, 高亮, 等. 高压氧预处理对急性缺氧大鼠血流动力学和细胞因子的影响. 中华航海医学与高气压医学杂志, 2014, 21 (5): 296 – 301.

[44] 崔建华, 吴佩锋, 高亮, 等. 高压氧预处理对急性缺氧大鼠超微结构的研究. 中华航海医学与高气压医学杂志, 2014, 21 (6): 377 – 380.

[45] 王宏运, 金湘华, 刘宁, 等. 高压氧预治疗预防急性高原反应的现场观察. 高原医学杂志, 2008, 18 (1): 21 – 22.

[46] 崔建华, 高亮, 张西洲, 等. 高压氧预处理对高原人体耐缺氧抗疲劳机制的研究. 中国应用生理学杂志, 2008, 24 (4): 444 – 447.

[47] 阳盛洪, 王引虎, 杨海军, 等. 高压氧治疗海拔 5 000 m 以上地区移居人群脱习服的临床疗效观察. 西南国防医药杂志, 2013, 34 (3): 205 – 207.

[48] 阳盛洪, 王引虎, 王福领, 等. 高压氧治疗对高海拔地区脱习服官兵脑体工效影响的观察. 人民军医, 56 (10): 1137 – 1138.

[49] 马广全, 杨海军, 阳盛洪. 高压氧疗对特高海拔移居人群脱习服期间心电图的影

响.临床军医杂志,2014,42(11):1115-1117.

[50] 崔建华,高亮,王福领,等.高压氧对高原脱习服过程中红细胞指标的影响.高原医学杂志,2012,22(4):8-10.

[51] 崔建华,高亮,王福领,等.高压氧治疗高原脱习服症者血液流变学的变化.中国血液流变学杂志,2012,22(3):401-403.

第五章　慢性高原病防治研究

第一节　慢性高原病

长期生活工作在海拔 3 000 m 以上的人群，逐渐造成的心、脑血管系统慢性病变，统称为慢性高原病（chronic mountain sickness，CMS）。慢性高原病主要有高原红细胞增多症（high altitude polycythemia，HAPC）、高原衰退症（high altitude deterioration，HADT）、高原血压异常（plateau of abnormal blood pressure）和高原心脏病（high altitude heart disease，HAHD）等。

CMS 诊断依据国际 CMS "青海标准"，以 10 个主要症状体征作为 CMS 的记分：头痛，头晕，记忆减退，疲乏，气促或心悸，睡眠障碍，耳鸣，食欲减退，唇、面及指发绀，结合膜及咽部毛细血管扩张充血。分别以 1、2、3 分各表示轻、中、重程度。以血红蛋白（Hb）（18 g < Hb < 21 g，记 0 分，Hb ≥ 21 g，记 3 分）及动脉血氧饱和度（SaO_2）（$SaO_2 \leqslant 85\%$，记 3 分）记分。将以上记分相加做出 CMS 的诊断及判定其严重度如下：无慢性高原病总记分为 0~5 分，轻度为 6~10 分，中度为 11~14 分，重度为 15 分或更高。

我们对海拔 4 300 m、5 100 m、5 380 m 高度居住 1 年的 CMS 患病率调查发现，患病率依次为 37.0%、67.7%、92.9%。随海拔高度升高，CMS 患病率增高。

一、高原红细胞增多症

高原红细胞增多症是由于高原低氧引起的红细胞过度代偿性增生的一种慢性高原病，也有人称之为高原多血症。其病变多呈慢性过程，后期常伴有全身多系统、多器官和组织不同程度的损害。我国高原人群患病率的报告结果有较大差异。在同一海拔高度，移居汉族的患病率显著高于世居藏族，男性患病率显著高于女性，重体力劳动者患病较多。随着海拔升高，患病率明显增高。

1. 症状与体征

高原红细胞增多症的临床症状主要为头痛、头昏、胸闷、心慌、失眠、腹胀等，重症患者可有嗜睡、昏厥、视力模糊、肢体麻木和鼻出血。体征主要为口唇、面颊部、耳郭边缘、指甲呈青紫色，面部毛细血管扩张呈紫红色条纹，咽部和结膜充血等，构成了本病特有的多血面容；颜面、下肢或全身可有水肿，时轻时重。

2. 诊断

一般在海拔 3 000 m 以上高原发病，多为移居者，少数世居者亦可罹患。血液学诊断标准为男性血红蛋白≥210 g·L^{-1}，女性≥190 g·L^{-1}；男性血细胞压积≥65%，女性≥60%。伴有明显而持久的食欲减退、肢体麻木和出血倾向等高原衰退症状，并排除其他原因所致者，即可诊断为高原红细胞增多症。

3. 治疗

高原红细胞增多症最有效的治疗是下送平原或低海拔地区，就地治疗效果均不满意。现仅将就地治疗常用的方法做一介绍。

（1）一般治疗：减少劳动时间，减轻劳动强度，尽可能避免剧烈运动。保证充足的睡眠和休息，以降低氧耗，对稳定病情，减少继发症如高原心脏病、消化道出血等是有肯定效果的。重症病例应避免长期卧床，因血液淤滞、流动缓慢，长期卧床易发生血管栓塞。避免刺激性食物，禁止饮酒，少吸烟。饮食以易消化软食为主，补充适量 B 类维生素和维生素 C 等均很重要。

（2）间歇吸氧：对重症或有继发症者一般采用鼻管吸氧，氧流量每分钟 2～3 L，每次吸 2 h 左右，每日 3～4 次，对短期缓解症状，改善低氧血症有一定效果。

（3）放血疗法：经上述治疗无效，可静脉放血 200～300 mL，1 周后可再放血 1 次，同时静脉输入生理盐水或低分子右旋糖酐，以达到稀释血液的目的。放血疗法不作为常规治疗措施。

4. 预防

摄入足量的维生素；戒烟；避免剧烈活动和减轻劳动强度；坚持呼吸功能锻炼。

二、高原心脏病

高原心脏病是指由于慢性缺氧，导致肺小动脉功能性或器质性病变，肺动脉高压，右心室肥大、功能障碍，甚至发生心力衰竭的一种慢性高原病。高原心脏病通常在海拔 3 000 m 以上地区发病，是高原地区的一种常见病。临床多呈慢性经过，并随移居高原时间延长发病率增高，但也可于急进高原时发病。目前认为缺氧引起的肺动脉高压是高原心脏病发病的重要环节。过度劳累、呼吸道感染等可诱发本病。

1. 症状与体征

症状主要表现为劳力性呼吸困难、心悸、胸闷、头昏、疲乏等症状，有时咳嗽，少数咯血，声音嘶哑，最终发生右心衰竭，患者时有头痛、头涨、兴奋、失眠或嗜睡、昏睡等。心力衰竭时上述症状加重，常伴咳嗽、血性痰、腹胀及全身水肿等。

主要体征为发绀明显，表现在口唇、甲床、耳垂、舌尖等部位，面部、下肢及全身水肿。心尖冲动弥散，心界向两侧扩大。部分患者心率增快或缓慢，可发现期前收缩等心律不齐，肺二音亢进或（和）分裂。当出现右心衰竭时有颈静脉怒张、肝脏肿大、肝颈静脉反流征阳性、腹水及水肿等。

2. 诊断

（1）一般在海拔 3 000 m 以上高原发病，移居者易患，世居者亦可罹患。

（2）临床表现症状明显。

（3）超声心动图：肺动脉平均压 > 2.67 kPa（20 mmHg）或肺动脉收缩压 > 3.99 kPa（30 mmHg）；心电图：心电轴右偏及明显右心室肥厚；X 线胸片显示右心增大。

（4）排除其他心血管疾病，尤其是慢性阻塞性肺疾患，如肺源性心脏病。

（5）转至低海拔地区或平原病情缓解，肺动脉高压和扩大的心脏逐渐恢复。

3. 治疗

高原心脏病的特效治疗是下转平原或低海拔地区。就地治疗高原心脏病，一般均以改善氧供、减少氧耗、对症处理、支持等为基本原则。针对患者病情采取下列措施：

（1）休息：患高原心脏病后，应适当休息，减少体力活动。

（2）给予吸氧：吸入氧气为治疗高原心脏病的首要措施。一般以鼻导管给氧为宜。轻症患者间竭给氧，氧流量为 $3 \sim 6$ L·min^{-1}，每次 $30 \sim 60$ min。

（3）积极控制呼吸道感染。

（4）降低肺动脉压：降低肺动脉压是治疗高原心脏病的关键措施。

1）氨茶碱：口服，$0.1 \sim 0.2$ g·次$^{-1}$，3 次·d^{-1}；重症患者给予氨茶碱 0.25 g 加于 25% 葡萄糖溶液 40 mL 中，静脉缓慢推注，2 次·d^{-1}，2 周为一疗程。

2）酚妥拉明：酚妥拉明 10 mg，加入 5% 葡萄糖溶液 $250 \sim 500$ mL 中静脉滴注，每日 1 次，2 周为一疗程。

3）硝苯地平：口服 $10 \sim 20$ mg，2 次·d^{-1}，疗程 $1 \sim 2$ 个月。

（5）改善心肌供血供氧，促进心肌代谢。

1）丹参：轻症患者可口服丹参片，$3 \sim 5$ 片·次$^{-1}$，3 次·d^{-1}，疗程 1 个月，重症患者给予丹参注射液，$5 \sim 8$ mL 加入 10% 葡萄糖溶液 500 mL 中静脉滴注 1 次·d^{-1}，15 d 为一疗程。

2）硝酸甘油：舌下含服 $0.3 \sim 0.6$ mg·次$^{-1}$，$1 \sim 2$ min 见效，能迅速中止心绞痛，持续 $10 \sim 45$ min。

3）硝苯地平（心痛定）：$10 \sim 20$ mg·次$^{-1}$，3 次·d^{-1}，含于舌下或口服。

4）能量合剂：维生素 C 3 g，辅酶 A 50 U，肌苷酸钠 500 mg，细胞色素 C 30 mg，维生素 B_6 50 mg 加入 5% 葡萄糖溶液 500 mL 中，缓慢静脉滴注，1 次·d^{-1}，2 周为一疗程。

（6）纠正心律失常：盐酸普萘洛尔片，$10 \sim 20$ mg·次$^{-1}$，3 次·d^{-1}。

（7）纠正心衰：毛花苷 C0.2 $\sim$ 0.4 mg，加入 25% 葡萄糖溶液 40 mL，缓慢静推 $1 \sim 2$ 次·d^{-1}；待患者病情稳定后或病情较轻者可给予口服地高辛治疗（注意洋地黄类药物中毒，因高原心脏病患者对洋地黄类药物比较敏感）。有人报道使用丹参注射液、山莨菪碱、硝普钠、酚妥拉明等取得较好疗效。

（8）转平原地区：在高原经治疗效果欠佳者，或已发生心衰者，待病情稳定后宜安排转平原治疗。

4. 预防

在高原上，虽然不能改变缺氧环境和完全防止高原心脏病的发生，但应该看到本病的发生有诸多因素和环节。如能在高原居民中加强高原卫生常识的普及教育，注意高原保健，完全可以避免一些人发病或延缓发病、减轻病情。

（1）劳逸结合：避免过度疲劳，每天应保证 8 h 以上睡眠时间。

（2）注意营养。

（3）适当做一些锻炼活动：为增强抗缺氧能力，适当做些体育锻炼是完全必要的，如散步、慢跑等。

（4）防治上呼吸道感染：适当增加户外活动，增强抗寒能力，降低呼吸道感染的发病率。一旦发生呼吸道感染，应及时治疗。

（5）做好高原病的监测：有条件时应定期进行体格检查，发现可疑症状和体征应予追踪观察和治疗。

三、高原血压异常

平原人移居高原后的体循环血压改变可以表现为血压增高或降低，多数表现为血压增高。随着对高原低氧环境的适应，血压可恢复至原来水平。在严重低氧时血压可明显下降。若此种血压异常状态持续存在或缓解后再度出现并持续下去，产生继发性损害，即转变为高原高血压症或高原低血压症。高原血压变化的特点是脉压缩小，这反映了心排血量降低。高原高血压与高原低血压不同于高原高血压症及高原低血压症，前者是人体对高原低氧的一种病理生理反应，且多为暂时性的；后者多为持续性并也产生由此引起的器质性损害，而成为高原独立疾病。

（一）高原高血压症

高原高血压是慢性高原病的一个临床类型，为高原移居人群的多发病和常见病。凡在低海拔地区血压正常，进入海拔 3 000 m 以上高原后，因高原低氧，通过血管收缩反射或交感神经活动亢进，心输出量增加，致血压持续上升，收缩压 ≥160 mmHg（21.3 kPa）或舒张压 ≥95 mmHg（12.6 kPa），并伴有高血压症状，即为高原高血压。

1. 症状与体征

（1）症状：主要表现为头痛、头晕、心悸、胸闷、气短、乏力、耳鸣、口干、易怒、多梦、失眠等可伴有面部及肢体麻木，消化道症状如恶心、呕吐、食欲减退也常见。

（2）体征：高原高血压的主要体征是血压增高，超出正常标准。收缩压 ≥160 mmHg（21.3 kPa）或舒张压 ≥95 mmHg（12.6 kPa），少有收缩压单纯增高的，多是舒张压增高，收缩压仅轻度、中度增高，脉压缩小。

2. 诊断

（1）一般系居住在海拔 3 000 m 以上地区的移居者，移居高原前无高血压史。

（2）移居高原后，血压增高大于 160/95 mmHg。

（3）返抵平原后血压自行下降，而重返高原后血压又复升高。

（4）排除原发性高血压病和其他原因引起的继发性高血压。

3. 治疗

（1）非药物治疗：高原高血压症患者应避免剧烈活动；戒烟；减轻体重；限制钠盐。

（2）药物治疗：

1）血管紧张素转换酶抑制剂（ACEI）：卡托普利。用法为：口服，25 mg·次$^{-1}$，3 次·d^{-1}。

2）β受体阻滞剂：拉贝洛尔。用法为：口服，200 ~ 600 mg·d^{-1}，分 2 ~ 3 次，饭后服用。

3）钙离子拮抗剂：硝苯地平，用法为：口服，10 ~ 20 mg·次$^{-1}$，2 次·d^{-1}，饭后服用。

（二）高原低血压症和低脉压

移居高原前血压正常，进入高原后收缩压低于 90 mmHg（12 kPa），舒张压低于 60 mmHg（8 kPa），主要以收缩压为准，并排除内分泌疾病及外周血管疾病所引起的症状性低血压，即为高原低血压。若收缩压和舒张压之差低于 20 mmHg（2.66 kPa）则为合并高原低脉压。

1. 症状与体征

高原低血压症的主要症状为头昏、记忆力减退、乏力、眼花、心悸，多数患者在登山、跑步、下蹲突起时加重。体征表现为心率多在 60 ~ 80 次·min^{-1}。收缩压不大于 90 mmHg（12.0 kPa），舒张压不大于 60 mmHg（8.0 kPa），脉压多缩小。心脏听诊可有肺动脉第二音亢进或分裂。辅助检查，如胸透、心电图、眼底检查等，未见特殊改变。

2. 诊断

（1）多在海拔 3 000 m 以上发病。

（2）在平原血压正常，抵高原后血压逐渐降低≤90/60 mmHg。

（3）伴有低血压症状群，常见症状有眩晕、头痛、头重、耳鸣、容易疲劳、衰弱感、不安、注意力不集中、工作能力降低、易出汗、四肢冷感、肩僵硬、失眠甚至晕厥等症状。

（4）返抵平原后血压自行上升，而重返高原血压又复下降。

（5）排除其他原因引起的继发性低血压。

3. 治疗

除卧床休息和吸氧外，可给以下药物。

（1）谷维素：口服，20 mg·次$^{-1}$，3 次·d^{-1}。

（2）泼尼松：10 ~ 20 mg·次$^{-1}$，口服，1 次·d^{-1}，7 d 为一疗程。

四、高原衰退症

长期居住在海拔 3 000 m 以上地区的移居人群中，有些人发生了一系列脑力和体力衰退症状。下至低海拔地区或平原，症状逐渐减轻或消失。但在发病的海拔高度很少转变成高原红细胞增多症或高原心脏病。高原衰退症的发生与长期低氧引起的神经内分泌功能紊乱、微循环障碍和免疫功能降低等因素有关。

1. 症状与体征

症状主要有头痛、头昏、失眠、记忆力减退、注意力不集中、思维能力降低、情绪不稳定、精神淡漠等，同时伴有食欲减退、体重减轻、体力下降、容易疲乏、工作能力降低、性功能减退、月经失调等。体征主要表现为血压降低、脱发、牙齿脱落、指甲凹陷、间歇性水肿及肝大等。

2. 诊断

（1）发生于久居海拔3 000 m以上的移居者或长期逗留海拔5 000 m以上的人员。

（2）脑力和体力衰退症状明显。

（3）伴随症状有血压降低、脱发、牙齿脱落、指甲凹陷、间歇水肿、轻度肝脾肿大等。

（4）不伴有红细胞增多和显著肺动脉高压。

（5）病程迁延，呈波动性，但逐渐加重，出现持续进行性衰退，但转至海拔低处或平原地区，症状逐渐减轻消失。

3. 治疗

（1）中药治疗：长期服用复方党参、黄芪茯苓复方、人参、西洋参、刺五加、红景天、银杏叶片等，可以提高机体缺氧耐力，减轻疲劳，维持机能的相对平衡。

（2）对症治疗：对于高原衰退症患者的症状可用药物治疗，如头痛可给予止痛药，失眠较重者适当服用安眠药。

（3）下送平原：高原衰退症患者的某些症状，在平原休息一段时间后，可完全恢复，甚至再次返回高原亦不复发。对那些返回高原仍然复发的患者，特别是症状较多又重的患者最好返回平原，或在低海拔地区生活和工作。

4. 预防

（1）适当的体育锻炼。

（2）机体长期处于疲劳、应激状态，易使机体机能失调、早衰，应避免过度疲劳。

第二节　慢性高原病生理病理变化

选择移居海拔4 300 m高原3个月以上的汉族男性青年323名，年龄17~39岁，平均（23.6±4.3）岁，其中慢性高原病患者87名，为慢性高原病组，诊断依据符合国际慢性高原病"青海标准"，其余236名为非CMS组。

一、肝功能的改变

清晨抽取空腹静脉血检测血清总胆红素（STB）、直接胆红素（SDB）、总蛋白（TP）、白蛋白（BLA）。结果表明，CMS组较非CMS组STB增高，有显著性差异（$P < 0.05$）；TP、BLA增高，有非常显著性差异（$P < 0.01$）；SDB无统计学差异（$P > 0.05$）。

表 5-1　CMS血清胆红素及蛋白的变化（$\bar{x} \pm s$）

组别	n	STB（$\mu mol \cdot L^{-1}$）	SDB（$\mu mol \cdot L^{-1}$）	TP（$g \cdot L^{-1}$）	BLA（$mmol \cdot L^{-1}$）
CMS组	87	12.72±4.95	5.26±2.91	65.19±5.72	42.25±2.70
非CMS组	236	11.45±3.29[a]	5.50±2.09	71.25±6.27[b]	44.62±2.45[b]

与CMS比较，[a]$P < 0.05$，[b]$P < 0.01$。

慢性高原病 STB 增高反映对肝脏的损害。人或动物急进高原后最初的反应是缺氧对呼吸系统的影响，首先产生肺呼吸的高通气现象，而利于机体对氧的摄取；但另一方面，高通气现象又引起肺血管收缩和肺循环阻力增加，从而导致肺动脉高压。后者又引起右心房高压通过传导作用而致肝静脉瘀血。此外，肝脏本身在缺氧情况下，可发生充血、肿胀和功能减退，使胆红素排泄功能下降而致高胆红素血症。TP、BLA 明显降低，这表明慢性高原病在低氧条件下，糖代谢供给能量，但由于能量不足，蛋白质有大量的分解参与能量代谢，致消耗过多，呈现低蛋白血症倾向。

二、肾功能的改变

（一）肾功能

CMS 较非 CMS 尿素氮、尿酸增高，有显著性差异（$P < 0.05$），肌酐无统计学意义（$P > 0.05$）。总胆固醇增高，三酰甘油、高密度脂蛋白胆固醇降低，有非常显著性差异（$P < 0.01$），低密度脂蛋白胆固醇无统计学意义（$P > 0.05$）。

表 5-2　CMS 血清肾功能的变化（$\bar{x} \pm s$）

组别	n	尿素氮（$mmol \cdot L^{-1}$）	肌酐（$\mu mol \cdot L^{-1}$）	尿酸（$\mu mol \cdot L^{-1}$）
CMS 组	87	6.10 ± 1.20	89.57 ± 9.83	285.10 ± 69.83
非 CMS 组	236	5.50 ± 1.02[b]	88.69 ± 9.36	252.91 ± 66.60[b]

与 CMS 比较，[a]$P < 0.05$，[b]$P < 0.01$。

慢性高原病红细胞的过度增生，势必出现造血调控因子的负反馈作用，使红细胞生成受到抑制，骨髓红细胞系统增生随之减慢。但由于外周血的红细胞已过分增多，造成血黏度数倍增加，微循环和小静脉静水压增高。加之长期缺氧致毛细血管损害，血管的通透性增加，甚至出现毛细血管的渗漏，致水分由血管内进入组织间隙，血浆量明显减少，血液长期处于浓缩状态，致红细胞和血细胞压积维持较高水平。

缺氧使体内抗利尿激素、儿茶酚胺分泌增高，促使肾素释放，继而血管紧张素 II 形成，导致肾动脉收缩，使肾血流灌注减少，肾脏发生缺血缺氧，肾小球滤过率及尿量下降，肾小球及肾小管受损。尿素氮、肌酐均为小分子氮代谢产物，正常时完全经肾小球滤过而排泄，肾功能减退时血浓度随肾小球滤过率降低而升高，为肾功能减退较好的指标。尿酸是嘌呤代谢产物，嘌呤代谢异常、能量代谢异常及肾脏损伤时肾小球滤过率下降，近端肾小管对尿酸的重吸收增加或（和）分泌功能减退时都可导致血尿酸增加。另外高原低氧继发红细胞增生及破坏增多而引起血尿酸升高，又因关节末梢血运差，血中乳酸增多，血液偏酸性，尿酸析出同时也表明慢性高原病对肾脏功能有潜在的影响。

（二）尿生化的变化

海拔 4 300 m 1 年以上的汉族男性官兵 323 人，其中 CMS 87 人；驻守喀喇昆仑山 5 000 m 以上（海拔 5 100 m 和 5 380 m）1 年的汉族官兵 45 人，其中 CMS 34 人。对以上确诊为 CMS 者 121 人，作为 CMS 组，其余为非 CMS 组。清晨留取晨尿，进行尿分析。

尿生化项目包括 BIL（尿胆元）、UBG（胆红素）、KET（尿酮体）、ASC（抗坏血酸）、GLU（尿糖）、PRO（尿蛋白）、BLD（尿潜血）、pH、NIT（亚硝酸盐）、LEU（白细胞）和 SG（尿比重）。阳性判断以 +1 以上计。

CMS 者尿 11 项均有异常出现，主要以尿蛋白、尿潜血、白细胞居多。血肌酐和尿素氮均在正常范围内，但较非 CMS 组增高。

海拔 4 300 m 尿蛋白 CMS 组阳性率为 81.61%（71/87），非 CMS 组为 15.68%（37/236）；尿潜血 CMS 组阳性率为 47.13%（41/87），非 CMS 组为 3.39%（8/236）；白细胞 CMS 组阳性率为 43.68%（38/87），非 CMS 组为 5.08%（12/236），两组间均有非常显著性差异（$P < 0.001$）（表 5 - 3）。

海拔 5 000 m 以上地区 CMS 组尿蛋白阳性率为 94.12%（31/34），非 CMS 组为 45.45%（5/11），两组间有非常显著性差异（$P < 0.01$）；CMS 组尿潜血阳性率为 52.94%，非 CMS 组为 27.27%，CMS 组白细胞阳性率为 61.76%，非 CMS 组为 36.36%，两组间无显著性差异（$P > 0.05$）（表 5 - 4）。

海拔 5 000 m 以上地区较 4 300 m 高原 CMS 尿蛋白、尿潜血、白细胞阳性率虽有所增加，但无统计学意义（$P > 0.05$）（表 5 - 5）。

表 5 - 3　海拔 4 300 m CMS 尿蛋白、尿潜血及白细胞阳性率的变化

	n	尿蛋白			尿潜血				白细胞		
		+	+ +	阳性率（%）	+	+ +	+ + +	阳性率（%）	+	+ +	阳性率（%）
CMS 组	87	62	9	81.61	34	5	2	47.13	36	2	43.68
非 CMS 组	236	36	1	15.68[a]	8	0	0	3.39[a]	12	0	5.08[a]

与 CMS 组比较，[a]$P < 0.001$。

表 5 - 4　海拔 5 000 m 以上 CMS 尿蛋白、尿潜血及白细胞阳性率的变化

	n	尿蛋白				尿潜血				白细胞		
		+	+ +	+ + +	阳性率（%）	+	+ +	+ + +	阳性率（%）	+	+ +	阳性率（%）
CMS 组	34	28	3	1	94.12	16	1	1	52.94	22	1	61.76
非 CMS 组	11	3	2	0	45.45[a]	2	1	1	27.27	4	0	36.36

与 CMS 组比较，[a]$P < 0.01$。

表 5 - 5　海拔 5 000 m 以上和 4 300 m CMS 尿蛋白、尿潜血及白细胞阳性率比较

海拔高度	n	阳性率（%）		
		尿蛋白	尿潜血	白细胞
5 000 m 以上	34	94.12	58.82	61.76
4 300 m	87	81.61	47.13	43.68

CMS 者尿 11 项均有异常出现，主要以尿蛋白、尿潜血、白细胞居多，多表现为 + 者，随海拔高度的增加，阳性率有所增加。缺氧环境对机体各主要脏器均有不同程度的

损害，表现在组织细胞功能的"缺氧性急性代谢紊乱"，这种改变与缺氧状态下细胞的生物氧化功能障碍及在缺氧状态下一些酶活性被抑制 ATP 合成障碍等有关。肾脏是对缺氧比较敏感的器官之一，机体不但可以通过肾脏排泄体内代谢终产物，而且还可以通过肾脏调节水、电解质和酸碱物质，从而维持机体血容量、离子浓度、渗透压和 pH 的恒定。CMS 长期处于低氧环境，低氧血症使交感 - 肾上腺髓质活性增强，引起血管紧张性增加，致使肾小动脉收缩，血管阻力增加；血细胞比容和血液黏度呈正相关，长期移居高原人体血细胞比容升高，当血流通过肾小球时，经滤过作用，进一步提高了出球小动脉中的血细胞比容，使出球小动脉的血管阻力更为增加，肾血流量减少，肾小球滤过率降低和滤过分数增加。

CMS 尿生化异常可能是高原低氧环境等因素刺激机体代偿性的产生一系列变化，出现以内脏血流减少为主的再分配，产生大量的红细胞、血红蛋白和其他有形成分，血液发生"浓、黏、聚、稠"的改变，血液黏度增高，微循环受损，引起肾小球毛细血管阻力增加，肾小球内压升高，血流灌注不足，肾缺氧、重吸收、排泄功能变化加剧，致肾组织细胞、肾间质细胞功能损伤，尿生化异常。血液黏稠度增高，血液通过肾小球时，出球小动脉的血管阻力更为增加，肾血流量减少，导致肾脏缺血、缺氧，肾小球滤过膜间隙变宽，有效滤过率增高。CMS 蛋白尿的发生可能是低氧引起肾小管上皮细胞对蛋白的重吸收功能降低，也可能是由于低氧环境肾小球毛细血管通透性增强使蛋白滤出增加。

CMS 肾脏功能的改变是高原低氧环境引起机体各个系统功能、代谢变化的一部分。由于海拔高度、持续时间，以及机体对缺氧耐受能力等不同，取得的结果具有一定程度的差异，因此 CMS 对肾脏的影响也与机体对缺氧的耐受能力有关。

三、血清酶的改变

用 ACCUTE TDA - 40FR 全自动生化分析仪，检测血清 ALT、AST、γ - GT、ALP。结果表明，CMS 组较非 CMS 组 AST、ALT、γ - GT 增高，有显著性差异（$P < 0.05$），ALP 无统计学差异（$P > 0.05$）。

表 5 - 6 CMS 血清酶的变化（$U \cdot L^{-1}$，$\bar{x} \pm s$）

组别	n	AST	ALT	ALP	γ - GT
CMS 组	87	31.93 ± 16.03	25.21 ± 11.49	107.46 ± 32.26	24.23 ± 14.97
非 CMS 组	236	28.66 ± 16.30^{a}	22.22 ± 9.66^{a}	98.13 ± 28.80	20.71 ± 11.29^{a}

与 CMS 比较，[a]$P < 0.05$。

本研究的结果发现，AST、ALT、γ - GT 均有增高。引起血清酶改变的疾病繁多，可累及心、肺、肝、肾与骨骼肌等的疾病，机体内一种器官或组织可有多种酶，同一种酶又可分布于多种组织器官，CMS 血清酶活性增高可能是多种器官或组织受损的结果。增高的原因可能是：缺氧使线粒体功能不全，ATP 合成减少，钠泵功能障碍，造成细胞肿胀，从而导致细胞膜通透性增高，且随着缺氧时间的延长，心肌细胞膜的结构损害也越明显，使酶的漏出增加；由于细胞内氢离子增多以及二磷酸腺苷和三磷腺苷的水解造成细胞内酸中毒，使溶酶体膜不稳定，水解酶从溶酶体内释放可以损伤组织细胞，而使血清酶升高；由于缺氧造成的能量供应不足，使组织细胞蛋白合成与分解代谢失衡，影响了正常细胞对损伤的修复功能，致使细胞膜通透性增加并成为不可逆变化，从而使酶释放入血，出现血清酶活性变化。

四、脂代谢的改变

检测血清三酰甘油、总胆固醇、高密度脂蛋白胆固醇、低密度脂蛋白胆固醇表明，CMS 组较非 CMS 组总胆固醇增高，三酰甘油、高密度脂蛋白胆固醇降低，有非常显著性差异（$P < 0.01$），低密度脂蛋白胆固醇无统计学意义（$P > 0.05$）（表 5 - 7）。

表 5 - 7　CMS 血脂的变化（$\bar{x} \pm s$）

组别	n	总胆固醇（mmol·L^{-1}）	三酰甘油（mmol·L^{-1}）	高密度脂蛋白胆固醇（mmol·L^{-1}）	低密度脂蛋白胆固醇（mmol·L^{-1}）
CMS 组	87	4.05 ± 0.77	1.58 ± 1.29	1.15 ± 0.79	1.77 ± 0.41
非 CMS 组	236	3.77 ± 0.64^a	1.84 ± 1.96^a	1.22 ± 0.23^a	1.74 ± 0.44

与 CMS 比较，$^aP < 0.05$。

在高原低氧环境中，组织的无氧代谢率增高，机体能量供给主要靠糖代谢，致使脂质代谢紊乱。脂蛋白是脂类与蛋白质结合形成的复合物，高密度脂蛋白胆固醇有抗动脉硬化作用，低密度脂蛋白胆固醇在血液中是主要的总胆固醇载体，故高密度脂蛋白胆固醇在总胆固醇中所占的比例及其含量的多少，对动脉硬化的形成具有很大意义。长期处于低氧环境的慢性高原病群体，脂类作为营养状态的指标，血脂总体是降低的。这是由于在低氧环境下，糖类作为主要能量来源，已不能满足机体代谢的需要，脂类与蛋白质一样参与了能量的转变，表现为分解加强、消耗增多。

CMS 引起肝功能、肾功能指标及血清酶活性异常，提示 CMS 伴有多种器官或组织受损。CMS 研究是高原医学重要组成部分，也是在高原医学研究的基础上充分认识和分析研究高原环境及其对人体的影响，从高原医学的基础研究和阐明慢性高原病如何从高原生理反应转为病理过程，最终目的是使高原移居人群健康地在高原上从事一切活动而不患高原病。

第三节　缺氧性肺动脉高压的防治研究

一、缺氧性肺动脉高压

缺氧性肺动脉高压（hypoxia induced pulmonary hypertension，HPH）是由于低氧引起血管内皮细胞损伤，血管内皮合成和分泌的各种血管舒张因子平衡失调导致早期的肺血管收缩（HPV）以及后期的肺血管重建（HPSR）。缺氧性肺血管重建是缺氧性脉动脉高压的重要病理基础，如肺动脉压过高称为肺动脉高压。缺氧性肺动脉高压是急性、慢性高原病的重要病理生理过程。目前对于缺氧性肺动脉高压的研究涉及缺氧的直接因素作用、细胞外神经体液因素（神经递质、血管活性肽、细胞因子、生长因子等）、离子通道（钙通道、钾通道）、基因表达等诸多方面，并证实缺氧作为始动因素，通过直接或间接方式对肺血管功能和结构产生影响。

（一）离子通道

1. 钾离子通道

（1）钙激活钾通道（K_{Ca}^{+}）：是存在于肺动脉平滑肌的钾通道中最有可能直接或间接感受氧张力的钾通道，能特异性地被四乙胺（TEA）、奎宁、乙烯二乙醇基四氮醋酸（EGTA）等药物所阻断；当细胞内钙离子增加时，其开放率增加。Post 等（1992）研究证实，低氧可抑制新鲜分离的犬肺动脉血管平滑肌细胞（SMCs）的钾离子电流，且这种抑制作用可被 EGTA 增强，并被一种 Ca^{2+} 通道阻断剂 nisodipine 完全阻断。因此，认为低氧引起钾外向性电流的抑制，主要是由于对 Ca^{2+} 激活钾通道的阻断。Brayden 发现，胞质内 Ca^{2+} 浓度升高，可开放 Ca^{2+} 激活钾通道，并使细胞膜超极化；而阻断 Ca^{2+} 激活钾通道，则可以增强和延长血管收缩反应。当 Ca^{2+} 激活钾通道被完全阻断时，这种低氧所致 K^{+} 外向电流的减少并不被抑制。因此，认为低氧对肺动脉 SMCs 钾外向电流的抑制，并非通过抑制 Ca^{2+} 激活性 K^{+} 通道所致。

（2）ATP 敏感性钾通道（K_{ATP}^{+}）：Joaquim 等（1992）研究发现，K_{ATP} 通道的激活可引起肺动脉高压猪的肺血管明显舒张；反之，则引起肺血管收缩。Buescher 等报道了在游离的、排除了空气的猪肺中，ATP 浓度没有变化，甚至反常地在低氧时有所增加，并引起了低氧性肺血管收缩反应。但 Stanbrook 等报道，低氧导致肺血管中 ATP 浓度下降，激发并增强了肺血管收缩反应。因此，他们认为低氧并没有引起细胞内 ATP 水平升高而对 K_{ATP} 通道阻断，并不参与肺血管收缩反应的激发和产生。目前认为正常情况下及中等程度缺氧时 K_{ATP}^{+} 不开放，K_{ATP}^{+} 不参与静息膜电位的维持，不涉及正常情况下及中等程度缺氧时低氧性肺动脉收缩反应的调节，但在严重缺氧时，肺动脉平滑肌细胞胞浆内的 ATP 水平下降，使 K_{ATP}^{+} 开放，肺动脉平滑肌细胞舒张，对低氧性肺动脉高压起调节作用。

（3）延迟整流性钾通道：该通道可特异性地被 4 - 氨基吡啶（4 - AP）等药物所阻断。在兔动脉化学感受器中证实存在一种氧敏感性 K^{+} 通道，它不受细胞内 Ca^{2+} 或 ATP 浓度的调节，暴露在低氧环境中，这种钾通道开放的可能性至少有 50%，呈可逆性地降低。Yuan 等（1993）观察到，急性缺氧［氧分压≤9.86 kPa（74 mmHg）］可明显抑制大鼠肺动脉 SMCs 电压门控通道的外向性钾电流，包括快速灭活电流（Irt）和持续性非灭活电流（Iss）。认为低氧抑制肺动脉 SMCs 电压门控 K^{+} 通道，继而开放电压门控 Ca^{2+} 通道，促进 Ca^{2+} 进入细胞最后导致肺血管的收缩反应。最近，Smirnov 等（1994）发现，慢性缺氧 4 周可引起肺动脉高压大鼠肺动脉 SMCs 延迟整流性 K^{+} 通道的振幅明显降低，这种现象在停止缺氧后仍可维持 6 h 以上。这种延迟整流性 K^{+} 电流振幅的降低，与慢性缺氧所致肺动脉血管重建的 SMCs 表现型的变化有关。

2. 钙离子通道

钙离子（Ca^{2+}）通道是触发细胞增殖相关信号转导的关键始动因素之一。钙信号转导在肺血管收缩发生发展过程中具有特别重要的作用。钙信号转导参与缺氧诱导的肺动脉平滑肌细胞增殖、L-型通道的钙内流、细胞内 Ca^{2+} 库释放等环节。氧浓度降低可使肺动脉阻力血管的 Ca^{2+} 通道增强，引起 Ca^{2+} 通道表达上调。缺氧可以引起细胞的稳态失衡，细胞内 Ca^{2+} 浓度上升，细胞内 Ca^{2+} 的变化可激活各种核转录因子，最终引起肺动脉细胞的增殖。血管平滑肌的收缩与细胞内 Ca^{2+} 浓度有密切关系，细胞内游离 Ca^{2+} 的浓度取决于细胞外 Ca^{2+} 的内流及胞质中储存钙离子的释放，二者均受细胞膜上 Ca^{2+} 通道的调节。缺氧可使肺动脉平滑肌细胞外 Ca^{2+} 跨膜内流通透性增高，致使细胞内游离 Ca^{2+} 含量增加，从而促使肺动脉平滑肌收缩。

（二）血管活性物质

1. 气体信号分子

肺是机体气体交换及代谢的重要场所，任何气体成分的变化均可能对肺循环产生重要影响，内源性气体信号分子以其独有的持续产生、迅速传播、作用广泛等特点，对肺循环产生的作用比其他器官具有更特殊意义。

（1）内源性一氧化氮（nitric oxide，NO）：NO 是体内被发现的第一个气体信号分子，以 L-精氨酸（L-argining，L-Arg）为前体，在一氧化氮合酶（nitric oxide synthase，NOS）及其辅助因子的作用下产生，通过促进环磷酸鸟苷（cGMP）的产生，发挥舒张血管、抑制血管平滑肌细胞增殖和抑制血小板聚积的作用。NOS 分子包括内皮型 NOS（eNOS）、神经元型 NOS（nNOS）和诱导型 NOS（iNOS）3 型。iNOS 存在于被激活的巨噬细胞和血管平滑肌细胞中。在肝细胞、中性粒细胞和心肌细胞中均有表达。nNOS 存在于中枢和周围神经系统，eNOS 存在于血管内皮细胞。在生理情况下，NO 主要在血管内皮细胞经 eNOS 催化形成，在缺氧、细胞因子刺激等病理情况下，在血管平滑肌细胞、血管外膜细胞也可经 iNOS 催化生成。在低氧性肺动脉高压形成过程中，内源性 NO 生成受损，肺血管和肺组织中 NO 合成与释放减少。低氧可直接抑制 eNOS 活性，抑制 eNOS 基因和蛋白表达，NOS 含量降低，且 eNOS 表达下调与肺动脉升高呈负相关。

（2）内源性一氧化碳（carbon monoxide，CO）：CO 是体内发现的第 2 种气体信号分子，内源性 CO 主要是血红素在血红素氧合酶（heme oxygenase，HO）催化下分解产生，具有舒张血管和抑制血管平滑肌细胞增殖的作用。HO 是一个具有多种功能的氧化酶，生物体内的 HO 有 3 种同工酶，即 HO-1、HO-2、HO-3。研究发现，低氧可诱导大鼠肺动脉平滑肌细胞 HO-1 mRNA 表达上调，HO-1 蛋白表达增加，同时内源性 CO 产生增加。低氧时内源性 CO/HO 系统的变化是诸多因素共同作用的结果。一方面，低氧刺激促进红细胞的更新，血红素的增多不仅提高了代谢终产物 CO 的产量，而且对 HO-1 也有明显的诱导作用；另一方面，在低氧时发挥积极作用的缺氧诱导因子-1（HIF-1）作为一种特异的核活化因子，除能增加红细胞生成蛋白、内皮生长因子、NOS 等多种低氧反应蛋白表达外，尚能调节 HO-1 基因的转录；低氧性肺动脉高压大鼠 CO/HO-1 体系发生了时间依赖性的双峰规律变化，给予低氧大鼠 HO-1 抑制剂锌原卟啉Ⅸ加重了低氧性肺动脉高压的形成，而外源性 CO 能够缓解低氧性肺动脉高压和肺血管重构的形成，提示 CO/HO 系统在低氧性肺动脉高压形成中具有重要的调节作用。研究发现 HO－1 基因敲除小鼠对低氧的耐受性差，易发生肺动脉高压和右心功能失调，肺组织 HO－1 基因过量表达在慢性低氧小鼠可抑制肺动脉高压的发生。

（3）内源性硫化氢（hydrogen sulfide，HS）：内源性 HS 是心血管功能调节的新型气体信使分子，其主要以 L－半胱氨酸在胱硫醚－β－合成酶（cystathionine－β－syn-thase，CBS）、胱硫醚－γ－裂解酶（cystathionine－γ－lyase，CSE）和半胱氨酸转移酶催化作用下可以产生内源性硫化氢。研究发现，低氧时肺组织中 CSE mRNA 的含量下降，说明低氧可以抑制 CSE 的基因表达。肺组织中 CSE 酶活性的下降与低氧抑制其基因表达有关。张春雨等观察到，低氧时大鼠血浆中 HS 含量明显减少，肺组织中硫化氢合酶活性明显下降，低氧抑制肺组织中 CSE 的活性，CSE 活性的降低与血浆中 HS 含量下降有关。因此，低氧时肺组织中 CSE 酶活性下降和血浆中 HS 含量减少可以加剧低氧性肺血管收缩，从而促进缺氧性肺动脉高压发生。

2. 血管活性分子

（1）内皮素－1（endothelin－1，ET－1）：目前认为内皮依赖性舒张因子就是一氧化氮，而最重要的收缩因子为内皮素（ET）。内皮细胞释放的前列腺素 I_2 也具有舒张血管和抑制平滑肌细胞增殖的作用，ET－1 和前列腺素 I_2、NO 之间在生物学效应上存在着拮抗作用。ET－1 的增加可使前列腺素 I_2 和 NO 的合成增加，而前列腺素 I_2 和 NO 则能抑制 ET－1 的合成。

缺氧使内皮细胞释放 ET，并伴有肺动脉压升高，给动物引入 ET 可以使肺血管收缩、肺动脉压升高，缺氧可以加重上述情况，而应用内皮素 A（ETA）受体拮抗剂可以消除 ET 对肺血管的升压作用，ET－1 抗血清也有抑制离体大鼠肺血管低氧性收缩反应。机体暴露于高原低氧环境中，ET－1 表达增强，在生理状态下 NO 与 ET－1 之间存在负反馈调节作用。ET－1 通过 β 受体促进 NO 释放，而 NO 则通过 cGMP 途径抑制 ET－1 的产生，NO 与 ET－1 的合成与释放处于动态平衡，从而维持血管的正常张力。一旦失衡，血管舒缩功能即发生障碍。在高原低氧环境中，由于 NO 分泌减少，ET－1 分泌增多，其结果是血管平滑肌收缩增强、血管阻力增加、压力增高。研究发现，肺动脉高压患者血浆 ET－1 水平明显升高，并且与肺血流量和心排出量呈负相关。动物实验显示，肺动脉高压大鼠肺动脉和肺组织匀浆中 ET 前体、ET－1 及其 ETA 受体和 ETB 受体的 mRNA 表达均明显增强。作者检测了海拔 3 700 m 和 5 380 m 两个海拔高度移居半年和 1 年的健康青年血浆中 NO 和 ET 水平的变化，结果表明，海拔越高、移居时间越长，NO 降低、ET－1 增加越明显的趋势是突出的。

（2）低氧诱导因子－1（HIF－1）：HIF－1 是在研究低氧诱导的红细胞生成素基因表达时被发现的。HIF－1 是低氧诱导细胞产生的一种核转录因子，由 HIF－1α 和 HIF－1β 两个亚单位构成，是一些低氧反应基因的调节因子。有研究发现在体内和体外，HIF－1α 在低氧的各型肺组织细胞表达都增加，肺动脉平滑肌细胞在常氧下也有表达，而 HIF－1β 的表达在常氧和低氧时无明显变化。研究表明，在慢性缺氧时，肺组织中 HIF－1α 表达均增加，而在对 HIF－1α 的杂合子小鼠研究表明，部分缺失 HIF－α

的小鼠其形成肺动脉高压的时间延长且程度降低。故 HIF 与缺氧性肺动脉高压之间存在密切关系。

（3）前列环素（PGI_2）：PGI_2 是重要的血管内皮舒张因子，还具有抑制血管中层平滑肌细胞增殖及血小板聚集作用。而肺动脉高压时前列环素合酶表达降低，PGI_2 生成减少。有研究发现，特发性肺动脉高压患者血浆中血栓代谢产物增加，而前列环素代谢产物减少，血栓素代谢产物还有刺激血小板聚集作用。PGI_2 是膜磷脂释放的花生四烯酸的代谢产物，主要由血管内皮细胞产生。PGI_2 通过刺激环磷酸腺苷（cAMP）的生成引起肺血管平滑肌舒张并抑制平滑肌的生长，同时有强大的抗血小板聚集作用。PGI_2 可以促使内皮细胞释放 NO，而 NO 促使 PGI_2 生成增加。PGI_2 也有抑制血管平滑肌细胞和肺成纤维细胞合成胶原的作用。已有研究表明，PGI_2 缺乏可引起肺动脉高压。

（4）5－羟色胺（5－hydroxytryptamine，serotonin，5－HT）：5－HT 具有收缩血管和促进平滑肌细胞增殖的作用。肺动脉高压患者血浆 5－HT 含量升高。在低氧和高碳酸血症时，肺的神经－内分泌细胞反应性地分泌血管活性物质，包括大量的 5－HT，5－HT 是参与低氧诱导肺动脉高压过程的众多血管活性物质之一。5－HT 的丝裂原作用依赖于其具有特异的能优先被细胞摄入的转运体（transporter）作用。Eddahibi 等（2001）研究发现，低氧刺激可以显著增加肺动脉平滑肌细胞中 5－HT 转运体的表达，5－HT 转运体基因的缺失对低氧诱导的小鼠低氧性肺动脉高压有明显的保护作用。Launay 等（2002）研究显示由缺氧造成的小鼠肺动脉高压与由 5－HT 2B 的表达增加而造成 5－HT 依赖的血管重建相关。其机制是 5－HT 与 5－HT1 D/B 受体的结合增加了磷酸二酯酶活性从而导致环磷酸腺苷水平下降，引起肺血管收缩。同时 5－HT 还是一种促有丝分裂原，能引起肺动脉平滑肌细胞增生与肥大，参与肺血管的重建。5－HT 进入肺动脉平滑肌细胞发挥其促有丝分裂效应的机制可能与鸟苷三磷酸酶激活酪氨酸使其磷酸化有关，此效应被 5－HT 转运抑制剂或酪氨酸激酶抑制剂所阻断。

（5）磷脂酶 A2：低氧可激活磷脂酶 A2，使之分解膜磷脂产生前列腺素、白三烯及血小板活化因子等炎症介质，参与血管舒缩，产生细胞毒性作用，引起血管通透性增高、黏液分泌增多、白细胞趋化性增强、离子转运等一系列病理生理过程。早期研究已发现前列腺素、白三烯有收缩肺动脉的作用。磷脂酶 A2 可能通过脂质炎症介质增多而引起低氧性肺动脉高压。

（6）蛋白激酶 C：蛋白激酶 C 的激活需要钙离子参与，作为细胞内重要信号转导通路之一，有广泛的生理、病理作用。蛋白激酶 C 活化后可直接抑制内皮源性一氧化氮合成酶活性，蛋白激酶 C 对内皮源性一氧化氮合成酶的抑制作用是浓度依赖性的，并且可被蛋白激酶 C 抑制剂减弱。NO 合成减少，导致肺动脉收缩、肺动脉压力增高。肺动脉平滑肌细胞增生导致肺动脉重构也是低氧性肺动脉高压的重要原因。蛋白激酶 C 在细胞增殖的信号转导过程中有重要作用。有研究显示：无论常氧或低氧条件下 12－肉豆蔻酰－13－乙酸佛波酯均可导致人肺血管平滑肌细胞 G/M 比例增高（G/M 比例可反映细胞分裂增殖状态），缺氧时表现明显。提示蛋白激酶 C 可诱导人肺动脉平滑肌细胞增殖。同一实验还发现用 12－肉豆蔻酰－13－乙酸佛波酯刺激常氧条件下培养的人肺动脉平滑肌细胞，其血管内皮生长因子 mRNA 和蛋白表达无明显变化，而缺氧可使人肺动脉平滑肌细胞的血管内皮生长因子 mRNA 和蛋白表达增高。缺氧加 12 - 肉豆蔻酰 -13 - 乙酸佛波酯则血管内皮生长因子 mRNA 和蛋白表达增高更明显。血管内皮生长因子是一种强有力的促细胞增殖和血管新生的因子，参与肺血管的重构。

（7）血管内皮生长因子（vascular endothelial growth factor，VFGF）：VEGF 是对血管新生和结构有重要影响的因子。肺组织 VEGF 表达有其特异性，在正常成年人肺血管内皮细胞无 VEGF 表达。最新研究发现，VEGF 在肺动脉高压中有促进和加重作用。Christou 等证明，应用原位杂交技术，使用 VEGF 反义探针发现缺氧肺组织 VEGF mRNA 信号主要在肺脏的 Ⅱ 型上皮细胞及巨噬细胞被探测到，同时支气管上皮细胞、平滑肌细胞中也存在；采用 ELISA 测定血清 VEGF 水平，缺氧 3 周后的水平与肺组织免疫组化观察到的 VEGF 升高有明显一致性。另外有研究表明，应用苏拉明（VEGF 受体拮抗剂）处理慢性缺氧大鼠，VEGF mRNA 的表达不受影响，HPH 的程度和右室肥厚的进展得到了控制并降低。

（8）肾上腺髓质素（adrenomedullin，ADM）：ADM 由 Kitamura 等（1993）发现，属于 CGRP 家族。ADM 作为 CGRP 家族的最新成员，近年来在心血管的作用方面备受关注。

ADM 是一种具有强烈、持久的肺血管扩张作用的血管活性多肽，对于肺血管紧张性与血管重建有调节作用。ADM 还具有多种生物学效应，如抑制内皮细胞凋亡、抑制平滑肌细胞趋化及增殖、正性肌力、利尿和利钠、抑制醛固酮的产生、诱导血管生成和抗炎作用等。肺是其合成、分泌及代谢的主要场所之一，且有多种 ADM 受体广泛存在。在正常肺组织内，肺血管内皮细胞、平滑肌细胞、肺泡巨噬细胞、支气管、细支气管的柱状上皮细胞及支气管的部分浆液腺细胞均可见 ADM 表达。与体循环作用相似，ADM 也具有扩张肺血管、降低肺动脉压作用，但 ADM 的体肺循环作用不尽相同。基础状态下，ADM 在 3 000 ng 以内无论剂量高低均无降低肺动脉压效果，而高剂量（1 000 ~ 3 000 ng）可降低体动脉压。若肺动脉在血栓素 A2 激动剂 U - 46619 作用下处于收缩状态，则 ADM 呈剂量依赖方式降低肺动脉压，提示 ADM 对基础肺动脉压下降的作用极其微弱，可能具有维持各种病理状态下肺动脉压稳定的作用。肺血管的舒张反应开始较明显，持续 1 ~ 5 min，较体循环作用时间短。ADM 的舒张肺血管效应可重复，高剂量 ADM 反复给药 5 次，无敏感性减退。ADM 的上述作用具有种属差异性，ADM 对猫肺血管作用比鼠强 10 倍；与 CGRP 的肺循环作用相比较，在猫 ADM 的作用强于 CGRP，在鼠则弱于 CGRP。Shirai 等（1997）报道，在猫 ADM 引起肺小动脉产生更强的舒张，对小静脉的作用较弱，引起最大舒张作用的是外周 100 ~ 500 μm 肺小动脉节段，血管张力越大，舒张效应越强，ADM 引起的肺血管舒张是通过其特异性受体而不是 CGRP 受体介导的。李强等（1999）研究证明缺氧显著刺激 ADM 分泌和释放，大鼠从缺氧第 3 天起发现血浆 ADM 浓度就开始升高，而肺匀浆浓度则从缺氧第 14 天才开始升高。缺氧性肺动脉高压右心室及血浆 ADM 水平显著升高，右心室 ADM 的 mRNA 表达增加。Cheung 等（1997）测量 8 名原发缺氧性肺动脉高压患者血浆 ADM 含量为（16.3 ± 1.9）pmol/L，正常对照组为（7.8 ± 1.4）pmol/L，在有缺氧症状的慢性阻塞性肺疾病患者为（20.0 ± 1.5）pmol/L。Zhao（1996）等采用 ADM 和 CGRP 分别给缺氧

7 d 大鼠离体肺灌流，其 ADM 从（1.94 ± 0.3）pmol/mg 增加到（3.36 ± 0.4）pmol/mg。Nossaman 等采用 ADM 对猫及大鼠肺动脉进行灌流，发现 ADM 可使肺动脉灌流压显著下降且有量效关系。组织缺氧也刺激 ADM 释放，Hofbauer 等（2000）于 SD 大鼠发现，低海拔缺氧（8% O_2）或功能性缺氧（0.1% CO）6 h，ADM mRNA 在所有器官表达都增加 15 倍，除肝脏外 ADM – R mRNA 水平也显著升高，该作用可通过注射 $CoCl_2$（60 mg/kg）模拟，缺氧也显著增加了各器官的 ADM 蛋白含量，血浆 ADM 水平增加 2 倍，其他学者在培养的人结肠癌细胞系上也获得了类似的结果。这些结果说明 ADM 在组织缺氧中起重要作用，ADM 和 ADM – R 似乎属于保守的氧调节基因，在细胞氧分压降低时通过共同的级联反应通路被激活。ADM 及其受体 mRNA 在严重肺动脉高压患者静脉、动脉和肺动脉血浆中含量较对照组明显升高，且与肺动脉高压的程度成比例。王涛等（2005）研究得出如下结论：①ADM 浓度随肺动脉高压病情加重而升高，ADM 浓度与肺动脉压力呈正相关，ADM 在肺动脉高压形成和血管重建中发挥重要的作用；②测定血浆 ADM 水平可作为判断肺动脉高压严重程度的一种方法。肺动脉高压中 ADM 的升高是机体针对肺动脉高压病理状态的一种防御性反应，可调节缩血管和舒血管物质间的失衡，维持肺循环的稳定，并阻止肺动脉平滑肌细胞的迁移和增殖，从而减缓肺动脉高压（PH）的发展。齐建光等（2007）持续给予低氧大鼠 ADM，能够缓解肺血管重构和肺动脉高压的形成。给予特发性肺动脉高压患者急性吸入 ADM，发现能降低肺动脉压力和肺血管阻力，但是体动脉压力和心率无变化，提示 ADM 有望成为治疗肺动脉高压的新型药物。

（9）血管活性肠肽（vasoactive intestinal peptide，VIP）：VIP 是一种强有力的血管扩张剂，能够舒张血管，抑制平滑肌细胞增殖和血小板聚集。Keith 等（1992）报道雄性 SD 大鼠缺氧（10% O_2）17～21 d 后，肺组织 CGRP、PYY、SOM 升高，ANP 无变化，血浆 AVP、CGRP、PYY、VIP 和 SOM 显著降低，肺组织 PYY 和 SOM 与缺氧时间以及肺动脉压、右心室压、右心室肥大、肺血管改建程度、体质量和肺重呈正相关，而 VIP 是与体质量和肺质量最相关的多肽。Chen 等（1996）报道，大鼠慢性缺氧显著抑制 VIP 对肺动脉的舒张作用。最近有研究显示肺动脉高压患者血浆和肺组织中 VIP 水平降低，吸入 VIP 可改善这些患者的临床过程和血流动力学。此外，Said 等（2007）研究表明 VIP 基因敲除小鼠可发生中度肺动脉高压，VIP 治疗后肺动脉压力和肺血管阻力明显降低。但关于 VIP 表达调节的模式和在肺动脉高压发病中可能的致病作用尚不清楚，这方面的研究有待于深入。

此外，其他血管生长因子，如表皮生长因子、成纤维细胞生长因子、转化生长因子（transforming growth factor，TGF）、血小板激活因子等，在肺动脉高压的发生中可能也起作用。虽然每种血管活性物质的作用日益明确，但在体内的效应尚不清楚。目前尚无证据表明这些因子与肺动脉高压的发生直接相关，不除外肺动脉高压发生过程中的调节途径发生变化，从而影响了这些血管活性物质的生成。

总之，低氧性肺动脉高压的形成从宏观看是由于血管收缩与舒张之间失衡所致。但基因如何调控蛋白质的表达尚待进一步研究，这也是目前对缺氧性肺动脉高压研究的主要趋势之一。另外，动物实验结果和人体研究是否一致？除上述细胞因子外，是否存在其他更特异性因子尚不清楚。随着对低氧性肺动脉高压分子生物学机制的深入研究，有可能在基因水平获得突破性进展，从而找到一种防治该类疾病的新方法，其在治疗高原性肺动脉高压方面有着非常深远的意义。

（三）慢性缺氧与肺血管反应性

如上所述，缺氧过程中，局部自分泌、旁分泌和循环分泌的血管收缩物质和血管舒张物质参与了缺氧性肺血管收缩的发生。由于各种因子形成复杂的网络调节，无法用一种血管活性物质的变化解释 HPH 的发生。事实上，肺血管张力取决于收缩血管与舒张血管的活性物质平衡。缺氧引起这些体液因子的合成释放发生改变和失衡，缩血管物质作用占优势，肺血管压力在高水平上进行调节，可能是缺氧性肺血管收缩和缺氧性肺动脉高压发生的机制之一。另一个重要的机制是慢性缺氧可导致肺血管对血管活性物质的反应性发生改变。在缺氧性肺动脉高压模型上的大量研究证明，肺血管对血管收缩物质（如肾上腺素、ET – 1 和 ATII）收缩反应增强，同时对血管舒张物质的反应（如 EDRF）减弱。但有时，虽然肺血管对血管活性物质的反应性发生改变，但对缺氧的收缩反应并不发生变化。此外，慢性缺氧可能对肺血管平滑肌发生直接作用，影响受体密度、离子通道活性，或信号转导通路，这些改变的结果使肺血管张力调节至高水平。也有些报道表明，长期慢性缺氧可引起肺血管反应性降低。

（四）肺动脉平滑肌改变

以上所述主要为血管活性物质在肺动脉高压发生发展中的作用，由于肺动脉高压的进一步形成则导致病理形态学的改变。即早期以血管损伤为主，后期以肌化增强和细胞外基质堆积表现为主。在肺动脉高压发生中无肌型动脉肌化是造成末梢肺循环血管构成改变，导致阻力型血管段延长、肺循环阻力增加的关键病变。肺动脉平滑肌细胞（PASMC）既是肺血管收缩的效应细胞，也是引起结构重建的细胞基础。缺氧条件下，PASMC 出现增殖性改变，并与缺氧时间相关，说明 PASMC 的增殖是导致缺氧性肺血管重建的直接原因，其增殖性改变与肺动脉平滑肌细胞凋亡指数无直线相关关系，增殖过程中不伴有凋亡水平的显著变化。也有研究发现，细胞凋亡在 HPSR 中有重要意义。吴永平等的实验结果显示周细胞的增生及肌样分化是无肌型动脉肌化的重要原因。周细胞的增生分化可能与内皮受损及细胞间调控异常有关。实验还观察到周细胞与内皮细胞和平滑肌细胞的接触增多，也提示细胞间信息传递活跃。由于缺氧刺激首先作用于内皮细胞，引起内皮细胞的代谢分泌功能和细胞骨架的改变，然后周细胞和中间细胞很快增殖。

目前研究表明，缺氧性肺动脉高压的主要病理特征是 PASMC 由收缩表型转变为合成表型，肺动脉平滑肌增生、肥厚、中膜增厚，外膜成纤维细胞增多；非肌型微血管肌化；细胞外基质（主要为胶原蛋白和弹性蛋白）增多，导致肺动脉管壁增厚、管腔缩小、血管顺应性增加、肺动脉痉挛、结构重建，并随缺氧时间延长而加重；红细胞数目增多、血液黏稠、肺微循环淤滞、肺循环压力增高，最终发生缺氧性肺动脉高压。

总之，缺氧性肺血管收缩和肺血管结构重建的机制可能涉及许多因素。可能由以下环节组成：低氧作为原发刺激，引起循环和肺血管局部自分泌与旁分泌血管活性物质、生长因子和细胞因子释放，活性物质作用于血管细胞膜上的相应受体，通过第二信号转导，一方面收缩－舒张因素失衡引起平滑肌收缩，另一方面通过压力—细胞—基质—活性因子等形成复杂的网络系统相互调节、相互作用，引起细胞内一系列基因表达重新调节，使细胞外基质合成－分解代谢与细胞增殖－凋亡失衡，最终导致肺血管壁的结构重建。因此，HPV 和肺血管结构重建从本质上说是肺血管自稳态调定点在缺氧因素的作用下发生重调，以致引起肺血管结构和功能在新的调定点上重新建立新的动态平衡的一个时间和空间过程。这一过程既有量的变化，也有质的变化。

二、埃他卡林对高原缺氧性肺动脉高压的防治作用

在海拔 5 000 m 以上高原驻守 4 个月以上的高原缺氧性肺动脉高压志愿者中以安慰剂做对照，以超声心动图测定心电轴（°）、三尖瓣反流速度（cm·s^{-1}）、右心室流出道（mm）、右室内径（mm）为主要评价指标，评价盐酸埃他卡林片 5 mg 治疗缺氧性肺动脉高压受试者的疗效及安全性。采用随机双盲双模拟平行对照临床研究：双盲试验组（$n = 72$），服用埃他卡林 5 mg，剂量为每日 1 次，每次 1 片；安慰剂组（$n = 36$），每日 1 次，每次口服安慰剂 1 片。治疗 6 个月，每日晨起口服。

1. 入选标准

依国家职业性卫生标准 GBZ 92—2002，职业性高原病诊断标准，本研究高原肺动脉高压（缺氧相关的肺高压）诊断标准为：超声心动图检查右心室流出道≥33 mm，右心室内径≥23 mm；心电轴明显右偏及明显右心室肥厚。

2. 疗效指标

主要疗效指标：心电轴（°）、三尖瓣反流速度（cm·s^{-1}）、右心室流出道（mm）、右心室内径（mm）。次要疗效指标：肺功能改善、心脏功能指标的改善、SaO$_2$等。

3. 疗效判断标准

评价受试者药物治疗 6 个月后，与治疗前的基线值比较主要疗效指标及次要疗效指标的改变；药物治疗 6 个月后，埃他卡林试验组与安慰剂对照组比较。

（一）埃他卡林治疗缺氧性肺动脉高压的临床研究

1. 主要疗效指标

心电轴（QRS）（°）：经过 7 个月的药物治疗，其超声心动图中心电轴结果与治疗前、安慰剂对照组、正常对照组比较均无显著差别（$P > 0.05$）。

三尖瓣反流速度（cm·s^{-1}）：正常人群三尖瓣反流速度为（119.2 ± 37.3）cm·s^{-1}，高原受试者口服安慰剂前、6 个月、7 个月三尖瓣反流速度分别为（153.0 ± 44.0）cm·s^{-1}、（140.1 ± 46.4）cm·s^{-1}、（127.3 ± 35.6）cm·s^{-1}，安慰剂治疗 7 个月，治疗前后比较，受试者三尖瓣反流速度没有明显改变；高原受试者口服埃他卡林片 5 mg 治疗前、6 个月、7 个月三尖瓣反流速度分别为（149.2 ± 39.7）cm·s^{-1}、（88.6 ± 32.9）cm·s^{-1}、（118.0 ± 28.3）cm·s^{-1}，埃他卡林 5 mg 治疗后可降低受试者的三尖瓣反流速度与治疗前比较有显著差别（$P < 0.05$），并可恢复到正常水平。

右心室流出道（mm）：正常人群右心室流出道为（26.8 ± 2.2）mm，高原受试者埃他卡林片 5 mg 治疗前、6 个月、7 个月右心室流出道分别为（32.5 ± 2.3）mm、

（32.2±2.7）mm、（28.9±2.6）mm，受试者由于长期生活在高海拔地区，右心室流出道显著增大，埃他卡林片 5 mg 治疗 7 个月后，右心室流出道与治疗前比较显著减小（$P < 0.01$），但不能恢复到正常水平。

右心室内径（mm）：正常人群，右心室舒张末内径（前后径）为（19.1±1.9）mm，高原受试者埃他卡林片 5 mg 治疗前、6 个月、7 个月右心室舒张末内径（前后径）分别为（23.5±2.1）mm、（22.8±2.2）mm、（20.8±2.0）mm，埃他卡林 5 mg 治疗后可降低受试者的右心室舒张末内径（前后径），与治疗前比较有显著差别（$P < 0.01$），但不能恢复到正常水平。正常人群，右心室舒张末内径（横径）为（26.5±2.3）mm，高原受试者埃他卡林片 5 mg 治疗前、6 个月、7 个月右心室舒张末内径（横径）分别为（27.6±3.7）mm、（27.8±3.8）mm、（26.8±2.5）mm，埃他卡林 5 mg 治疗后可降低受试者的右心室舒张末内径（横径），与治疗前比较没有显著差别（$P > 0.05$）。

2. 次要疗效指标

肺动脉主干内径（mm）：正常人群肺动脉主干内径为（17.8±1.2）mm，高原受试者埃他卡林片 5 mg 治疗前、6 个月、7 个月肺动脉主干内径分别为（21.6±1.7）mm、（21.2±2.6）mm、（18.8±1.5）mm，受试者由于长期生活在高海拔地区，肺动脉主干内径显著增大，埃他卡林片 5 mg 治疗 7 个月后，肺动脉主干内径与治疗前比较显著减小（$P < 0.01$），与正常对照组比较没有显著差别（$P > 0.05$）。

三尖瓣收缩压（mmHg）：正常人群三尖瓣收缩压为（6.3±3.3）mmHg，高原受试者埃他卡林片 5 mg 治疗前、6 个月、7 个月肺动脉主干内径分别为（9.5±4.9）mm、（5.0±4.0）mm、（5.8±2.9）mm，受试者由于长期生活在高海拔地区，三尖瓣收缩压显著增大，埃他卡林片 5 mg 治疗 6 个月、7 个月后，三尖瓣收缩压与治疗前比较显著减小（$P < 0.05$），与正常对照组比较没有显著差别（$P > 0.05$）。

左心房内径（mm）：正常人群左心房内径为（25.5±2.9）mm，高原受试者埃他卡林片 5 mg 治疗前、6 个月、7 个月左心房内径分别为（28.2±2.8）mm、（27.5±2.7）mm、（26.1±2.2）mm，受试者由于长期生活在高海拔地区，左心房内径显著增大，埃他卡林片 5 mg 治疗 6、7 个月后，左心房内径与治疗前比较显著减小（$P < 0.05$），与正常对照组比较没有显著差别（$P > 0.05$）。

肺功能及其他指标没有显著的改善。

试验结论：经过 7 个月的治疗，埃他卡林 5 mg 治疗组与安慰剂对照组比较，可显著降低三尖瓣反流速度，并恢复到正常水平；埃他卡林治疗组可显著降低坐位舒张压、三尖瓣收缩压；减小收缩期室间隔厚度和左心房内径；显著降低 A 峰最大值；缩短 PR 间期。在临床试验中，无严重不良反应发生。提示埃他卡林对高原缺氧性肺动脉高压和高原心脏病具有防治作用，且安全，无严重不良反应发生。

（二）埃他卡林片对缺氧性肺动脉高压血清酶活性的影响

埃他卡林组较对照组 ALT、AST、γ-GT、CK、LDH 均无统计学差异（$P > 0.05$）。服药 6 个月后埃他卡林组较对照组 ALT、AST、γ-GT、CK、LDH 均降低，差异有统计学意义（$P < 0.05$）；服药前无统计学差异（$P > 0.05$）（表 5-8）。

表5-8　埃他卡林对海拔5 000 m以上缺氧性肺动脉高压血清酶的影响（$U \cdot L^{-1}$，$\bar{x} \pm s$）

项目	服药前		服药后	
	对照组	埃他卡林组	对照组	埃他卡林组
n	36	72	36	72
ALT	46.20 ± 5.10	45.10 ± 6.38	65.90 ± 10.40	56.70 ± 9.87 *
AST	46.80 ± 6.93	44.60 ± 6.39	66.47 ± 9.73	56.30 ± 11.40 *
γ-GT	60.70 ± 9.46	60.40 ± 8.76	74.97 ± 6.51	66.53 ± 8.96 *
CK	175.00 ± 15.90	173.00 ± 14.30	222.60 ± 30.21	200.90 ± 25.38 *
LDH	243.08 ± 46.95	243.45 ± 43.22	309.92 ± 38.18	285.85 ± 25.97 *

与对照组之间比较，$* P < 0.05$。

缺氧性肺动脉高压者服用埃他卡林治疗6个月后ALT、AST、γ-GT、CK、LDH均不同程度地降低，表明埃他卡林能够通过开放线粒体K_{ATP}通道，对低氧应激所致的心肌细胞损伤产生保护作用，一方面可能是由于埃他卡林可调节膜上ATP酶活性和细胞内外电介质含量，防止细胞内Na^+、Ca^{2+}超载所致的细胞毒性损伤；另一方面，埃他卡林可增加红细胞膜脂流动性，降低微黏度，改善缺氧损伤。对照组服药前后有差异可能与在高原居驻时间延长，体内脂质过氧化反应增强、心肌细胞损伤和细胞膜通透性增加有关。

（三）埃他卡林片对缺氧性肺动脉高压自由基代谢的影响

服药6个月后埃他卡林组较对照组SOD、NO、NOS增高，MDA降低，差异有统计学意义（$P < 0.05$）；服药前无统计学差异（$P > 0.05$）（表5-9）。

表5-9　埃他卡林对海拔5 000 m以上HPH自由基的影响（$\bar{x} \pm s$）

项目	服药前		服药后	
	对照组	埃他卡林组	对照组	埃他卡林组
n	36	72	36	72
SOD（$U \cdot mL^{-1}$）	79.37 ± 8.36	78.93 ± 6.76	64.18 ± 7.28	71.09 ± 8.78 *
MDA（$nmol \cdot mL^{-1}$）	5.80 ± 1.35	5.73 ± 1.15	8.67 ± 1.77	6.74 ± 1.64 *
NOS（$U \cdot mL^{-1}$）	50.71 ± 10.99	51.96 ± 14.01	34.40 ± 7.01	40.24 ± 6.64 *
NO（$umol \cdot L^{-1}$）	63.26 ± 13.76	64.89 ± 16.34	48.10 ± 7.99	57.70 ± 12.80 *

与对照组比较，$* P < 0.05$。

慢性低氧时，过量氧自由基产生，大量消耗SOD，使SOD减少，体内蓄积的氧自由基不能及时消除，进而诱发一系列连锁性脂质过氧化反应，破坏细胞膜完整性，造成细胞内钙超载，引起细胞致死性损伤，其后果是血管内皮依赖的血管舒张反应减弱，血管收缩反应增强，NO合成释放减少，促进血管平滑肌和胶原增殖。同时细胞内氧化-还原代谢的改变，还可抑制肺动脉平滑肌电压门控钾通道（Kv）的活性，激活电压门控性钙通道，增强平滑肌兴奋性，导致低氧性肺血管收缩，肺动脉压增高。而 MDA 作为脂质过氧化反应的终产物，不仅反映脂质过氧化的程度，也间接反映氧自由基的生成量。通过本实验观察表明，服用 Ipt 治疗缺氧性肺动脉高压后 SOD 活性明显增高，MDA 降低，揭示氧自由基参与了高原肺动脉高压的发生发展过程。埃他卡林降低肺动脉高压作用可能与其改善微循环障碍、对肺血管选择性扩张作用、降低血黏度有关。对照组服药前后有差异可能与在高原居住时间延长、体内脂质过氧化反应增强有关。

研究表明，胞质游离 Ca^{2+} 浓度（$[Ca^{2+}]i$）的增加是内皮细胞合成和分泌 NO 等血管活性物质的一个重要的细胞信号，尤其是跨膜 Ca^{2+} 内流而引起胞内 $[Ca^{2+}]i$ 增加是 NO 释放所必备的。埃他卡林显著地增高细胞内游离 Ca^{2+} 浓度，进而促使 NO 合成增加。表明埃他卡林可通过上调 NOS 的表达使 NO 生成增多，使肺血管舒张，有效地对抗了低氧的影响，发挥了保护肺血管内皮细胞的功能。埃他卡林通过激活肺血管内皮细胞 K_{ATP} 通道，通道开放而增加其胞内游离 Ca^{2+} 浓度，进而促使 NO 合成增加；减少与细胞增殖相关基因的表达，促进内皮细胞凋亡，抑制内皮细胞增殖，缓解肺血管重构。因此，埃他卡林可以通过增加 NOS 表达和合成，以及 NO 的释放保护肺血管内皮细胞，逆转低氧性肺动脉高压。靶向内皮细胞 K_{ATP}^+ 通道，保护肺血管内皮细胞，说明埃他卡林减轻脂质过氧化反应，是对缺氧性肺动脉高压发挥保护作用的重要机制。

高原心脏病发生和发展的关键性病理生理学环节为缺氧性肺动脉高压，其特征为肺循环血压异常增高，但体循环血压正常。埃他卡林组靶向 ATP 敏感性钾通道在生理状态下处于关闭状态，药物作用弱；在能量代谢异常低下的病理状态下开放，药物作用强。低氧性肺动脉高压时，口服埃他卡林组在不影响正常体循环血压的剂量下，产生选择性抗肺动脉高压作用。因此，埃他卡林组可以有效治疗低氧引起的慢性肺动脉高压，安全、廉价，为治疗慢性肺动脉高压开辟了新思路。

三、伊洛前列环素治疗缺氧性肺动脉高压的现场研究

前列环素（PGI_2）是膜磷脂释放的花生四烯酸的代谢产物，主要由血管内皮细胞产生。PGI_2 通过刺激环磷酸腺苷（cAMP）的生成引起肺血管平滑肌舒张并抑制平滑肌的生长，同时有强大的抗血小板聚集作用。伊洛前列环素是一种对 PGI_2 受体有高度亲和力的内源性 PGI_2 类似物，临床上用来治疗特发性肺动脉高压和慢性血栓性肺动脉高压取得了良好的效果，在国外已应用于 WHO 心功能分级 III～IV 级的 PAH 患者。

选择移居海拔 3 700 m、4 300 m 和 5 000 m 以上地区 1 年的男性汉族青年，年龄 18～21 岁，均为首次进入高原，经临床确诊为肺动脉高压患者。纳入标准：①经超声心动图诊断有肺动脉高压并提示有三尖瓣反流；②心电图电轴右偏及明显右心室肥厚。给药方法：患者取坐位，口含雾化吸入嘴深吸气，鼻呼气；吸入伊洛前列环素 5 μg，4 min 内吸完。

（一）吸入伊洛前列环素治疗缺氧肺动脉高压的超声心动图对比研究

在 5 380 m 地区吸服伊洛前列环素前后，右室舒张末前后径（RVED）、右室前壁厚度（RVAW）、右室流出道（RVOT）、肺动脉主干内径（MPA）均有明显的改变；而三尖瓣反流均值与平均压值有一定的降低，但无统计学意义，但反流人数有一定改变，从吸入前

的 25（83.3%）到吸服后的 17（56.7%），改变显著，$P < 0.05$，如表 5-10、表 5-11。

表 5-10　海拔 5 380 m 右室及肺动脉主干内径相关对比（$\bar{x} \pm s$）　（单位：mm）

名称	RV	RVAW	RVOT	MPA
吸服前（$n = 30$）	25.083 ± 2.592▲	6.776 ± 1.068▲	34.720 ± 1.805▲	23.056 ± 1.999▲
吸服后（$n = 30$）	22.923 ± 3.213▲	5.250 ± 0.868▲	30.300 ± 2.776▲	19.43 ± 1.895▲

吸服伊洛前列环素前后▲$P < 0.01$。

表 5-11　海拔 5 380 m 三尖瓣反流对比

名称	个数	反流速度均值（cm·s^{-1}）	反流平均压（mmHg）
吸服前（$n = 30$）	25（83.3%）△	122.576 ± 37.722	7.592 ± 3.862
吸服后（$n = 30$）	17（56.7%）△	118 ± 40.572	6.236 ± 4.089

吸服伊洛前列环素前后△$P < 0.05$。

在海拔 3 700～4 300 m 地区吸服伊洛前列环素前后，RV、RVAW、RVOT、MPA 均有明显的改变，$P < 0.01$（表 5-12）；而不同海拔高度对吸服伊洛前列环素后的超声指标对比，无统计学意义（表 5-13）。

表 5-12　海拔 3 700～4 300 m 右室及肺动脉主干内径相关对比（$\bar{x} \pm s$）（单位：mm）

名称	RV	RVAW	RVOT	MPA
吸服前（$n = 25$）	24.41 ± 1.078☆	5.959 ± 0.726☆	34.3 ± 0.89☆	23.04 ± 1.037☆
吸服后（$n = 25$）	21.882 ± 1.199☆	5.062 ± 0.389☆	30.979 ± 1.661☆	20.052 ± 1.157☆

吸服伊洛前列环素前后☆$P < 0.01$。

表 5-13　不同海拔高度吸入伊洛前列环素后超声相关指标对比（$\bar{x} \pm s$）（单位：mm）

海拔高度	RV	RVAW	RVOT	MPA
5 380 m　　（$n = 30$）	22.923 ± 3.213	5.250 ± 0.868	30.300 ± 2.776	19.43 ± 1.895
3 700～4 300 m（$n = 25$）	21.882 ± 1.199	5.062 ± 0.389	30.979 ± 1.661	20.052 ± 1.157

我们研究发现伊洛前列环素可明显降低主肺动脉内径及肺小动脉的痉挛，使肺动脉压力降低，三尖瓣反流人数明显下降，血流速度与压力下降。伊洛前列环素雾化吸入可选择性扩张肺动脉，减轻肺循环阻力，使肺动脉压力降低。

（二）吸入伊洛前列环素对低氧性肺动脉高压血氧饱和度及心率的影响

筛选移居高原 3 700 m 1 年以上的肺动脉高压患者 20 名，雾化吸入伊洛前列环素 5 μg，并检测受试者吸药前及吸药后 5 min、10 min、15 min、30 min 的血氧饱和度及心率。吸入伊洛前列环素 5 μg 后，5 min、10 min、15 min 较吸入前血氧饱和度明显升高（$P < 0.01$），到 30 min 恢复到吸入前水平；吸入后 5 min、10 min 心率较吸入前明显变慢（$P < 0.01$），15 min 和 30 min 后和吸入前比较，虽仍有变慢的趋势，但差异已无统计学意义（$P > 0.05$）。

表5-14　海拔3 700 m吸入伊洛前列环素后SaO_2和P的改变（$\bar{x}\pm s$，$n=20$）

指标	t_0	t_{5min}	t_{10min}	t_{15min}	t_{30min}
SaO_2	88.10±3.92	94.45±1.93$^\triangle$	93.10±4.96$^\triangle$	93.30±2.68$^\triangle$	88.10±3.60
P	82.40±10.12	70.60±9.27$^\triangle$	73.25±9.45$^\triangle$	78.70±7.23	79.65±5.38

与吸药前（t_0）比较，$^\triangle P<0.01$。

筛选移居海拔5 000 m以上地区居住1年的肺动脉高压患者30名（其中海拔5 200 m地区18名，海拔5 380 m地区12名），雾化吸入伊洛前列环素5 μg，并检测受试者吸药前、吸药后的血氧饱和度及心率。

表5-15　海拔5 000 m以上地区吸入伊洛前列环素后血氧饱和度及心率的改变（$\bar{x}\pm s$，$n=30$）

组别	SaO_2（%）	P（次·min^{-1}）
吸入前	81.27±3.51	85.57±10.25
吸入后	85.77±3.63	77.90±10.66
t	4.881 2	2.840 8
P	<0.001	<0.001

伊洛前列环素可以显著提高低氧性肺动脉患者血氧饱和度水平，减慢心率，其原因在于伊洛前列环素可以舒张肺部血管平滑肌、减轻肺部血液淤积的程度、降低肺动脉高压，从而增加肺的氧合效应。

（三）吸入伊洛前列环素对缺氧性肺动脉高压自由基代谢的影响

在3 700 m、4 300 m和5 000 m以上3个海拔高度对56名HPH患者采用雾化吸入伊洛前列环素5 μg，吸药前、后采血检测SOD、MDA、BLA、NO及NOS的含量。

海拔3 700 m，HPH患者吸入伊洛前列环素前后SOD、MDA、BLA、NO及NOS的含量变化。吸入后较吸入前SOD、NO、NOS增高，MDA、BLA降低，差异有统计学意义（$P<0.01$）。

表5-16　海拔3 700 m吸入伊洛前列环素前、后自由基代谢的变化（$\bar{x}\pm s$，$n=20$）

组别	NO（$\mu mol\cdot L^{-1}$）	NOS（$U\cdot mL^{-1}$）	SOD（$U\cdot mL^{-1}$）	MDA（$nmol\cdot mL^{-1}$）	BLA（$mmol\cdot L^{-1}$）
吸入前	49.60±11.31	41.52±2.82	73.00±10.51	5.61±1.13	1.79±0.62
吸入后	73.64±13.42	45.72±2.21	90.50±7.13	4.23±0.71	1.27±0.25
t	6.13	5.23	6.16	4.66	3.43
P	$P<0.01$	$P<0.01$	$P<0.01$	$P<0.01$	$P<0.01$

海拔4 300 m，HPH患者吸入伊洛前列环素前后SOD、MDA、BLA、NO及NOS的含量变化。吸入后较吸入前SOD、NO、NOS增高，MDA、BLA降低，差异有统计学意义（$P<0.01$或0.05），见表5-17。

表5-17　海拔4 300 m吸入伊洛前列环素前后自由基代谢的变化（$\bar{x} \pm s$, $n=6$）

组别	NO （μmol·L⁻¹）	NOS （U·mL⁻¹）	SOD （U·mL⁻¹）	MDA （nmol·mL⁻¹）	BLA （mmol·L⁻¹）
吸入前	48.79 ± 3.76	40.23 ± 2.31	69.39 ± 4.59	6.44 ± 1.51	1.89 ± 0.28
吸入后	73.51 ± 6.37	44.60 ± 2.64	86.78 ± 5.12	4.24 ± 0.80	1.46 ± 0.28
t	8.19	3.05	6.20	3.16	2.68
P	$P < 0.01$	$P < 0.05$	$P < 0.01$	$P < 0.05$	$P < 0.05$

　　海拔5 000 m以上，HPH患者吸入伊洛前列环素前后SOD、MDA、BLA、NO及NOS的含量变化。吸入后较吸入前SOD、NO、NOS增高，MDA、BLA降低，差异有统计学意义（$P < 0.01$），见表5-18。

表5-18　海拔5 000 m以上地区吸入伊洛前列环素前后自由基代谢的变化（$\bar{x} \pm s$, $n=30$）

组别	NO （μmol·L⁻¹）	NOS （U·mL⁻¹）	SOD （U·mL⁻¹）	MDA （nmol·mL⁻¹）	BLA （mmol·L⁻¹）
吸入前	47.62 ± 11.38	33.18 ± 2.99	66.00 ± 9.95	8.24 ± 2.09	5.18 ± 1.48
吸入后	65.50 ± 8.32	37.06 ± 2.22	86.46 ± 9.05	6.42 ± 1.59	2.46 ± 1.24
t	6.95	5.70	8.33	3.79	7.68
P	$P < 0.01$	$P < 0.01$	$P < 0.01$	$P < 0.01$	$P < 0.01$

　　本研究在高原现场应用伊洛前列环素雾化吸入治疗HPH，结果显示，吸入后较吸入前SOD、NO、NOS增高，MDA、BLA降低，差异有统计学意义（$P < 0.01$或0.05）。表明HPH氧自由基产生明显增加。由于HPH中血浆NO水平下降，自由基产生增加，使NO和氧自由基的平衡被打破，而NO和氧自由基反应生成过氧化亚硝酸盐的量大增，可明显损伤肺血管，这可能是HPH的形成和发展的主要原因之一。吸入伊洛前列环素可抑制氧自由基产生，恢复NO和氧自由基的平衡，这可使NO与氧自由基的反应减少，过氧化亚硝酸盐生成下降，减少肺血管的损伤，提高血氧含量，增加血氧分压。当血液流经各组织时，氧的有效弥散距离加大，机体内乳酸的消除速率加快，使机体的能量供应由糖的无氧酵解向糖有氧氧化转变，这样不仅使乳酸生成迅速减少，同时由于组织细胞和体液中的氧张力显著提高，有利于乳酸和其他酸性产物的清除。这些可能是伊洛前列环素能缓解HPH的形成的主要原因。

四、培哚普利、硝苯地平、氨茶碱治疗缺氧性肺动脉高压的现场研究

　　试验采用随机双盲分组设计。初次进入高原5 070～5 380 m半年以上的受试者，年龄18～21岁，经体检确诊为肺动脉高压者，进入该临床研究。纳入标准：①经超声心动图诊断有肺动脉高压；②心电图电轴右偏及明显右心室肥厚。培哚普利组（$n=16$）口服培哚普利4 mg·d⁻¹，每日1次；硝苯地平组（$n=20$）口服硝苯地平10 mg·次⁻¹，每日2次；氨茶碱组（$n=18$）口服氨茶碱片100 mg·次⁻¹和复方丹参滴丸10丸·次⁻¹，

每日 3 次。3 组均连续服用 3 个月。

（一）低氧性肺动脉高压的疗效观察

服药后较服药前比较：氨茶碱组 10 人有效，治疗有效率为 71.43%；培哚普利组 12 人有效，治疗有效率为 85.71%；硝苯地平组 9 人有效，治疗有效率为 64.29%。

3 组青年服药后较服药前 6 min 步行距离（6MWT）均增加，CMS 症状评分降低；培哚普利组较氨茶碱组和硝苯地平组 6 min 步行距离增加，CMS 症状评分降低；氨茶碱组与硝苯地平组无统计学差异（$P > 0.05$），见表 5-19。

表 5-19　海拔 5 000 m 以上地区 3 组青年服药后低氧性肺动脉高压效果对比

组别	n	治疗有效率		6 MWT（m）		CMS 症状评分	
		有效（n）	有效率（%）	服药前	服药后	服药前	服药后
培哚普利组	16	12	85.71	653.93 ± 7.95	675.86 ± 9.37▲	3.86 ± 1.41	1.21 ± 0.43▲
氨茶碱组	18	10	71.43	653.07 ± 7.38	667.50 ± 7.39▲※	5.29 ± 2.40	2.14 ± 1.46▲※
硝苯地平组	20	9	64.29	652.79 ± 4.92	666.64 ± 6.34▲※	5.21 ± 2.46	2.57 ± 2.17▲※※

3 组服药后较服药前，▲$P < 0.01$；与培哚普利组比较氨茶碱组，※$P < 0.05$，※※$P < 0.01$。

6MWT 能客观反映患者实际活动能力、安全性强，已成为一种评价心功能及反映临床药物干预治疗效果的方法。在自我调节状态下的 6MWT 是对人体次极量水平心肺功能评估的方法之一，而日常生活中人们的多数活动都是在次极量水平状态下进行的，因此 6MWT 能很好地反映患者日常生活状态下重要脏器的功能状态，是一种很成熟的临床诊断评价患者运动能力的方法，已作为主要终点应用于一系列临床试验。该检查也可预测特发性肺动脉高压患者的预后。我们研究显示，低氧性肺动脉高压患者出现的右心室肥厚，缘于右心室收缩期负荷过重，一旦右心室收缩负荷减轻或缓解，则此类患者的右心室肥厚可逆转为正常心电图。我们研究表明，3 种药物均能降低低氧性肺动脉高压，增加受试者 6MWT，提高运动耐力，全部受试者均走完 6 min，2 例运动后疲劳，10 例运动后稍有气促、胸闷，无其他不适，步行距离均大于 550 m，说明受试者虽然有肺动脉高压症，但无心功能不全的情况，而且心力储备较好。3 种药物均能减轻慢性高原病症状，而培哚普利的效果均明显优于氨茶碱和硝苯地平。

（二）超声心动图的变化

采用便携式超声诊断仪（美国通用电气 LOGIQ BOOK XP，探头频率 2.5 MHz）检测右室舒张末前后径（RVED）、右心室舒张末内径（RVEDD）、右心室前壁厚度（RVAW）、右心室流出道（RVOT）和肺动脉主干内径（MPA）。分别进行平卧位、左侧卧位检查。心脏检查以左心室长轴切面、大动脉短轴切面为主。

治疗后较治疗前氨茶碱组 RVED、RVAW、RVOT 降低，有非常显著性差异（$P < 0.01$ 或 0.05），MPA 无统计学差异（$P > 0.05$）。硝苯地平组 RVED、RVAW、RVOT、MPA 降低，有非常显著性差异（$P < 0.01$）。培哚普利组 RVED、RVAW、RVOT 降低，有非常显著性差异（$P < 0.01$），MPA 无统计学差异（$P > 0.05$）。

组间比较治疗前各组均无统计学差异（$P > 0.05$）。服药后硝苯地平组较氨茶碱组各项指标均无统计学差异（$P > 0.05$）；培哚普利组较氨茶碱组 RVOT 降低，有显著性差异（$P < 0.05$），培哚普利组较硝苯地平组 RVAW、RVOT 降低，有显著性差异（$P < 0.05$），其余无统计学差异（$P > 0.05$），见表 5-20。

表 5-20　3 组治疗前、后右室及肺动脉主干内径的变化（$\bar{x} \pm s$）

组别	n		RVED（mm）	RVAW（mm）	RVOT（mm）	MPA（mm）
氨茶碱组	18	治疗前	24.41 ± 2.01	6.02 ± 0.53	34.98 ± 0.89	22.89 ± 1.05
		治疗后	$22.61 \pm 1.49^{※}$	$5.34 \pm 0.62^{※※}$	$32.33 \pm 2.65^{※}$	21.41 ± 2.29
硝苯地平组	20	治疗前	24.29 ± 1.76	6.32 ± 0.97	34.99 ± 1.50	23.24 ± 1.02
		治疗后	$22.31 \pm 3.24^{※}$	$5.75 \pm 0.81^{※}$	$32.91 \pm 2.47^{※}$	$21.67 \pm 1.37^{※}$
培哚普利组	16	治疗前	24.08 ± 1.24	6.23 ± 0.91	35.63 ± 1.75	23.78 ± 1.82
		治疗后	$21.58 \pm 0.47^{※※}$	$5.00 \pm 5.57^{△※※}$	$29.76 \pm 2.07^{▲△※※}$	22.40 ± 3.13

与治疗前比较，$^{※}P < 0.05$，$^{※※}P < 0.01$；与氨茶碱组比较，$^{▲}P < 0.05$；与硝苯地平组比较，$^{△}P < 0.01$。

（三）自由基代谢及尿素氮的变化

服药前、后采肘部静脉血检测 BUN、SOD、MDA、NO 及 NOS，试剂盒由南京建成生物工程研究所提供。检测心肌酶 ALT、AST 的活性和 Hb、Hct，试剂盒由南昌百特生物高新技术有限公司提供。所有标本的处理及检测均由专人负责。

治疗后较治疗前氨茶碱组 NOS 增高，BUN 降低，有显著性差异（$P < 0.05$）。硝苯地平组 NOS、SOD 增高，有非常显著性差异（$P < 0.01$）；NO 增高，MDA、BUN 降低，有显著性差异（$P < 0.05$）。培哚普利组 NO、SOD 增高，有非常显著性差异（$P < 0.01$）；NOS、SOD 增高，MDA、BUN 降低，有非常显著性差异（$P < 0.05$）。其余无统计学差异（$P > 0.05$）。

组间比较治疗前各组均无统计学差异（$P > 0.05$）。治疗后硝苯地平组较氨茶碱组各项指标均无统计学差异（$P > 0.05$）；培哚普利组较氨茶碱组和培哚普利组 NO 增高，有显著性差异（$P < 0.05$），其余无统计学差异（$P > 0.05$），见表 5-21。

表 5-21　3 组治疗前、后自由基代谢及尿素氮的变化（$\bar{x} \pm s$）

组别	n		NO（$\mu mol \cdot L^{-1}$）	NOS（$U \cdot mL^{-1}$）	SOD（$U \cdot mL^{-1}$）	MDA（$nmol \cdot mL^{-1}$）	BUN（$mmol \cdot L^{-1}$）
氨茶碱组	18	治疗前	47.30 ± 16.07	36.93 ± 12.44	67.89 ± 19.81	4.56 ± 1.77	7.40 ± 1.76
		治疗后	51.12 ± 17.36	$47.56 \pm 14.10^{※}$	74.15 ± 19.36	4.20 ± 2.25	$5.75 \pm 1.72^{※}$
硝苯地平组	20	治疗前	41.14 ± 10.39	36.79 ± 11.32	70.15 ± 16.35	5.05 ± 1.63	6.95 ± 3.34
		治疗后	$49.02 \pm 9.24^{※}$	$52.69 \pm 12.28^{※※}$	$82.19 \pm 12.89^{※※}$	$3.86 \pm 1.99^{※}$	$5.08 \pm 2.09^{※}$
培哚普利组	16	治疗前	41.12 ± 16.60	37.58 ± 15.00	68.89 ± 12.98	4.79 ± 1.39	6.43 ± 1.55
		治疗后	$60.08 \pm 24.16^{※※▲△}$	$49.92 \pm 16.40^{※}$	$81.51 \pm 8.83^{※※}$	$3.48 \pm 1.51^{※}$	$5.26 \pm 1.98^{※}$

与治疗前比较，$^{※}P < 0.05$，$^{※※}P < 0.01$；与氨茶碱组比较，$^{▲}P < 0.05$；与硝苯地平组比较，$^{△}P < 0.01$。

（四）血清酶及血红蛋白的变化

治疗后较治疗前氨茶碱组 ALT 降低，有非常显著性差异（$P < 0.01$），AST、BUN 降低，有显著性差异（$P < 0.05$）；$\gamma - GT$、HCT、Hb 无统计学差异（$P > 0.05$）。硝苯地平组 ALT、AST、BUN 降低，有显著性差异（$P < 0.05$），$\gamma - GT$、HCT、Hb 无统计学差异（$P > 0.05$）。培哚普利组 ALT、AST、$\gamma - GT$ 降低，有非常显著性差异（$P < 0.01$），BUN 降低，有显著性差异（$P < 0.05$），HCT、Hb 无统计学差异（$P > 0.05$）。

组间比较服药前各组均无统计学差异（$P > 0.05$）。服药后硝苯地平组较氨茶碱组各项指标均无统计学差异（$P > 0.05$）；培哚普利组较氨茶碱组 AST 降低，有显著性差异（$P < 0.05$），其余无统计学差异（$P > 0.05$），见表 5 - 22。

表 5 - 22　3 组治疗前后血清酶及血红蛋白的变化（$\bar{x} \pm s$）

组别	n		ALT（$U \cdot L^{-1}$）	AST（$U \cdot L^{-1}$）	$\gamma - GT$（$U \cdot L^{-1}$）	HCT	Hb（$L \cdot g^{-1}$）
氨茶碱组	18	治疗前	46.94 ± 7.85	47.28 ± 11.67	37.39 ± 11.80	0.71 ± 0.08	193.90 ± 31.72
		治疗后	$39.17 \pm 12.75^{***}$	$40.61 \pm 7.91^{*}$	38.50 ± 12.89	0.68 ± 0.05	193.60 ± 21.22
硝苯地平组	20	治疗前	45.95 ± 12.64	44.95 ± 9.31	42.35 ± 11.47	0.71 ± 0.07	208.80 ± 23.91
		治疗后	$34.70 \pm 15.78^{*}$	$35.20 \pm 14.84^{*}$	36.65 ± 12.41	0.69 ± 0.06	203.50 ± 13.79
培哚普利组	16	治疗前	48.56 ± 6.46	44.56 ± 8.16	41.56 ± 16.49	0.75 ± 0.08	205.40 ± 15.12
		治疗后	$35.06 \pm 15.01^{***}$	$33.06 \pm 9.69^{***\blacktriangle}$	$33.00 \pm 12.59^{***}$	0.72 ± 0.05	196.70 ± 17.33

与治疗前比较：$^{*}P < 0.05$，$^{**}P < 0.01$；与氨茶碱组比较：$^{\blacktriangle}P < 0.05$。

硝苯地平为第一代 L 型钙通道 L - Lca 的拮抗剂，可代替钙离子或竞争钙离子载体系统，选择性阻断钙离子专用通道，抑制跨膜钙内流，并干扰钙离子的利用，使平滑肌兴奋 - 收缩耦联脱耦联，对肺血管平滑肌有直接的松弛作用。本研究结果显示，氨茶碱、硝苯地平、培哚普利均对缺氧性的肺血管收缩有一定抑制作用，能有效地降低肺动脉压，并可逆转右心室肥厚，改善心功能。培哚普利治疗效果优于氨茶碱和硝苯地平。

培哚普利是高脂溶性的 ACEI，可更有效地拮抗组织 ACE，降低冠状动脉内膜的增厚，特异性地增高 HPH 患者一氧化氮合酶的表达，改善内皮功能，促进纤维蛋白溶解。本研究应用培哚普利治疗 HPH 患者后，RVED、RVAW、RVOT 均显著下降，7 例三尖瓣反流消失。由于肺动脉压下降，右心阻力负荷减轻，右心室功能得到改善，扩大的右心室逐渐缩小，右心室壁厚度逆转。说明培哚普利可有效地预防低氧所致的肺动脉高压、肺血管重建和右心室肥厚。提示血管紧张素系统参与了低氧性肺动脉高压和肺血管重建的形成过程。其作用机制除了抑制血管紧张素而发挥强大的扩血管作用外，还通过抑制缓激肽而调节 NO 的合成，使血管扩张，减轻脂质过氧化反应，改善血管内皮依赖性舒张功能，防止细胞内酶丢失，保护能量代谢，减少氧自由基作用。因此，培哚普利在低氧性肺动脉高压的防治中具有一定的应用前景。

硝苯地平是临床应用最广泛的钙通道阻滞剂之一，不但能降低肺动脉高压及外周血管阻力，减少静脉回心血量，有效减低右心室后负荷和左心室前负荷，逆转左、右心室肥厚，改善心功能；还能舒张支气管平滑肌，且对氧分压无明显影响。已有研究表明硝苯地平对低氧性肺动脉高压有缓解作用，使患者的血流动力学得到有益改善。Simon-neau 等认为当原肺血管张力处于较低水平时，硝苯地平可能无肺血管扩张作用，只有在缺氧引起肺血管痉挛时才起作用。

氨茶碱是一种磷酸二酯酶（PDE）抑制剂，它能通过抑制磷酸二酯酶而使 cAMP 生成增多，cAMP 引起通道蛋白磷酸化作用的加强，增强支气管平滑肌对膜电位变化的敏感性，通过对 L–Lca 提供的 T 管去极化导致的快速 Ca^{2+} 内流途径的影响而介导血管平滑肌的兴奋–收缩耦联过程。在此过程中氨茶碱通过对 PDE 的抑制使 cAMP 生成增多，cAMP 通过使通道蛋白磷酸化作用加强而增强 L–Lca 对膜电位变化的敏感性，直接影响肺动脉壁 Ca^{2+} 浓度与 Ca^{2+} 外流而产生对血管平滑肌松弛作用。同时，氨茶碱还能通过对血浆内皮素合成与分泌的抑制而达到降低肺血管阻力和肺动脉压的目的。复方丹参滴丸是提取丹参、三七的有效成分，再加适量冰片而制成的新型纯中药滴丸剂。它的主要成分丹参素能降低血小板聚集，降低血脂和血黏稠度，防止血栓形成，具有钙通道阻滞作用而使血管扩张，还具有使心肌细胞膜稳定、清除氧自由基和能量调节、抑制成纤维细胞增殖和分泌基质等作用，降低肺动脉压。因此，氨茶碱和复方丹参滴丸合用对气管和血管平滑肌具有双重扩张作用，其增加膈肌的收缩力，降低缺氧引起的肺动脉高压。

本研究结果表明氨茶碱、硝苯地平、培哚普利治疗 HPH 均有一定作用，均无明显不良反应发生。3 组药物比较培哚普利要优于氨茶碱和硝苯地平。慢性高原缺氧，造成红细胞代偿增生，血液黏滞度增高，HCT 升高，3 组用药后 Hb、HCT 并无改善，表明氨茶碱、硝苯地平、培哚普利均不抑制红细胞增生。

第四节　高原红细胞增多症的防治

大豆异黄酮主要包括金雀异黄素、大豆苷原及其相应的葡萄糖苷（金雀异黄苷和大豆苷），其结构与雌激素相似。自 20 世纪四五十年代开始，异黄酮就被当作大豆的抗营养因子而在大豆制品的加工过程中被除去，其特殊的生理功能一直未受到足够重视。随着近代对它的生物化学作用的深入研究，人们发现它是良好的抗氧化剂，还能改善脂质代谢。高原低氧环境对移居高原人群造成一定的危害，由于低氧刺激机体红细胞过度增生，使血液黏度增高，血流缓慢和微循环障碍，氧自由基代谢失衡，导致高原红细胞增多症（HAPC）。针对高原低氧这一突出问题，我们采用大豆异黄酮胶囊对移居海拔 5 070 m、5 200 m、5 380 m 1 年的 38 例 HAPC 患者在高原现场进行治疗，观察其对慢性缺氧机体红细胞增多症的影响，为寻找防治 HAPC 的新途径提供实验依据。

按照 HAPC 诊断标准，血红蛋白 $\geq 210 \ g \cdot L^{-1}$、红细胞计数 $\geq 6.5 \times 10^{12} \cdot L^{-1}$、血细胞比容 $\geq 0.65 \ L \cdot L^{-1}$。排除标准：排除肺心病、先心病等疾患所致的继发性红细胞增多症。入选 38 例 HAPC 患者口服大豆异黄酮胶囊 $20 \ mg \cdot$ 次$^{-1}$，每日 2 次，连续服用 3 个月。服药期间停服一切与观察内容有影响的药物。检测 RVED、RVAW、RVOT 和

MPA。分别进行平卧位、左侧卧位检查。心脏检查以左心室长轴切面、大动脉短轴切面为主，并检测 P 和 SaO_2，采血检测 Hb、HCT、SOD、MDA。

一、大豆异黄酮治疗前后各指标的变化

服用大豆异黄酮 3 个月后较治疗前 Hb、HCT 降低，SaO_2 增高，有非常显著性差异（$P<0.01$）；P 无统计学差异（$P>0.05$），见表 5-23。

表 5-23 治疗前后血红蛋白等指标的比较（$\bar{x}\pm s$）

组别	n	P（次·min^{-1}）	Hb（g·L^{-1}）	HCT（%）	SaO_2（%）
治疗前	38	86.65±7.84	219.80±6.69	0.71±0.08	79.96±3.81
治疗后	38	83.96±5.64	204.80±9.97*	0.67±0.05*	83.74±3.67*

与治疗前比较，*$P<0.01$。

二、大豆异黄酮治疗前、后超声心动图的变化

治疗后较治疗前 RVED、RVAW、RVOT、MPA 降低，有非常显著性差异（$P<0.01$），见表 5-24。

表 5-24 治疗前、后超声心动图的变化（$\bar{x}\pm s$）

组别	n	RVED（mm）	RVAW（mm）	RVOT（mm）	MPA（mm）
治疗前	38	23.83±2.64	5.88±0.94	33.83±2.35	23.37±1.75
治疗后	38	21.47±1.97*	5.16±0.79*	31.37±2.97*	21.89±2.13*

与治疗前比较，*$P<0.01$。

三、大豆异黄酮治疗前、后 SOD 和 MDA 的变化

治疗后较治疗前 SOD 增高，有显著性差异（$P<0.05$）；MDA 降低，有非常显著性差异（$P<0.01$），见表 5-25。

表 5-25 治疗前、后 SOD 和 MDA 的变化（$\bar{x}\pm s$）

组别	n	SOD（U·mL^{-1}）	MDA（nmol·mL^{-1}）
治疗前	38	80.23±7.12	4.68±1.39
治疗后	38	84.48±7.69*	3.85±1.25**

与治疗前比较，*$P<0.05$，*$P<0.01$。

HAPC 病变以单位容积循环血中红细胞数超常增多，Hb 和 HCT 随之增强为表现，从而对机体各组织器官造成损害，红细胞增多时虽可增加血液的携氧能力，但由于血液黏滞度增高，血管阻力增加，静脉回流减少，心输出量下降。心搏量的降低与血液黏度的增高呈显著负相关，红细胞增多，血容量增加，红细胞及血小板的聚集性增高，血流

缓慢，全血淤积，从而增加了体循环的阻力，也影响冠脉循环，致心脏负荷加重。红细胞增多及其伴随的血黏度增高势必导致肺血管床阻抗的升高，从而促使肺动脉压增高。我们研究表明，HAPC 患者大豆异黄酮治疗后 RVED、RVAW、RVOT、MPA 明显降低。大豆异黄酮可减少冠状动脉和血管阻力，增加冠状动脉血流量，改善心脏供血不足，改善缺血心肌对氧的供求失调，有效地预防低氧所致的肺动脉高压、肺血管重建和右心室肥厚。

大豆异黄酮能升高 HAPC 患者 SOD 活力，降低 MDA 含量，有明显的体内抗氧化作用。组织缺氧可通过激活黄嘌呤氧化酶系统使氧自由基增多，体内脂质过氧化反应增加。氧自由基的增多使红细胞结构和功能发生异常，膜流动性和变形能力降低。大豆异黄酮对离体红细胞的氧自由基损伤有显著抑制作用，可保护黄嘌呤氧化酶、过氧化氢和紫外线照射等自由基产生体系诱导的红细胞膜脂质过氧化损伤，维持红细胞膜的结构完整性和正常功能。其机制首先是大豆异黄酮的分子中具有较强的抗氧化二酚结构，可清除活性氧自由基，预防脂质过氧化，阻断脂质过氧化链式反应；其次，大豆异黄酮可诱导抗氧化酶活性，如超氧化物歧化酶（SOD）等，提高细胞抗氧化能力。因此，大豆异黄酮的抗氧化作用可能是其保护缺氧机体红细胞变形性及其他缺氧损伤的重要机制。大豆异黄酮能改善缺氧机体的 SaO_2，降低 Hb、HCT，提示大豆异黄酮通过该途径发挥其预防红细胞增多症的作用。总之，有关大豆异黄酮对机体红细胞增多症的防治作用及机制值得我们进一步探讨。

参考文献

[1] 崔建华. 缺氧性肺动脉高压形成机制的研究进展. 西北国防医学杂志，2013，34（3）：251－255.

[2] 崔建华，高亮，张东祥，等. 埃他卡林对缺氧性肺动脉高压患者心肌酶活性及自由基代谢的影响. 中国应用生理学杂志，2012，28（5）：385－388.

[3] 崔建华，高亮，阳盛洪，等. 伊洛前列环素对缺氧性肺动脉高压自由基代谢的影响. 西南国防医药杂志，2012，22（3）：243－245.

[4] 杨海军，马勇，王引虎，等. 吸入伊洛前列环素治疗缺氧性肺动脉高压的超声心动图对比研究. 医学影像学杂志，2010，2（12）：1817－1819.

[5] 崔建华，高亮，马广全，等. 培哚普利、硝苯地平和氨茶碱对缺氧性肺动脉高压的疗效比较. 解放军药学学报，2013，29（4）：314－316.

[6] 马广全，崔建华，杨海军，等. 口服氨茶碱、培哚普利、硝苯地平对高海拔5 000 m 以上地区移居者低氧性肺动脉高. 西北国防医学杂志，2012，33（4）：422.

[7] 崔建华，杨海军，高亮，等. 大豆异黄酮治疗高原红细胞增多症的疗效观察. 解放军医学杂志，2013，38（12）：1011.

[8] 高亮，崔建华，马广全，等. 大豆异黄酮对海拔5 000 m 以上高原红细胞增多症患者氧自由基代谢的影响. 第三军医大学学报，2012，34（24）：2528.

第六章 高原睡眠呼吸障碍防治研究

第一节 高原睡眠

　　高原特殊的自然环境对人的影响是多方面的，然而神经系统对高原高寒低氧最敏感，易受影响，出现一系列的神经功能失调症状。在高原低氧、低气压等特殊环境下，机体的神经、呼吸调节功能和昼夜生理节律均有变化，随着海拔的升高，将会引起睡眠模式的紊乱及夜间周期性呼吸障碍的发作。很多研究表明，居住在高海拔的人们存在着严重的睡眠紊乱，脑力活动可发生衰退，其变化程度与海拔高度和在高原停留时间的长短有很大关系。初入高原的人睡眠期间出现的典型症状有频繁觉醒、周期性呼吸、气短、多梦和头痛。头痛和急性高原病（AMS）症状可能在晨起时加重，日间减轻。研究发现首次到达海拔 3 050 m 和 3 815 m 高度的人当中，睡眠功能紊乱者达83%，脑电图（EEG）研究表明，高原睡眠质量明显降低，轻度睡眠增加，而深度睡眠及快动眼（REM）睡眠减少，甚至 REM 睡眠消失。慢性缺氧可使大脑的感觉和智力的敏感度降低，记忆力和分析能力丧失。高原低氧对神经功能的影响导致睡眠结构的改变，引起失眠、睡眠质量降低。其结果加深了中枢神经功能的紊乱，使其对高原环境适应调节能力下降，甚至可能发生夜间睡眠呼吸暂停综合征等病症的病理、生理改变，使高原睡眠紊乱的机制变得更为复杂。

　　潘磊（2007）在高原对 30 例移居者与其在平原的多导睡眠检测结果比较，观察对象均出现了睡眠紊乱和明显的去氧饱和作用，主要表现为睡眠结构的改变、周期性呼吸、平均血氧饱和度的下降及氧减指数的增加。与平原比较，非快动眼（NREM）睡眠中 I 期（分别为 10.19% ± 6.14%、7.29% ± 5.62%）、II 期（分别为 52.65% ± 10.65%、41.92% ±12.45%）睡眠增加，尤以 II 期睡眠增加更为明显，最高比值为73%，III 期（分别为 6.97% ± 6.77%、15.12% ± 10.65%）、IV 期（分别为6.95% ± 6.77%、11.49% ±7.45%）深睡眠减少。REM 睡眠减少，其中 5 例无 REM 睡眠，5 例无 IV 期睡眠，由于作为核心睡眠的慢波睡眠比率下降，入睡后醒觉次数及睡眠期转换次数增加，整夜睡眠多处于表浅状态，呈片段状睡眠，睡眠的连续性遭到严重破坏，睡眠质量差，导致工作效率、警觉性的下降。在 Lake Lusious 调查问卷中 60.0% 的志愿者在高原睡眠后头晕，53.3% 有日间困倦、嗜睡，90.0% 疲乏，43.3% 有睡眠困难，也进一步说明高原睡眠紊乱对高原移居者日间活动的影响。高原睡眠时普遍存在低氧血症，并且随着海拔高度的增高，SaO_2进一步下降，低氧血症导致中枢的不稳定性，产生呼吸波动导致周期性呼吸的发生，周期性呼吸发生的时间与低氧性的过度通气的时间呈正相关。30 例移居者在海拔 3 800 m 高度睡眠时，入睡前平均 SaO_2 高于睡眠期间的平均 SaO_2，睡眠期间均出现周期性呼吸，均发生在 II 期睡眠。在 II 期睡眠中，即可见周期性呼吸，亦可见规律性呼吸，周期性呼吸发生的最高次数为 19 次，时间最长为 199.35 min，占总 NREM 睡眠的 59.07%。周期性呼吸发生时，呼气末 CO_2（$ETCO_2$）水平下降，而血氧饱和度无明显下降，与 NREM 期的规律性呼吸时的平均 SaO_2 比较，周期性呼吸时的平均血氧饱和度略高于规律性呼吸（分别为 86.25% ± 2.33%、83.33% ± 3.27%，$P < 0.05$），提示高原睡眠时出现的周期性呼吸在维持夜间平均血氧饱和度方面有一定作用，进一步验证了Masuyama等的高原睡眠时周期性呼吸是一种生理上的保护反应的结论。

（一）高原睡眠紊乱基本表现

1. 频繁觉醒

Anholm 等对模拟海拔 7 620 m 高原环境中的 5 例受试对象进行了为期 6 周的研究发现，平均每例受试者夜间觉醒 37 次，在回到海平面后平均为 15 次，总睡眠时间由 337 min 减至 167 min。REM 睡眠占整个睡眠时间的百分比由 18% 降为 4%。短暂觉醒由 22 次·h^{-1} 增至 161 次·h^{-1}。部分研究人员认为，频繁觉醒在一定程度上是由周期性呼吸引起的。有证据表明，周期性呼吸强度增加时，觉醒的频率上升。可以想象，呼吸暂停之后，要连续进行几次深呼吸，此时肌张力显著增强，势必会引起觉醒。然而，即使是没有周期性呼吸的人，在高原上觉醒的次数也较平原多，说明频繁觉醒的发生还存在其他机制。频繁觉醒使人处于一种睡眠剥夺状态，从而出现日间疲乏、困倦等表现。

2. 周期性呼吸

早在 19 世纪，人们就已经注意到了高原周期性呼吸现象。1857 年，Tyndall 第一次登上勃朗峰时，同伴惊奇地发现他熟睡时出现了呼吸暂停。1886 年，意大利生理学家 Mosso 进行高原现场研究时，在其哥哥身上观察到一种奇怪的呼吸现象，在 3 ~ 4 次深呼吸后出现约 10 s 的呼吸暂停，这种变化在睡眠期间持续出现。他还观察到其他形式的反常呼吸，包括由深呼吸和浅呼吸组成的周期性呼吸，但没有呼吸暂停。典型的周期性呼吸包括 2 ~ 3 次深呼吸，接着是 18 ~ 20 s 的呼吸暂停。周期性呼吸在由平原进入高原的人当中相当普遍，并具有较大的个体差异。研究表明，在海拔 3 050 m 以上高度，几乎所有的人在睡眠期间都会出现周期性呼吸，清醒休息状态时偶尔也会出现，女性周期性呼吸较男性少见，而高原世居者没有这种呼吸。呼吸暂停后要进行几次连续的深呼吸时常常感觉气短而导致频繁觉醒。周期性呼吸时打鼾的人更令同伴难受。在海拔 3 050 m 以上高度，周期性呼吸频率并不随高度上升而增加，多数周期性呼吸发生于 NREM 安静睡眠期，吸氧后可消除。Masuyama 等研究表明，有高通气反应（HVR）的人周期性呼吸频率高，且持续时间长。他们还发现，周期性呼吸越长，睡眠时动脉血氧饱和度越高，周期性呼吸时动脉血氧饱和度比周期性呼吸开始前明显升高，因此推测，周期性呼吸能够改善动脉血的氧合作用能力。

虽然周期性呼吸看似一种反常呼吸，但它不仅是一种无害的现象，而且对由低地进入高原的健康人在生理上是有益的，因此应视为机体的一种自我保护机制而不是 AMS 症状，而频繁觉醒和严重的睡眠紊乱则通常被认为是 AMS 症状。周期性呼吸是发生于正常人的一种现象，而与此相似的呼吸模式——陈-施式呼吸是发生于心衰患者的一种呼吸现象，也有深呼吸（呼吸窘迫）和呼吸停止（呼吸暂停/窒息）。150 年前 Chenye 和 Stokes 首先描述了这种呼吸方式。陈-施式呼吸随心衰程度而变化，可长达 40 s，包括过度通气期和呼吸暂停期，这两期持续时间相近。周期性呼吸伴有动脉血 PO_2 和 PCO_2 的周期性变化，心衰患者的陈-施式呼吸虽然周期长，PO_2 也有类似的周期性变化。值得注意的是，两种呼吸模式中，呼吸时 PO_2 最低，而呼吸暂停时 PO_2 最高，这是循环时间和颈动脉体对 PO_2 变化反应延迟的结果。

3. 夜间呼吸窘迫

在高原由气短引起的觉醒非常普遍，并常伴有无法深呼吸的感觉和胸部束缚感。与心衰引起的呼吸窘迫不同，这种感觉不能因坐起及走动而缓解，可持续数小时甚至整个晚上，并伴有恐惧感，这些症状在起床开始活动后即消失。出现这种呼吸窘迫的原因可能是睡眠低氧血症导致的轻度高原肺水肿（HAPE）。众所周知，HAPE 的症状往往在夜间加重。但这种解释也仅仅是一种推测，因为还没有关于这方面的研究。

4. 睡眠性低氧血症

正常人在睡眠期间，中枢神经系统活动减弱，表现为体温控制丧失，肌肉弛缓，疼痛阈值上升，呼吸、心率及血压下降。呼吸活动下降可导致动脉血 PCO_2 轻度上升及相应的 PO_2 轻度下降。多数正常人达高原后可出现睡眠性低氧血症，有些人甚至比较严重。

Sutton 等研究发现，在海拔 3 355 m 高度，受试者均出现了睡眠性低氧血症，经过 8~11 d 的短期习服，睡眠时动脉血氧饱和度可以得到改善，但更长时间的习服似乎并不能减轻睡眠性低氧血症。虽然周期性呼吸时 SaO_2 变化较大，但并不伴有更严重的睡眠性低氧血症。睡眠性低氧血症引发头痛和（或）气短，并导致频繁觉醒，这可能是 AMS 在夜间和起床后最初几小时症状加重的原因。此外，夜间血液发生浓缩，表现为血红蛋白及血细胞比容在起床时比睡前高。

5. 睡眠时心脏节律

在高原，伴随着周期性呼吸，心率和心脏节律也发生周期性变化，深呼吸时心率加快，呼吸停止时心率减慢。Cumming 记录了他本人在海拔 5 033 m 高度睡眠时的心电图，发现有明显的窦性心律失常，心率降低至 33 次·min^{-1}，还可见到房性期前收缩及交界性逸搏心律。Horri 等观察了 14 例登山者在海拔 4 400 m、7 800 m 及 5 710 m 时的 24 h 动态心电图变化，发现清醒时平均心率为（94 ± 4.9）次·min^{-1}，睡眠时为（75 ± 6.7）次·min^{-1}，睡眠期最低心率为（62 ± 5.0）次·min^{-1}。有些登山者的正常心律完全消失，其睡眠时的平均心率与清醒时相近，Q-T 间期延长非常显著。

在低压舱中模拟海拔 5 492 m、6 100 m、7 620 m 对 7 例受试者进行研究表明，在 60 s 内心律由窦性心动过缓变成了窦性心动过速。在每一海拔高度，最慢心率都接近，但最快心率出现于海拔最高处，达到 105 次·min^{-1}。心率的快周期可能与周期性呼吸相关。每一周期先出现 6 次慢性心跳（平均 40 次·min^{-1}），接着增加到 16 次（120 次·min^{-1}）。周期长度随海拔高度增加而缩短。在海平面没有观察到这种现象。在海拔 3 813 m，可观察到周期性呼吸及心率的周期性变化，但变化的幅度较小。

缓慢性心律失常在每一高度都很普遍，而这在海平面上较少见。常见的心律失常有：①p 波阻滞，无 P－R 间期延长；②窦性停搏或明显的心动过缓，伴交界性或室性异搏心律；③窦性心动过缓，心率可降至 24 次·min^{-1}，不伴逸搏心律；④房室分离，无交界性心律；⑤室性心律。在高原上出现这些心律失常的机制尚未阐明，由于在平原患有睡眠呼吸窘迫症的人也有相似的心律失常并伴有心率的周期性波动，因此推测低氧血症可能是一个重要原因。给这类患者注射阿托品可以减轻心动过缓，从而消除周期性心律失常，但是吸入 100% 氧气减轻心律变化的作用轻微，说明心律失常可能是迷走神经作用于窦房结的结果。

6. 高原困倦

平原人在达高原数小时内最容易感到困倦，表现为哈欠、瞌睡，一有休息机会即可入睡。曾经有一名登山者在攀登 Shasta 山（海拔 2 900 m）时，远远落在其他人后面。当同伴下山寻找时发现他正睡在一块巨石下面，已经出现发绀。唤醒后神志不清，并有定向障碍。睡眠性低氧血症可能是导致发绀和神志不清的原因。进入高原的人应对这一现象有所了解，否则可能会产生严重后果。

（二）高原睡眠紊乱机制

高原睡眠频繁觉醒的机制尚未阐明。有些觉醒是由周期性呼吸、气短、头痛及低氧作用于神经系统所引起的。间断性的呼吸道阻塞也可以引起觉醒，特别是打鼾的人更易出现。

周期性呼吸与低氧血症、低动脉血 PO_2 及内在的正常呼吸节律相关。内在呼吸节律具有增、减周期性变化。这种周期性变化出现于睡眠状态而不是清醒状态。由于呼吸中枢的精确控制，动脉血 PCO_2 变化非常轻微，PCO_2 上升可刺激呼吸，而 PCO_2 下降则产生呼吸抑制作用。这个系统反应非常迅速，在高原特别是初入高原时，呼吸主要由感受动脉血 PO_2 的外周化学感受器控制。低氧性过度通气引起动脉血 PCO_2 分压下降，使其对呼吸的控制作用减弱。由于外周化学感受器对动脉血 PO_2 的反应比较缓慢，致使呼吸的正常节律性变化加强，呼吸减弱导致动脉血 PCO_2 上升并刺激呼吸；呼吸增强降低动脉血 PCO_2、增加 PO_2，后者对颈动脉体的呼吸刺激作用丧失，因此产生周期性呼吸。周期性呼吸时呼吸暂停的周期性变化不是由呼吸道阻塞引起，而是呼吸刺激未达到刺激阈值所致，因此呼吸暂停期不存在呼吸肌、膈肌或腹部运动。达高原 1~2 周后，起初的呼吸性碱中毒由于碳酸氢盐的分泌而得到代偿，周期性呼吸的趋势减弱，然而 PCO_2 仍然较低，有些人在高原上停留期间一直都有周期性呼吸。高原世居者不表现出周期性呼吸。

睡眠性低氧血症可能是碱中毒和低 PO_2 引起的通气衰减对中枢呼吸控制机制产生抑制所致。睡眠期间，即使是在海平面，中枢神经系统功能也下调，导致通气下降。高原通气下降幅度同海平面相似，但由于氧解离曲线形状的变化，动脉血氧饱和度下降更多，致使某些人发生低氧性呼吸抑制。动物实验证实，严重低氧可导致呼吸抑制。HAPE 患者中如果出现严重的缺氧，吸氧可引起反相的通气增强，说明低氧抑制了呼吸中枢。另一个可能抑制呼吸中枢的因素是心动过缓导致的脑血流减少。显然，心率降至 30 次·min^{-1}，甚至出现心脏停搏数秒时，心输出量及脑血流显著减少。此外，上述变化也可抑制呼吸中枢活动和通气运动。

第二节　高原睡眠呼吸障碍药物防治研究

一、低氧环境条件下睡眠结构的改变及药物的调节作用

将移居海拔 5 380 m 高原 1 年的 24 名士兵随机分为复方红景天组（每次 2 粒，每日 2 次）、乙酰唑胺组（每次 0.25 g，每日 2 次）和混合组（复方红景天 + 乙酰唑胺），每组 8 名。在服药前和服用药物 24 d 后进行进行睡眠脑电图 C3/A1、眼动图、心电图、颏肌肌电图、口鼻气流、胸腹部呼吸运动监测，每人每夜连续监测 7 h。根据监测结果，计算各期睡眠百分率，并求得总监测时间（TRP）、总睡眠时间（TST）、总觉醒时间（TWT）、有效睡眠指数（SEI）及慢波睡眠比率（DSS）。

（一）睡眠结构的变化

3 组青年服药后与服药前非快动眼睡眠（NREM）Ⅰ、Ⅱ期缩短，Ⅲ、Ⅳ期及快动眼睡眠（REM）期延长，差异均有非常显著性（$P<0.01$），各组间比较差异无显著性（$P>0.05$），见表 6-1。

表6-1　3 组青年服药前、后睡眠结构的变化　（单位:%，$n=8$，$\bar{x}\pm s$）

组别	Ⅰ期	Ⅱ期	Ⅲ期	Ⅳ期	REM 期
复方红景天组					
服药前	55.4±1.5	26.6±0.5	7.0±0.6	5.81±0.48	5.25±0.20
服药后	48.0±1.6※	24.3±0.7※	10.5±0.7※	9.34±0.49※	7.98±0.84※
乙酰唑胺组					
服药前	54.9±0.6	26.9±1.1	6.7±0.9	5.94±0.51	5.43±0.64
服药后	48.1±1.0※	23.4±0.7※	10.7±0.8※	9.77±0.63※	8.03±0.73※
混合组					
服药前	54.7±0.7	27.1±0.9	7.2±0.9	5.86±0.25	5.19±0.92
服药后	48.7±1.1※	23.4±0.8※	10.7±0.7※	9.34±0.61※	7.92±1.04※

与服药前比较,※$P<0.01$。

（二）睡眠质量的判断

3 组青年服药后较服药前有效睡眠指数（SEI）升高，慢波睡眠比率（DSS）延长，差异均有非常显著性（$P < 0.01$），总觉醒时间（TWT）减少，差异有显著性（$P < 0.01$），总睡眠时间（TST）乙酰唑胺组和混合组增加，差异有非常显著性（$P < 0.01$），复方红景天组 TST 虽有增加趋势，但差异无显著性（$P > 0.05$）。提示：高原低氧和低气压对神经功能的影响导致了睡眠结构的改变，表现为总睡眠时间、有效睡眠指数减少，总觉醒次数和时间增加，睡眠多表浅，频发觉醒，睡眠期转换次数增加，呈片段状睡眠。复方红景天和乙酰唑胺正是通过增加慢波睡眠比率，减少觉醒次数和时间，维持睡眠结构的连续性而得以改善高原移居者的睡眠质量（表 6 - 2）。

表 6 - 2　3 组青年服药前、后睡眠质量的变化（$n=8$，$\bar{x} \pm s$）

组别	TRP（min）	TST（min）	TWT（min）	SEI（%）	DSS（%）
复方红景天组					
服药前	419 ± 20	352 ± 22	65 ± 5	84.0 ± 1.3	12.8 ± 1.0
服药后	414 ± 24	377 ± 27	$37 \pm 3^*$	$91.0 \pm 1.3^*$	$19.8 \pm 1.2^*$
乙酰唑胺组					
服药前	416 ± 21	349 ± 24	66 ± 5	84.0 ± 1.3	12.6 ± 1.1
服药后	410 ± 20	$373 \pm 17^*$	$37 \pm 3^*$	$91.0 \pm 0.3^*$	$20.5 \pm 1.4^*$
混合组					
服药前	418 ± 22	349 ± 29	69 ± 10	83.5 ± 3.0	13.1 ± 0.8
服药后	415 ± 25	$380 \pm 25^*$	$36 \pm 3^*$	$91.3 \pm 0.9^*$	$20.0 \pm 1.2^*$

与服药前比较，$^* P < 0.01$。

二、复方红景天和乙酰唑胺对睡眠中 SaO_2 的改善作用

在睡眠呼吸监测的同时监测 SaO_2，根据监测结果计算清醒时 SaO_2（$WSaO_2$）、监测过程中最低 SaO_2（$LSaO_2$）、平均 SaO_2（$MSaO_2$）、每小时氧饱和度下降 $\geq 4\%$ 的次数即氧减饱和度指数（DI4）、$SaO_2 \leq 80\%$ 的时间占总监测时间的百分比（SIT 80）。

3 组青年服药后较服药前 $WSaO_2$、$LSaO_2$、$MSaO_2$ 均增高，差异有非常显著性（$P < 0.01$）；DI4 和 SIT 80 降低，差异有非常显著性（$P < 0.01$）。服药后乙酰唑胺组和混合组 SIT 80 较复方红景天组升高，差异有显著性（$P < 0.05$），$WSaO_2$、$LSaO_2$、$MSaO_2$ 及 DI4 组间比较差异均无显著性（$P > 0.05$），见表 6 - 3。

表6-3　3组青年服药前、后睡眠 SaO_2 的变化　（单位:%，$n=8$，$\bar{x}\pm s$）

组别	$WSaO_2$	$LSaO_2$	$MSaO_2$	DI4	SIT80
复方红景天组					
服药前	80.3 ± 1.8	58.8 ± 2.4	75.5 ± 1.3	27.3 ± 3.3	78.7 ± 6.4
服药后	$84.3\pm1.4^{*}$	$65.5\pm4.4^{*}$	$79.1\pm1.3^{*}$	$21.8\pm1.6^{*}$	$66.8\pm4.4^{*}$
乙酰唑胺组					
服药前	80.5 ± 1.2	58.3 ± 3.6	75.9 ± 1.5	26.8 ± 3.6	79.5 ± 3.2
服药后	$84.0\pm2.0^{*}$	$64.8\pm3.1^{*}$	$79.5\pm0.7^{*}$	$22.0\pm2.6^{*}$	$70.5\pm1.9^{*▲}$
混合组					
服药前	80.0 ± 1.5	58.5 ± 2.9	75.7 ± 1.3	27.5 ± 2.9	78.6 ± 3.3
服药后	$84.0\pm2.0^{*}$	$62.8\pm2.4^{*}$	$79.5\pm0.7^{*}$	$22.8\pm2.9^{*}$	$70.2\pm1.7^{*▲}$

与服药前比较，$^{*}P<0.01$；与复方红景天组服药后比较，$^{▲}P<0.05$。

动态监测高海拔地区人群睡眠时 SaO_2 的变化，可进一步提示高原低氧环境对人体 SaO_2 变化影响的生理效应。有学者提议高原地区采用 SIT 85 能较好地反映 SaO_2 随时间累积的变化情况，但我们考虑到在海拔 5 380 m 地区正常人清醒时 SaO_2 仅为 80% 左右，故采用 SIT 80 来衡量睡眠时的缺氧严重程度比较适宜。我们的研究提示，移居 5 380 m 高原 1 年的青年睡眠时平均 SaO_2 降低非常显著，最低 SaO_2 仅有 58%，SIT 80 和能较好反映睡眠时呼吸紊乱频度的 DI4 均明显增高。这说明在 SaO_2 较低的高海拔地区，睡眠又加重了机体的低氧。表现出反复发作的周期性呼吸伴或不伴中枢性呼吸暂停，使得睡眠多表浅，频发觉醒，睡眠期转换次数增加，呈片段状睡眠，睡眠的连续性遭到严重破坏，这也许是造成高原移居人群脑功能损害的又一原因，也是引发急性、慢性高原病的重要因素，直接影响着高原居住人群的生活质量。

三普红景天可提高动脉血氧分压（PaO_2）和 SaO_2，改善机体组织器官供氧，并能增加抗氧化酶活性，抑制脂质过氧化反应，减轻氧自由基对机体的损害。乙酰唑胺改善高原夜间睡眠 SaO_2 的因素可能是：刺激通气使肺泡和动脉血 PO_2 升高；增加肾小管 HCO_3^- 的排出，降低过度通气所引起的碱血症；增加或维持低 PCO_2 时的脑血流量；抑制陈-施呼吸和间歇性中枢性呼吸暂停，从而改善睡眠质量。三普红景天和乙酰唑胺均能明显改善高原移居者的睡眠质量。其调节作用主要是通过增加慢波睡眠比率、减少觉醒时间和次数、改善睡眠结构的连续性来实现的。在改善 TST 和降低 SIT 80 方面乙酰唑胺有优于三普红景天的趋势，但两种药物合用并无明显协同作用。

三、移居者睡眠呼吸障碍的特征及药物的调节作用

对上述青年在服用复方红景天和乙酰唑胺前后进行口鼻气流、胸腹部呼吸运动监

测，计算 PB 和 SA 出现的频度并分析 PB 和 SA 在各睡眠时相的分布情况（SA 指口鼻气流消失 10 s 以上，PB 是以呼吸运动逐渐增强增快又逐渐减弱减慢，与呼吸运动消失交替出现各一次为一周期）。结果表明：3 组青年服药后，PB 和 SA 出现的次数减少，平均时间缩短，差异有显著性（$P < 0.01$）。服药后复方红景天组和乙酰唑胺组分布于睡眠 II 期的 PB 减少有显著性（$P < 0.01$ 或 0.05）；而混合组分布于 NREM 各期的 PB 次数均显著减少（$P < 0.05$）。SA 多分布于非快动眼 I、II 期，尤其频发于 I 期，服用药物后 3 组青年 I 期 SA 频率显著减少（$P < 0.05$），见表 6 − 4、表 6 − 5、表 6 − 6。

表 6 − 4　3 组青年服药前、后 PB 和 SA 出现的频度（$n = 8$，$\bar{x} \pm s$）

组别	PB（次·h^{-1}）	平均 PB 长度（s）	SA（次·h^{-1}）	平均 SA 长度（s）
复方红景天组				
服药前	21.00 ± 9.65	55.25 ± 9.30	8.50 ± 4.63	16.25 ± 3.06
服药后	$11.75 \pm 6.25^{*}$	$42.00 \pm 3.38^{**}$	$4.25 \pm 2.76^{*}$	$12.25 \pm 2.43^{*}$
乙酰唑胺组				
服药前	18.38 ± 7.74	55.00 ± 6.89	7.75 ± 5.09	16.50 ± 3.59
服药后	$9.75 \pm 7.19^{*}$	$40.00 \pm 4.00^{**}$	$3.50 \pm 1.60^{*}$	$11.75 \pm 2.05^{*}$
混合组				
服药前	20.50 ± 8.64	55.25 ± 6.86	8.00 ± 4.41	15.75 ± 3.33
服药后	$9.50 \pm 5.53^{**}$	$39.50 \pm 1.77^{**}$	$3.50 \pm 2.20^{*}$	$11.50 \pm 1.20^{**}$

与服药前比较，$^{*}P < 0.05$，$^{**}P < 0.01$。

表 6 − 5　3 组青年服药前、后 PB 在各睡眠时相的分布情况（$n = 8$，$\bar{x} \pm s$）

组别	I 期（%）	II 期（%）	III 期（%）	IV 期（%）	REM 期（%）
复方红景天组					
服药前	15.50 ± 6.95	1.75 ± 1.58	0.25 ± 0.46	0.25 ± 0.46	0.25 ± 0.46
服药后	9.25 ± 4.50	$0.25 \pm 0.46^{*}$	0.25 ± 0.46	0.25 ± 0.46	0.25 ± 0.46
乙酰唑胺组					
服药前	15.00 ± 7.48	3.75 ± 1.58	0.25 ± 0.46	0.25 ± 0.46	0.50 ± 0.53
服药后	8.50 ± 5.53	$1.25 \pm 1.75^{**}$	0.00 ± 0.00	0.00 ± 0.00	$0.00 \pm 0.00^{*}$
混合组					
服药前	15.00 ± 2.76	4.25 ± 3.06	0.50 ± 0.53	0.50 ± 0.53	0.25 ± 0.46
服药后	$8.00 \pm 4.00^{*}$	$1.50 \pm 1.77^{*}$	$0.00 \pm 0.00^{*}$	$0.00 \pm 0.00^{*}$	$0.00 \pm 0.00^{*}$

与服药前比较，$^{*}P < 0.05$，$^{**}P < 0.01$。

137

表6-6　3组青年服药前、后SA在各睡眠时相的分布情况（$n=8$, $\bar{x}\pm s$）

组别	Ⅰ期（%）	Ⅱ期（%）	Ⅲ期（%）	Ⅳ期（%）	REM期（%）
复方红景天组					
服药前	6.75±2.76	1.25±1.75	0.00±0.00	0.25±0.46	0.25±0.46
服药后	3.50±1.93※	0.75±0.89	0.00±0.00	0.00±0.00	0.00±0.00
乙酰唑胺组					
服药前	6.50±3.74	1.00±1.31	0.00±0.00	0.00±0.00	0.25±0.46
服药后	2.75±1.58※	0.75±0.89	0.00±0.00	0.00±0.00	0.00±0.00
混合组					
服药前	6.50±2.88	1.25±1.39	0.00±0.00	0.00±0.00	0.25±0.46
服药后	3.00±2.27※	0.50±0.53	0.00±0.00	0.00±0.00	0.00±0.00

与服药前比较，※$P<0.05$。

Douglas等认为在诊断睡眠呼吸暂停综合征（SAS）时根本没有必要对睡眠进行划分，但我们认为睡眠期的划分对睡眠质量的评价有重要意义，尤其在高原特殊的自然环境条件下，低氧低气压对神经功能的影响导致了睡眠结构的改变，主要表现为总睡眠时间、有效睡眠指数及慢波睡眠减少，总觉醒次数及时间增多，睡眠期转换频繁。在整个睡眠过程中慢波睡眠显得非常重要，充分的慢波睡眠使人感到精力充沛，睡眠缺乏后慢波睡眠常常得到比较完全的恢复，如果慢波睡眠缺乏则可引起脑功能的损害。高原移居人群普遍存在智力、记忆功能减退等生理改变，除了低氧的直接影响外，可能与睡眠结构紊乱、慢波睡眠比率降低、睡眠的连续性遭到破坏有关。

高原移居者随着对低氧环境的逐渐适应，低氧反应的敏感性下降，反应阈值适应性升高，呼吸中枢发生钝化现象，在睡眠时较易发生中枢性呼吸暂停（CSA），加之夜间频发的觉醒使得呼吸控制功能很不稳定，这又增加了CSA发生的概率，而呼吸暂停时常因心率减慢导致心输出量减少，进而使回流至肺毛细血管的混合静脉血血氧水平降低，加速血氧饱和度（SaO_2）的下降。易出现肺动脉高压、右心室负荷过重，是引发急性、慢性高原病的重要原因。我们的监测结果表明，海拔5380m居住1年的青年Ⅰ、Ⅱ期睡眠竟占整夜睡眠的80%以上，在如此长的浅睡眠过程中呼吸控制中枢的调控很难保持持续的稳定状态。三普红景天和乙酰唑胺均能明显改善高原睡眠结构和睡眠呼吸紊乱，抑制CSA，但两种药物合用并无明显的协同作用。

总之，在缺氧这一根本原因无法解决的高海拔地区，寻找疗效好、副作用小、不干扰睡眠的呼吸中枢兴奋性药物是治疗高原低氧环境下呼吸控制功能失调导致PB和CSA的很有希望的发展方向之一，直接关系到改善高原移居人群的睡眠质量，减少、防止急慢性高原病的发生及发展。

四、药物对睡眠呼吸率乱、警觉性的作用

在服用复方红景天和乙酰唑胺24d前后进行前晚23：30及次晨8：30的视觉注意

分配和缺失记忆测验。结果服药后晚、晨视觉注意分配测验中平均操作时间缩短，总次数和正确次数增加，错误次数减少均有显著性差异（$P < 0.01$ 或 0.05）；晚、晨缺失记忆测验中错误次数明显减少（$P < 0.01$），提示复方红景天和乙酰唑胺通过改善睡眠质量，减轻机体的缺氧性损伤，从而使大脑警觉性得以提高（表 6 - 7、表 6 - 8）。

表 6 - 7　甲组、乙组服药前、后的视觉注意分配警觉性晚、晨测验结果对比（$n=8$, $\bar{x} \pm s$）

| 项目 | 红景天组 | | | | 乙酰唑胺组 | | | |
| | 服药前 | | 服药后 | | 服药前 | | 服药后 | |
	晚	晨	晚	晨	晚	晨	晚	晨
总时间（s）	30 ± 0	30 ± 0	30 ± 0	30 ± 0	30 ± 0	30 ± 0	30 ± 0	30 ± 0
总次数（次）	47.6 ± 1.5	49.8 ± 14.5	$56.0 \pm 4.2^{\triangle \bullet}$	$53.5 \pm 4.8^{\blacklozenge}$	47.8 ± 4.5	47.3 ± 3.9	$53.3 \pm 2.6^{\triangle}$	48.3 ± 3.6
正确次数（次）	45.8 ± 3.1	48.5 ± 4.3	$55.0 \pm 4.2^{\triangle \bullet}$	$53.0 \pm 0^{\blacktriangle \blacklozenge}$	46.9 ± 4.7	46.3 ± 3.3	$52.5 \pm 2.4^{\triangle}$	48.3 ± 3.6
错误次数（次）	1.75 ± 0.6	1.30 ± 0.45	1 ± 1.04	$0.5 \pm 0.52^{\bullet}$	1.6 ± 2.3	$1.0 \pm 1.8^{\triangle}$	0.75 ± 0.87	0 ± 0
平均时间（ms）	$658 \pm 43.1^{※}$	511 ± 39.4	548 ± 42.7	559.8 ± 59.2	$591 \pm 59.7^{※\triangle}$	$534.5 \pm 30.3^{\blacktriangle}$	556.3 ± 24.1	544.3 ± 434

服药前甲组、乙组晚与晨比较，$^{※}P < 0.01$；服药前与服药后比较，$^{\triangle}P < 0.01$. $^{\blacktriangle}P < 0.05$。
服药前、后比较，$^{\bullet}P < 0.01$，$^{\blacklozenge}P < 0.05$。

表 6 - 8　甲组、乙组服药前、后的缺失记忆警觉性晚、晨测验结果对比（$n=8$, $\bar{x} \pm s$）

| 项目 | 红景天组 | | | | 乙酰唑胺组 | | | |
| | 服药前 | | 服药后 | | 服药前 | | 服药后 | |
	晚	晨	晚	晨	晚	晨	晚	晨
总次数（次）	17 ± 0	17 ± 0	17 ± 0	17 ± 0	17 ± 0	17 ± 0	17 ± 0	17 ± 0
错误次数（次）	$2.8 \pm 1.5^{※\triangle\blacktriangle}$	0.5 ± 0.25	$1.25 \pm 0.86^{\blacktriangle}$	$0.75 \pm 0.87^{\blacktriangle}$	$1 \pm 1.04^{\triangle}$	$0.5 \pm 0.52^{\triangle}$	0 ± 0	0 ± 0

服药前，晚与晨比较，$^{※}P < 0.01$；服药前与服药后比较，$^{\triangle}P < 0.01$，$^{\blacktriangle}P < 0.05$。

红景天和乙酰唑胺均能调节和改善高海拔地区的睡眠呼吸质量，提高机体 SaO_2 含量，从而使人脑警觉性得以提高。红景天能明显增强人体抗氧化酶活性，抑制脂质过氧化反应，减轻氧自由基对机体的损伤，改善睡眠，增强记忆力，改善微循环提高机体的脑力和体力功能。乙酰唑胺为弱利尿剂，通过碳酸酐酶的抑制，使肾小管 H^+ 分泌减少，$Na^+ - H^+$ 交换减少。可通过增大通气量和 SaO_2 减少碱血症的发生，改善睡眠呼吸不足引起的低氧血症。

五、富氧室的建立及其对高原移居者睡眠呼吸的影响

增加氧气浓度亦可大大改善睡眠质量和认知能力。夜间吸入低流量氧气能够增加 PO_2 而使气短、头痛缓解。起初氧气可延长周期性呼吸的暂停相，但数分钟后周期性呼吸即可恢复。吸入 CO_2 虽可消除呼吸暂停，但深浅呼吸周期仍然存在。最近，通过空气调节设备向房间里注入氧气提高氧气浓度的技术已经成熟。这在降低有效高度方面非常有效，氧气浓度每增加 1% 可使有效高度降低 300 m。换而言之，在海拔 5 000 m 的房间内如含有 27% 的氧气，其有效高度就是 3 000 m。

我们在海拔 3 700 m 将室内氧气浓度增加到 24% ~ 25%，12 例受试者入室内休息和睡眠 10 h。进行睡眠脑电图 C3/A1、眼动图、心电图、颏下肌电图、口鼻气流、胸腹部呼吸运动监测。根据 Rechtschaffen 制定的睡眠分期标准将睡眠分为Ⅰ期、Ⅱ期、慢波睡眠（Ⅲ期 + Ⅳ期）、快动眼睡眠（REM）及入睡后醒觉（WASO），Ⅰ期、Ⅱ期和 REM 睡眠合称为快波睡眠。为使受试者尽快适应头皮电极的刺激，入室后即进行脑电监测直至次日晨起时结束，并记录总监测时间（TRP）、总睡眠时间（TST）、总觉醒时间（TWT）、有效睡眠指数（DSS），以衡量睡眠质量。对照组（常氧组）为同一组青年，试验方法同富氧组，但室内未充氧。

12 例移居青年富氧室前后各睡眠结构指标均发生改变。与常氧组比较，富氧环境下慢波睡眠比率明显增加（$P < 0.01$），总睡眠时间延长（$P < 0.05$），有效睡眠指数增加（$P < 0.001$）。Ⅰ期、Ⅱ期睡眠有减少趋势，但在统计学上差异无显著性（$P > 0.05$）。入睡后总觉醒时间、醒觉次数及睡眠期转换次数均有减少趋势（表 6 - 9）。

表 6 - 9   海拔 3 700 m 移居 30 d 青年富氧前、后睡眠结构的改变（$n = 12$，$\bar{x} \pm s$）

组别	Ⅰ期（%）	Ⅱ期（%）	Ⅲ期 + Ⅳ期（%）	REM 期（%）	入睡后醒觉次数	睡眠期转换次数	睡眠潜伏期（min）	总监测时间（min）	总睡眠时间（min）	总觉醒时间（min）	有效睡眠指数（%）
富氧前	39.67 ± 5.65	26.33 ± 3.80	13.67 ± 3.75	12.83 ± 2.66	34.17 ± 6.97	49.67 ± 6.40	33.83 ± 12.14	552.50 ± 25.80	470.67 ± 27.43	71.00 ± 17.96	85.50 ± 3.34
富氧后	37.17 ± 8.23	23.16 ± 4.15	19.33 ± 4.85[***]	15.17 ± 3.88	31.67 ± 4.38	46.50 ± 6.23	31.17 ± 8.39	555.33 ± 23.64	500.83 ± 32.94[*]	60.83 ± 21.01	90.33 ± 2.06[△]
t	0.867	1.949	3.202	1.719	1.053	1.228	0.626	0.280	2.438	1.274	4.263
P	0.3950	0.0641	0.0041	0.0997	0.3039	0.2324	0.5387	0.7817	0.0233	0.2158	0.0003

与常氧组比较，[*]$P < 0.05$，[***]$P < 0.01$，[△]$P < 0.001$。

我们在海拔 5 380 m 将室内氧气浓度增加到 27% ~ 28%，5 例受试者入室内休息和睡眠 10 h，进行心电图、口鼻气流、胸腹部呼吸运动监测，同时检测 SaO_2 的变化，记录呼吸暂停的次数和时间，并与常氧组进行比较。结果表明，富氧组呼吸频率增加，脉

搏减慢，但均无统计学意义（$P > 0.05$），但 SaO_2 的增高有非常显著性差异（$P < 0.001$）；常氧情况下频发的 SA 在富氧环境中得到明显改善。说明在高海拔地区适度提高局部环境吸入气中的氧浓度可明显纠正机体缺氧，抑制呼吸障碍的发生，改善睡眠质量，从而提高移居者的健康水平和战斗力，而且富氧室的制作经济简便，很容易在高原基层部队和战时指挥机关推广应用。因此，在高原上建立富氧的房间是改善高原睡眠的有效措施之一。

参考文献

[1] 潘磊，许文兵．高原低氧环境对睡眠的影响．中日友好医院学报，2007，25（5）：262－265.

[2] 哈振德，朱永安，张西洲，等．三普红景天和乙酰唑胺对海拔 5 380 m 居住人群睡眠结构和睡眠中血氧饱和度的作用．中华结核和呼吸杂志，2002，25（9）：527.

[3] 哈振德，朱永安，张西洲，等．海拔 5 380 m 居住一年青年睡眠呼吸障碍的特征及药物的调节作用．高原医学杂志，2001，11（3）：22.

[4] 哈振德，朱金银，张西洲，等．药物对海拔 5 380 m 居住一年青年睡眠血氧饱和度的调节作用．高原医学杂志，2002，12（1）：28.

[5] 马勇，张西洲，王引虎，等．药物对高原移居者睡眠呼吸率乱警觉性作用初步研究．中国心理卫生杂志，2001，15（4）：268.

[6] 张西洲，郑延安，崔建华，等．海拔 5 380 m 富氧室对夜间睡眠呼吸暂停及 SaO_2 的影响．中华现代医学杂志，2003，3（1）：21.

[7] 哈振德，何通晗，张西洲，等．富氧对高原移居者睡眠结构的影响．中华内科杂志，2004，43（5）：368.

第七章　高原脱习服

第一节　高原脱习服概述

一、定义

高原脱习服是指高原世居者或已习服高原环境的移居者下到平原后，出现一系列功能和代谢甚至结构改变。长期以来，由于缺乏对高原脱习服的认识，一般认为从高原低氧环境返回到平原常氧环境后，空气中氧分压增加，人体动脉血氧饱和度提高，机体的缺氧状态就很快得到改善，肯定会对机体带来有益的影响，但事实并非如此。近年来研究发现，有50%～80%的高原移居者和世居者返回平原后会出现一系列的临床症状，高原居住地海拔越高，居住年限越长，返回平原时年龄越大，发病率越高。如同时患有其他疾病，则返回平原后产生的病理生理演变越激烈，易表现出严重"脱适应"症状。有些人心、肺、血液等生理参数异常，恢复到平原值后还会继续下降，甚至低于平原值，出现"矫枉过正"的现象。个别人在平原连续居住1年后，还会出现低蛋白血症、心动徐缓、心功能下降、肺动脉高压等症状，这种现象可维持较长时间，部分人可持续数年，严重者不得不重返高原，凡此种种病理表现我们统称为"高原脱适应证"。

目前对其发生机制尚不十分清楚，尚缺乏对高原脱适应证的明确诊断标准和防范措施。高原脱适应证不仅影响到由高原返回平原部队的整体健康水平，也影响到部队返回平原后的连续作战能力。因此，高原脱适应证已成为影响高原移居人群健康的主要疾病，也是严重影响高原部队指战员健康的重要因素。

二、症状

高原脱适应证主要表现为头昏、心悸、嗜睡、乏力、食欲减退、胸闷、心前区隐痛、心律不齐、智力减退、间歇性水肿等，血压、心率发生变化。高原世居者下到平原后会出现贫血、通气不足、心排血量增加、肺动脉高压的逆转等一系列生理病理改变，个别人甚至到不能忍受的地步。

青海省卫生厅1989年对在高原工作10年以上返回平原居住的退休人员进行调查，并与当地年龄相当的人群进行对比。经统计分析，返回平原后反应类型可分为3型。

1. 稳定型

从高原返回平原无明显反应，无明显不适，亦无明显好转。占54.1%。

2. 好转型

返回平原后精神体力明显好转，精力较高原充足，体力增强（以步行1 km及上楼梯为判定），睡眠时间、质量改善，食欲增强。占33.9%。

3. 反应型

由高原返回平原后产生明显脱适应证，表现为精神不振或急躁、头昏、无力、胸闷、心悸、眩晕、食欲减退、睡眠中断、易醒或失眠，出现间歇性水肿或体重下降，血压较高原时升高，心率相对减缓，心尖区有轻柔收缩期吹风样杂音，心功能PEP/LVET低于高原值，但仍大于平原值。占12%。

驻守海拔5 170 m 1年的青年返回平原后第2、4、6天，对头昏、嗜睡、精力不集中、失眠、头晕、疲乏、胸闷、心悸、咳喘、便秘、食欲减退、心前区疼痛、水肿13种高原脱适应证常见症状进行症状评分，按症状的轻、中、重程度分别计1分、2分、3分，计分多者高原脱适应症状较重，计算出每天的总得分。第2、4、6天症状评分分别为（2.82±1.17）、（3.18±1.78）和（2.09±0.70）。高原脱习服症状发生率为83.6%，13 种症状出现率依次排序为头昏（78.9%）、疲乏（68.4%）、嗜睡（52.6%）、精力不集中（47.4%）、头晕（42.1%）、心悸（36.%）、食欲减退（32.4%）、胸闷（31.6%）、失眠（29.2%）、咳喘（27.3%）、水肿（26.3%）、心前区疼痛（21.1%）、便秘（15.8%）。

三、影响因素

影响高原脱适应证的因素是错综复杂的，可能与下列因素有关。

1. 气候因素

从高原低氧、干燥、日温差大的环境转入平原常氧、湿润的环境，特别对高温和高湿不习惯。

2. 心理因素

主要不适应生活、家庭、社会关系方面诸多不良思想束缚的刺激。

3. 生活因素

平原与高原生活环境相差较大有关，高原宁静的生活一下转变为喧嚣、拥挤的生活，难以适应。

4. 功能因素

器官功能在高原低氧环境中的变化，如低氧心脏储备功能、低氧高通气等，在平原发生解脱或重新调节，机体的承受及适应能力将是关键因素。

四、发病机制

高原脱适应证对机体的影响是多方面的。

对神经系统：高原脱适应证会影响人的认知功能和记忆能力，并且被证明主要影响到瞬间短时记忆。对其他方面的影响也不同程度的存在，如反应能力降低、精力不集中、嗜睡等。

对循环系统：高原脱适应证会影响人体的心功能，尤其是右心功能降低，严重者还会引起双心室增大，收缩和舒张功能降低，肺动脉压增高；部分人群返回平原后的高血压患病率明显增高。

对血液系统：高原脱适应证会引起红细胞和血红蛋白增高，血小板明显降低，返回平原数年后部分人群仍不能恢复到平原正常水平。

对呼吸系统：高原脱适应证会引起呼吸代偿减弱，最大通气量显著下降，肺通气反应降低，肺弥散功能降低，从而造成氧供需失衡。

对其他系统的影响，主要包括脱发、性功能降低、精神萎靡、全身不适、月经失调、大便溏稀、下肢水肿等。

高原脱适应证是机体对复杂的外部环境适应不良的表现，从平原到高原再到平原，机体要经过高原低氧习服、平原常氧再适应两个过程，机体内部的适应代偿、生理甚至病理改变等是必然的，其确切的代偿和失代偿机制目前还未明了。

第二节　高原脱习服生理变化与返回平原健康恢复时间

按一般推理，从高原进入平原，从低氧环境到常氧环境，空气中氧分压增加，人体动脉血氧会提高，原来低氧产生的不利因素会消除，高原生理适应（包括功能性和结构性）变化逐渐发生"解脱"，肯定会给机体带来有益的影响。但事实上并非如此，根据以往的研究，平原人进入高原低氧环境生活一段时间后，机体在功能和结构上会发生一系列改变以适应其环境，当他们再返回平原后，机体又必然产生一些生理和病理变化。在海拔 5 000 m 以上地区驻防 1 年，返回平原后氧自由基损伤进一步加重，各脏器生理功能和健康状况与长期生活在平原的同龄人之间会有些不同。因此移居高原官兵十分关心在高原生活一段时间之后重新返回平原对他们的健康是否有影响，多长时间恢复，哪些指标能恢复，哪些指标不能恢复。

对驻守海拔 5 000 m 以上地区 1 年的官兵返回平原后 5 个月及 1 年分别随访心脏、肝脏、肾脏、脾脏的超声和心电图、血液流变学、自由基代谢等生理生化指标，同时拍摄心肺 X 线胸片，并与上高原前做比较，观察驻守海拔 5 000 m 以上地区 1 年的官兵返回平原后健康恢复情况和完全恢复时间。

一、心功能改变

（一）超声心动图的变化

我们采用日本产东芝 SSH – 140A 彩色多普勒超声诊断仪，对某部进驻海拔 5 200 m 的青年在进驻高原前（海拔 1 400 m）、驻守高原 1 年、返回平原 5 个月及 1 年的 13 名青年士兵进行心脏超声随访调查。检查以左心室长轴切面、心尖四腔心切面、大动脉短轴切面为主，观察肺动脉瓣、三尖瓣的血流，并测定其速度（表 7 – 1、表 7 – 2）。

表7-1 受检者移居高原前后、心脏腔径改变对比（$\bar{x} \pm s$, mm）

检测部位	进驻高原前	驻守高原1年	返回平原5个月	返回平原1年
右心室流出道	27.60 ± 0.65	31.21 ± 1.59*	28.62 ± 0.61#	27.21 ± 0.52#△
主动脉窦部	27.45 ± 0.87	31.43 ± 0.52*	28.96 ± 0.76#	26.68 ± 0.55#△
左心房前后径	26.85 ± 1.5	31.61 ± 0.9*	28.42 ± 1.4#	27.26 ± 1.0#△
右心室前后径	18.25 ± 1.4	22.75 ± 1.2*	19.56 ± 1.0#	18.83 ± 1.5#△
右心室前壁厚度	4.16 ± 1.22	6.6 ± 0.88*	5.0 ± 1.21#	3.9 ± 1.16#△
左心室舒末内径	46.32 ± 3.25	54.82 ± 2.15*	50.51 ± 2.45#	47.71 ± 3.55#△
肺动脉主干内径	18.73 ± 1.15	23.82 ± 1.23*	20.29 ± 0.89#	18.01 ± 0.56#△

驻守高原1年与进驻高原前比较，*$P < 0.01$；与驻守高原1年比较，#$P < 0.05$。

返平1年与返平5个月比较，△$P < 0.05$。

进驻海拔5 200 m 1年时心脏各腔室内径较上高原前明显增宽（$P < 0.05$ 或 0.01），以右心室前壁、右心室前后径、右心室流出道、肺动脉主干增宽最明显（$P < 0.01$）。返回平原5个月时各项指标已有所恢复，返回平原1年时心脏各腔室内径已恢复到上高原前的水平。

表7-2 移居高原前后肺动脉瓣、三尖瓣反流百分比、反流压差对比
（速度：$m \cdot s^{-1}$，压力差：mmHg）

	进驻高原前			驻守高原1年			返回平原5个月			返回平原1年		
	百分比	速度	压力差	百分比	速度	压力差	百分比	速度	压力差	百分比	速度	压力差
肺动脉瓣	53.8%	0.79	2.85	84.6%*	1.46*	8.29*	46.1%#	0.81#	3.45#	38.5%#	0.82#	2.91#
三尖瓣	30.7%	0.83	3.25	76.9%*	1.65*	7.98*	23.1%#	0.91#	3.96#	23.1%#	0.86#	3.65#

驻守高原1年与进驻高原前比较，*$P < 0.01$；返回平原5个月、返回平原1年与驻守高原1年相比，#$P < 0.05$。

肺动脉瓣和三尖瓣的反流结果表明，海拔5 200 m居住1年时肺动脉瓣和三尖瓣反流的发生率显著高于进驻高原前（$P < 0.01$），返回平原5个月时有所好转（$P < 0.05$），返回平原1年时其反流率已恢复到上高原前的水平。

肺动脉瓣和三尖瓣反流的速度和压力差检测结果表明，海拔5 200 m居住1年时青年士兵的肺动脉瓣和三尖瓣的反流速度和压力差显著高于上高原前（$P < 0.01$），当他们返回平原5个月时已恢复到上高原前的水平（$P > 0.05$）。

进驻高原前，被测官兵均无剑突下搏动的体征，在海拔5 200 m居住1年时，有8人出现与心脏同步的剑突下搏动，当返回平原5个月时仅有2人还存在剑突下搏动。

（二）心电图的变化

6对自平原进驻海拔5 200 m高原前、进驻高原4个月和1年以及返回平原5个月的40名官兵常规记录12导联心电图。进驻高原前心电图均正常，高原驻防4个月较驻防1年的异常心电图、右心室肥厚、不完全右房室束支传导阻滞、心肌缺血的发生率经卡

方检验均无统计学意义（$P>0.05$），返回平原5个月时心电图均恢复正常（表7-3）。

表7-3　40名士兵进驻海拔5200 m 4个月、1年及返回平原5个月的异常心电图比较

	n	异常心电图		右心室肥厚		不完全右束枝传导阻滞		心肌缺血	
		例数	百分比（%）	例数	百分比（%）	例数	百分比（%）	例数	百分比（%）
进驻高原前	40	0		0		0		0	
进驻高原4个月	40	24	60.0	21	52.5	2	5.0	1	2.5
进驻高原1年	40	26	65.0	23	57.5	9	22.5	2	5.0
返回平原5个月	40	0		0		0		0	

（三）X线胸片的变化

对进驻海拔5 000 m以上高原的144名官兵在进驻高原前（海拔1 400 m）、驻守1年及返回平原（海拔1 400 m）1年拍摄正、侧位胸片。投射条件：正位距离2 m，65～70 kV，22～28 mAS；侧位距离1.5 m，75～80 kV，34～42 mAS。平静呼吸后屏气拍摄。常规测量心血管径线，计算心脏面积、心脏体积及肺面积（表7-4、表7-5、表7-6）。

表7-4　进驻海拔5 000 m对青年人心脏X线的影响（$\bar{x}\pm s$, $n=144$）

时间	心脏长径（cm）	心脏宽径（cm）	心脏深径（cm）	心脏面积（cm^2）	心脏体积（cm^3）
进驻高原前	14.24±1.18	11.43±1.12	9.03±0.48	114.96±13.58	558.69±86.72
进驻1年时	13.69±0.97※	11.99±1.16※	10.42±0.89※	109.67±12.67※	637.25±79.83※
返回1年时	14.59±1.06△	11.78±0.94△	9.28±0.96△	119.82±14.53△	588.88±76.54△

与进驻高原前比较，※$P<0.001$，△$P<0.01$。

表7-5　进驻海拔5 000 m以上对青年人心脏房室及肺面积X线的影响（$\bar{x}\pm s$, $n=144$）

时间	右心房宽径（cm）	右心房高径（cm）	右心室高径（cm）	左心室壁厚度（cm）	肺面积（cm^2）
进驻高原前	1.45±0.18	7.62±0.98	9.36±0.54	1.52±0.28	412.36±67.32
进驻1年时	1.59±0.17※	8.14±0.99※	9.87±0.96※	1.76±0.45※	493.44±73.57※
返回1年时	1.51±0.16△	7.94±0.95△	9.59±0.87△	1.64±0.36△	437.83±69.63△

与进驻高原前比较，※$P<0.001$，△$P<0.01$。

表7-6　进驻海拔5 000 m以上对青年人主动脉及肺动脉的X线影响（$\bar{x}\pm s$, $n=144$）

时间	升主动脉横径（cm）	主动脉结横径（cm）	肺动脉干横径（cm）	肺动脉段突度（cm）	右下肺动脉径（cm）
进驻高原前	2.86±0.57	2.48±0.36	3.13±0.24	0.03±0.15	1.39±0.11
进驻1年时	3.12±0.48※	2.83±0.54※	3.87±0.43※	0.57±0.36※	1.72±0.13※
返回1年时	3.04±0.53△	2.64±0.47△	3.25±0.39△	0.11±0.28△	1.43±0.12△

与进驻高原前比较，※$P<0.001$，△$P<0.01$。

结果表明，进驻高原 1 年后心脏长径及心脏面积缩小，差异有高度显著性（$P <$ 0.001）；心脏宽径、心脏深径及心脏体积增加，差异有高度显著性（$P < 0.001$）；右心房宽径、右心房高径、左心室壁厚度、肺面积、外主动脉横径、主动脉结横径、肺动脉干横径、肺动脉段突度及右肺下动脉横径增加，差异均有高度显著性（$P < 0.001$）。返回海拔 1 400 m 1 年后，以上各径线指标较上高原前均增大，差异有高度显著性（$P < 0.01$）。说明驻守高原 1 年后返回平原 1 年后仍未恢复到上高原前水平。

二、肝、胆、脾脏超声改变

对进驻高原青年肝、胆、脾脏超声结果比较。腹部探头 3.5 MHz，分别进行仰卧位检查及右侧卧位、左侧卧位检查（表 7 - 7）。

表 7 - 7　移居高原前后肝、脾、双肾脏改变对比（$\bar{x} \pm s$, mm）

项目	进驻高原前	驻守高原 1 年	返回平原 5 个月	返回平原 1 年
肝右叶最大斜径	119.46 ± 1.46	143.46 ± 1.53#	121.08 ± 1.20△	120.12 ± 1.45△
肝门静脉内径	10.32 ± 0.28	12.97 ± 0.56#	10.29 ± 0.38△	10.56 ± 0.42△
肝中静脉内径	7.78 ± 0.25	10.5 ± 0.56#	8.51 ± 0.18△	6.73 ± 0.27△
肝右静脉内径	7.25 ± 0.15	9.65 ± 0.45#	8.0 ± 0.52△	7.01 ± 0.56△
脾脏厚度	36.95 ± 2.23	43.57 ± 1.58#	38.44 ± 2.15△	35.98 ± 3.45△
脾门静脉内径	6.02 ± 0.24	8.15 ± 0.56#	6.11 ± 0.32△	6.01 ± 0.46△
右肾长度	101.18 ± 2.10	108.92 ± 1.58#	102.02 ± 2.05△	100 ± 1.90△
右肾宽度	42.71 ± 1.5	48.11 ± 2.0#	43.73 ± 1.8△	41.8 ± 2.10△
右肾实质厚度	12.78 ± 2.6	16.52 ± 2.2#	13.85 ± 1.9△	13.42 ± 2.10△
左肾长度	105.65 ± 2.25	110.28 ± 1.57#	104.59 ± 2.15△	104.75 ± 1.8△
左肾宽度	48.20 ± 1.5	53.41 ± 1.7#	50.01 ± 1.4△	49.20 ± 1.9△
左肾实质厚度	14.45 ± 1.2	18.45 ± 1.5#	14.87 ± 2.0△	14.66 ± 2.1△

驻守高原 1 年与进驻高原前比较，#$P < 0.05$；返回平原 5 月、返回平原 1 年与驻守高原 1 年比较，△$P < 0.05$。

移居高原 1 年后肝静脉明显增宽，肾脏形态略饱满，肾实质回声增强、增厚，集合系统变窄、脾脏厚度增大、脾门静脉增宽，较进驻高原前有非常显著性差异（$P < 0.01$），返回平原 5 个月与返回平原 1 年比较，无显著差异（$P > 0.05$），返回平原 5 个月和返回平原 1 年与进驻高原前比较，无统计学差异（$P > 0.05$）。移居高原 1 年，返回平原 5 个月肝脏、脾脏、肾脏等形态可恢复到平原水平。

三、血液指标改变

（一）血液流变学的变化

高原脱适应者血液呈高黏滞状态，导致血流缓慢，微循环障碍。造成血流量不足，引起各系统缺血，影响组织间血液灌注不足及组织间氧供应不足，致使全身不适、头痛、乏力、困倦等。对进驻海拔 5 000 m 以上高原青年在进驻高原前（$n = 30$）、守防 1 年（$n = 54$）及返回平原 5 个月（$n = 54$）分别检测血液流变学指标，结果见表 7 - 8。

表 7 - 8　进驻高原前、驻守 1 年及返回平原 5 个月 3 组青年血液流变学的变化（$\bar{x} \pm s$）

项目	进驻高原前（$n = 30$）	驻守高原 1 年（$n = 54$）	返回平原 5 个月（$n = 54$）
全血黏度（mPa·s）	切变率（1/s）		
高切（200 s^{-1}）	4.66 ± 0.43^c	8.17 ± 2.20	4.67 ± 0.87^c
中切（30 s^{-1}）	6.03 ± 0.60^c	10.51 ± 2.89	6.06 ± 1.24^c
低切（5 s^{-1}）	21.41 ± 2.81^c	36.57 ± 11.19	21.85 ± 5.52^c
血细胞比容（L·L^{-1}）	0.51 ± 0.05^b	0.55 ± 0.08	0.49 ± 0.08^c
血浆黏度（mPa·s）	1.50 ± 0.22^a	1.59 ± 0.17	1.49 ± 0.26^a
全血高切还原黏度	6.15 ± 0.90^c	12.42 ± 3.28	6.77 ± 2.15^c
全血低切还原黏度	39.00 ± 5.63^c	63.61 ± 15.67	43.15 ± 13.29^c
红细胞刚性指数	4.14 ± 0.92^c	9.78 ± 2.60	4.63 ± 1.87^c
红细胞聚集指数	4.58 ± 0.28	4.45 ± 0.34	4.56 ± 0.69
红细胞高切相对指数	3.11 ± 0.45^c	6.44 ± 1.79	3.20 ± 0.74^c
红细胞低切相对指数	14.28 ± 2.42^c	28.85 ± 9.25	14.98 ± 3.97^c
红细胞变形指数	0.71 ± 0.09^c	0.94 ± 0.13	0.76 ± 0.19^c

与高原组比较，$^a P < 0.05$，$^b P < 0.01$，$^c P < 0.001$。

驻守高原 1 年较进驻高原前和返回平原 5 个月时全血黏度、血浆黏度、血细胞比容、全血还原黏度、红细胞刚性指数、红细胞高切相对指数和低切相对指数、红细胞变形指数均增高，有显著性差异（$P < 0.05$ 或 0.001），红细胞聚集指数无统计学差异（$P > 0.05$）。进驻高原前较返回平原 5 个月时各指标均无统计学差异（$P > 0.05$）。返回平原 5 个月时血液流变学指标已完全恢复到上高原前的水平。

（二）自由基反应的变化

对进驻海拔 5 000 m 以上高原官兵在进驻高原前（$n = 30$）、守防 1 年（$n = 54$）及返回平原 5 个月（$n = 54$）分别检测血中超氧化物歧化酶（SOD）、丙二醛（MDA）、一氧化氮（NO）、一氧化氮合酶（NOS）的含量（表 7 - 9）。

表 7 - 9　进驻高原青年自由基代谢的变化比较（$\bar{x} \pm s$）

项目	进驻高原前（$n = 30$）	驻守高原 1 年（$n = 54$）	返回平原 5 个月（$n = 54$）
SOD（U·mL^{-1}）	110.76 ± 18.15*	82.58 ± 19.38	112.07 ± 14.09*
MDA（μmol·L^{-1}）	2.49 ± 0.69*	5.62 ± 1.22	2.41 ± 0.56*
NO（μmol·L^{-1}）	64.88 ± 8.05*	42.54 ± 6.05	69.76 ± 9.97*
NOS（U·mL^{-1}）	72.26 ± 8.30*	48.39 ± 6.51	68.45 ± 7.32*

与驻守高原 1 年比较，$^* P < 0.01$。

驻守高原 1 年较进驻高原前和返回平原 5 个月 MDA 增高, 有非常显著性差异 ($P < 0.01$), SOD、NO、NOS 降低, 有非常显著性差异 ($P < 0.01$)。进驻高原前较返回平原 5 个月时各指标均无统计学差异 ($P > 0.05$)。超高海拔地区驻守 1 年使体内氧自由基增多, 抗氧化酶活性减弱, 返回平原 5 个月可完全恢复到上高原前的水平。

(三) 性激素的变化

对从平原进驻海拔 3 700 m 和 5 380 m 高原 7 d 及半年的 40 名某部官兵, 用放射免疫分析法进行血清睾酮 (T) 和雌二醇 (E_2) 检验, 并以高原居住半年返回平原 1 个月的 20 名青年及从未上过高原的 20 名青年做对照。进驻海拔 3 700 m 和 5 380 m 7 d, T 和 E_2 较平原组降低非常显著 ($P < 0.01$)。进驻海拔 3 700 m 和 5 380 m 半年后 T、E_2 略有回升, 但仍显著低于平原组 ($P < 0.01 \sim 0.05$)。结果表明, 进驻高原低氧环境 T、E_2 均较平原对照组降低, 且随海拔高度的升高而更加降低, 随居住的时间延长而有所回升。返回平原 1 个月后, T 仍低于平原对照组 ($P < 0.05$), E_2 则恢复到平原对照水平。返回平原后 1 个月, T 含量仍低于平原对照组, 可能是由于长期处于高原低氧环境, 机体为适应这种环境, 经过长时间的习服, 做了较好的适应性调整。而当脱离已适应或习服的高原环境, 回到平原居住和生活时, 机体处于 "脱适应" 期间, 需要一个过程再适应平原环境。从而也证实缺氧是造成高原人体性激素降低的重要因素 (表 7 - 10)。

表 7 - 10　高原居住 7 d 和半年男性青年性激素的变化 ($\bar{x} \pm s$)

组别	n	7 d		半年	
		T ($\mu g \cdot L^{-1}$)	E_2 ($\mu g \cdot L^{-1}$)	T ($\mu g \cdot L^{-1}$)	E_2 ($\mu g \cdot L^{-1}$)
海拔 3 700 m 组	10	$6.17 \pm 2.10^{\triangle ***}$	$21.44 \pm 8.36^{*** \triangle}$	$10.60 \pm 2.89^{*** \triangle}$	$30.21 \pm 9.84^{*** \triangle}$
海拔 5 380 m 组	10	$2.72 \pm 1.72^{\triangle *** \blacktriangle\blacktriangle}$	$10.25 \pm 4.26^{*** \triangle \blacktriangle\blacktriangle}$	$5.81 \pm 2.69^{*** \triangle\triangle}$	$20.38 \pm 8.77^{*** \triangle\triangle \blacktriangle}$
高原返平原组	20	$13.28 \pm 3.76^{*}$	39.66 ± 13.26	$13.28 \pm 3.76^{*}$	39.66 ± 13.26
平原组	20	16.58 ± 4.44	43.39 ± 12.20	16.58 ± 4.44	43.39 ± 12.20

与平原对照组比较: $^*P < 0.05$, $^{***}P < 0.01$; 与高原返平原组比较: $^\triangle P < 0.01$。

与海拔 3 700 m 组比较: $^\blacktriangle P < 0.05$, $^{\blacktriangle\blacktriangle}P < 0.01$。

第三节　高原脱习服药物防治措施研究

20 世纪 90 年代初期, 我们采用高压氧和吸入低浓度 NO 治疗和预防高原脱习服, 效果较好并得到推广应用, 但高压氧和吸入低浓度 NO 疗法仅限于首长保健和小分队的治疗, 且受到一定条件的限制。药物预防和治疗高原脱习服方法简便, 适合在基层部队和其他人群中推广应用, 同时对繁荣西部经济和文化交流、提高整体国民卫生健康水平有重要意义。作者对驻守高原 1 年的青年进行了高原脱习服防治的药物对比观察, 为研究药物预防高原脱习服的机制提供试验依据。

一、实验方法

对驻守海拔 5 170 m 1 年的青年，下山至海拔 3 700 m 集结当天，随机分为 5 组并开始服药。分别口服银杏叶片（每次 2 片）、复方红景天胶囊（每次 2 粒）、刺五加片（每次 3 片）、复方党参胶囊（每次 2 粒）、自制炒面胶囊（每次 2 粒），均每日 2 次，直至返回平原第 7 天停药，共服药 12 d。采用高原脱习服症状调查表随访返回平原后第 2、4、6 天的高原脱习服症状（如疲乏、无力、嗜睡、胸闷、头昏、反应迟钝、注意力不集中、心率减缓等）。返回平原后第 7 天，清晨采静脉血检测血液指标；采用心理生理测试仪测试左右手交叉敲击动作频率和数字记忆广度顺背数；二级定量负荷踏阶运动实验评价 PWC_{170} 和台阶指数。受试者在返回平原前 1 周（海拔 5 170 m）及返回平原后第 7 天（海拔 1 400 m）分别检测肺通气功能。

二、研究结果和结论

（一）药物对高原脱习服症状和体力作业效率的影响

与对照组比较，复方党参组和复方红景天组高原脱习服症状显著减轻（$P < 0.01$ 或 0.05），且复方党参组明显优于银杏叶片组和刺五加组（$P < 0.05$）；与对照组比较，复方党参组和复方红景天组 PWC_{170} 和台阶指数均显著提高（$P < 0.05$）。研究表明，复方党参胶囊和复方红景天胶囊能显著减轻高原脱习服症状，提高高原脱习服者的体力作业效率（表 7 - 11、表 7 - 12）。

表 7 - 11　5 组青年返回平原第 2、4、6 天高原脱习服症状分值比较（$\bar{x} \pm s$）

项目	银杏叶片组（$n = 12$）	复方红景天胶囊组（$n = 12$）	刺五加片组（$n = 11$）	复方党参胶囊组（$n = 11$）	安慰剂组（$n = 11$）
返回平原第 2 天	2.42 ± 1.16	2.00 ± 1.28	2.45 ± 1.69	1.73 ± 0.79 *	2.82 ± 1.17
返回平原第 4 天	2.17 ± 1.14	1.67 ± 0.89 **	2.45 ± 1.37 △	1.36 ± 0.67 **	3.18 ± 1.78
返回平原第 6 天	1.67 ± 0.98 △	1.25 ± 0.87 *	1.64 ± 0.67 △	0.91 ± 0.54 **	2.09 ± 0.70

与对照组比较，* $P < 0.05$，** $P < 0.01$；与复方党参胶囊组比较，△ $P < 0.05$。

表 7 - 12　5 组青年返回平原第 7 天 PWO_{170} 和台阶指数比较（$\bar{x} \pm s$）

项目	银杏叶片组（$n = 12$）	复方红景天胶囊组（$n = 12$）	刺五加片组（$n = 11$）	复方党参胶囊组（$n = 11$）	安慰剂组（$n = 11$）
PWC_{170}（$kg \cdot m \cdot min^{-1}$）	190.89 ± 20.60	197.65 ± 29.35 *	190.07 ± 18.14	196.88 ± 13.28 *	174.96 ± 13.60
台阶指数	56.68 ± 9.09	62.07 ± 3.30 *	56.05 ± 9.68	62.69 ± 9.69 **	54.59 ± 7.17

与对照组比较，* $P < 0.05$。

（二）药物对高原脱习服者血液流变学的影响

复方红景天组和复方党参组较安慰剂组全血黏度、血细胞比容、全血还原黏度、血浆黏度、红细胞刚性指数、红细胞聚集指数、红细胞变形指数均降低，有显著性意义（$P < 0.01$ 或 0.05）。银杏叶片组较安慰剂组全血黏度中切（30 s^{-1}）、全血低切还原黏度、血浆黏度降低，有显著性意义（$P < 0.01$ 或 0.05）。复方红景天组和复方党参组较刺五加组全血黏度、全血低切还原黏度、血浆黏度、红细胞刚性指数均降低，有显著性意义（$P < 0.01$ 或 0.05），见表 7 – 13。

表 7 – 13 5 组青年返回平原第 7 天血液流变学的变化（$\bar{x} \pm s$）

项目	银杏叶片组 （$n = 12$）	复方红景天胶囊组 （$n = 12$）	刺五加片组 （$n = 11$）	复方党参胶囊组 （$n = 11$）	安慰剂组 （$n = 11$）
全血黏度（mPa·s）					
高切（200 s^{-1}）	7.26 ± 1.81	6.78 ± 1.53 *△	8.29 ± 1.78	6.47 ± 1.11 *△	8.72 ± 1.88
中切（30 s^{-1}）	9.53 ± 1.48 *	8.20 ± 1.37 **△	9.96 ± 1.27	8.11 ± 1.74 **△	11.18 ± 1.47
低切（5 s^{-1}）	17.68 ± 3.59	15.47 ± 3.73 *△	18.28 ± 2.58	16.05 ± 2.22 *△	18.58 ± 2.19
血细胞比容（L·L^{-1}）	0.54 ± 0.08	0.52 ± 0.06 *	0.55 ± 0.07	0.51 ± 0.09 *	0.59 ± 0.07
血浆黏度（mPa·s）	1.30 ± 0.09 *	1.28 ± 0.07 *△	1.34 ± 0.06	1.24 ± 0.06 *△	1.36 ± 0.07
全血高切还原黏度	13.21 ± 2.82	11.32 ± 2.18 *	13.23 ± 2.10	11.29 ± 1.94 *	13.81 ± 2.59
全血低切还原黏度	60.57 ± 7.82 **	58.45 ± 6.95 **△	65.64 ± 6.84	54.84 ± 7.35 **△△	69.02 ± 7.12
红细胞刚性指数	10.01 ± 0.78	9.74 ± 1.12 *△	10.21 ± 1.53	9.62 ± 0.98 *△	10.79 ± 1.16
红细胞聚集指数	4.46 ± 0.18	4.28 ± 0.47 *	4.44 ± 0.18	4.30 ± 0.23 *	4.57 ± 0.22
红细胞变形指数	0.91 ± 0.06	0.89 ± 0.07 *	0.93 ± 0.05	0.88 ± 0.08 *	0.95 ± 0.07 a

与对照组比较，* $P < 0.05$，** $P < 0.01$；与刺五加片组比较，△ $P < 0.05$，△△ $P < 0.01$。

（三）药物对高原脱习服者自由基代谢的影响

银杏叶片组、复方红景天组和复方党参组 NO、NOS 水平明显高于对照组（$P < 0.01$ 或 0.05），MDA 水平明显低于对照组（$P < 0.05$）。复方党参组血清 SOD 水平明显高于对照组（$P < 0.05$）。银杏叶片组、复方红景天组和复方党参组血清 MDA 水平明显低于刺五加组（$P < 0.05$）。复方红景天组血清 NO、NOS 水平明显高于刺五加组（$P < 0.05$）。复方党参组血清 NO 水平明显高于刺五加组（$P < 0.05$）。见表 7 – 14。

表 7 – 14 5 组青年返回平原第 7 天自由基代谢的变化（$\bar{x} \pm s$）

项目	银杏叶片组 （$n = 12$）	复方红景天胶囊组 （$n = 12$）	刺五加片组 （$n = 11$）	复方党参胶囊组 （$n = 11$）	安慰剂组 （$n = 11$）
MDA（μmol·L^{-1}）	4.00 ± 0.24 *△	4.07 ± 0.22 *△	4.28 ± 0.23	4.04 ± 0.18 *△	4.41 ± 0.35
SOD（U·L^{-1}）	120.9 ± 11.1	113.8 ± 13.2	110.7 ± 12.6	118.8 ± 10.0 a	108.5 ± 7.32
NO（μmol·L^{-1}）	91.9 ± 13.4 *	97.4 ± 14.7 **△	81.2 ± 12.6	96.5 ± 15.4 **△	79.9 ± 13.5
NOS（U·mL^{-1}）	65.9 ± 11.1 *	69.9 ± 10.7 **△	59.3 ± 10.4	66.2 ± 12.0 *	56.6 ± 9.8 a

与对照组比较，* $P < 0.05$，** $P < 0.01$；与刺五加片组比较，△ $P < 0.05$。

（四）药物对高原脱习服者脑一体协调能力和记忆功能的影响

与安慰剂组比较，复方党参组左右手交叉敲击动作频率总次数（Ttis）显著增加（$P < 0.05$），而错误次数（Etis）无显著性差异（$P > 0.05$），正确次数（Ctis）显著增加（$P < 0.05$），平均时间（Atime）显著增加（$P < 0.05$）。其他各组间比较，均无显著性差异（$P > 0.05$）。与对照组比较，数字记忆广度顺背数测验，复方红景天组和复方党参组得分数（Sum）显著增高（$P < 0.05$）。其他各组间比较，均无显著性差异（$P > 0.05$），见表7-15。

表7-15　5组青年左右手交叉敲击动作频率和数字记忆广度顺背数测验结果比较（$\bar{x} \pm s$）

项目	银杏叶片组 （$n = 12$）	复方红景天胶囊组 （$n = 12$）	刺五加片组 （$n = 11$）	复方党参胶囊组 （$n = 11$）	安慰剂组 （$n = 11$）
Ttis（次）	73.9 ± 10.9	74.1 ± 8.0	75.3 ± 14.6	$81.3 \pm 16.2^*$	70.0 ± 9.9
Ctis（次）	71.4 ± 8.6	72.8 ± 8.9	72.3 ± 15.1	$78.2 \pm 17.7^*$	68.6 ± 11.8
Etis（次）	2.5 ± 3.2	1.3 ± 2.3	3.0 ± 3.9	$3.1 \pm 3.4^*$	1.4 ± 2.3
Atime（s）	141.3 ± 16.9	138.8 ± 18.4	143.6 ± 32.3	$134.5 \pm 35.3^*$	150.7 ± 37.4
Sum（min）	4.7 ± 0.9	$5.3 \pm 1.1^*$	4.0 ± 1.0	$5.2 \pm 1.0^*$	4.2 ± 1.3

与对照组比较，$^* P < 0.05$。

（五）药物对高原脱习服者肺通气功能的影响

复方党参组与安慰剂组比较，用力肺活量、第1秒用力呼气容量、1秒率、最大呼气中段流量增高，复方党参组第1秒用力呼气容量高于银杏叶制剂组和刺五加片组，1秒率高于复方红景天胶囊组和刺五加片组（$P < 0.05$）。复方红景天胶囊组最大呼气中段流量高于对照组（$P < 0.001$）。其他各组间比较无统计学意义（$P > 0.05$），见表7-16。

表7-16　5组青年肺功能的比较（$\bar{x} \pm s$）

项目	银杏叶片组 （$n = 12$）	复方红景天胶囊组 （$n = 12$）	刺五加片组 （$n = 11$）	复方党参胶囊组 （$n = 11$）	安慰剂组 （$n = 11$）
用力肺活量（L）	3.36 ± 0.28	3.47 ± 0.24	3.40 ± 0.31	$3.65 \pm 0.28^*$	3.25 ± 0.41
第1秒用力呼气容量（L）	$3.08 \pm 0.54^\triangle$	3.23 ± 0.50	$3.14 \pm 0.27^\triangle$	$3.52 \pm 0.33^{**}$	2.98 ± 0.37
1秒率（%）	92.04 ± 4.52	$93.11 \pm 2.47^{**}$	$92.56 \pm 3.12^\triangle$	$96.34 \pm 2.23^{**}$	91.99 ± 3.75
最大呼气中段流量（L·s^{-1}）	3.64 ± 0.62	$4.05 \pm 0.52^{**}$	3.67 ± 0.89	$3.88 \pm 0.52^{**}$	3.20 ± 0.65
最大用力呼气流量（L·s^{-1}）	5.37 ± 0.89	4.92 ± 1.24	5.27 ± 0.61	5.00 ± 0.94	7.17 ± 1.08
最大通气量（L）	112.66 ± 7.77	113.02 ± 7.84	114.04 ± 6.76	113.70 ± 7.84	113.62 ± 9.40

与对照组比较，$^* P < 0.05$，$^{**} P < 0.01$；与复方党参组比较，$^\triangle P < 0.05$。

研究发现，银杏叶片、复方红景天胶囊和复方党参胶囊对高原脱习服者体内 SOD、NO、NOS 及 MDA 均有明显改善，且较刺五加片效果更为明显，说明银杏叶片、复方红景天胶囊和复方党参胶囊能减轻高原脱习服者机体脂质过氧化损伤，具有较强的自由基清除能力，对高原脱习服者具有解除疲劳、降低再供氧损伤的功效。复方红景天胶囊和复方党参胶囊要优于银杏叶片。

高原脱习服的预防和治疗国内外缺乏重视，其危害性不可低估，尤其影响部队从高原返回平原初期的整体健康水平和战斗力，所以在军事医学和现代化建设的快节奏方面意义重大。随着高原经济资源的开发利用和文化交流，进出高原的人群逐日增加，他们也面临着高原脱习服的危害。口服复方党参胶囊或复方红景天胶囊预防和治疗高原脱习服，方法简便，效果持久，价格低廉，适合在各类人群中推广应用。

第四节　高压氧治疗高原脱习服研究

一、高压氧治疗高原脱习服机制

在低压舱制作模拟高原的动物实验模型。20 只 SD 大鼠在模拟海拔 5 000 m 的低压氧舱内常规喂养 3 个月，出舱后随机分为 HBO 组（$n = 10$）、高原对照组（$n = 10$）；另外 10 只在常氧下喂养 3 个月作为平原对照组。高原对照组出舱后在常氧下喂养，HBO 组给予 HBO 治疗，连续 7 d。用 10% 氨基甲酸乙酯溶液行腹腔麻醉，用多道生理记录仪连续描记 5 min 肺动脉压力曲线，测定肺动脉压力（PAP）、左右心室收缩压（VSP）和舒张压（VEDP）、右心室等容收缩期心室内压力上升最大速率和右心室等容舒张期心室内压力下降最大速率（$\pm dp/dt_{max}$）等血流动力学指标，并采血检测血清 IL - 6、IL - 10 和 TNF - α、SOD 和 MDA。探讨高压氧对高原脱习服大鼠的作用机制。

（一）HBO 对高原脱习服大鼠右心室功能和平均肺动脉压的影响

与平原对照组比较，高原对照组和 HBO 组 RVSP、RVEDP、mPAP 均增高，有显著性差异（$P < 0.01 \sim 0.05$），$\pm dp/dt_{max}$ 无统计学意义（$P > 0.05$）；与高原对照组比较，HBO 组 RVSP、mPAP 降低，有非常显著性差异（$P < 0.01$），RVEDP 增高，有显著性差异（$P < 0.05$），$\pm dp/dt_{max}$ 无统计学意义（$P > 0.05$），见表 7 - 17。

表 7 - 17　HBO 对高原脱习服大鼠右心室功能和平均肺动脉压的影响（$\bar{x} \pm s$）

项目	n	RVSP（mmHg）	RVEDP（mmHg）	$+ dp/dt_{max}$（mmHg）	$- dp/dt_{max}$（mmHg）	mPAP（mmHg）
平原对照组	10	24.42 ± 3.61	1.21 ± 0.73	1145.18 ± 135.32	876.58 ± 81.53	20.33 ± 4.41
高原对照组	10	50.25 ± 2.21[b]	3.41 ± 1.23[b]	2309.34 ± 212.32	1531.28 ± 98.51	38.65 ± 5.12[b]
HBO 组	10	34.63 ± 4.43[bd]	2.01 ± 0.68[bc]	1902.56 ± 148.40	1014.36 ± 112.12	25.27 ± 3.85[ad]

与平原对照组比较，[a]$P < 0.05$，[b]$P < 0.01$；与高原对照组比较，[c]$P < 0.05$，[d]$P < 0.01$。

（二）HBO 对高原脱习服大鼠左心室功能的影响

与平原对照组比较，高原对照组和 HBO 组 LVEDP 增高，有非常显著性差异（$P < 0.01$），其余无统计学意义（$P > 0.05$），见表 7 – 18。

表 7 – 18　HBO 对高原脱习服大鼠左心室功能的影响（$\bar{x} \pm s$）

项目	n	LVSP（mmHg）	LVEDP（mmHg）	$+ dp/dt_{max}$（mmHg）	$- dp/dt_{max}$（mmHg）
平原对照组	10	91.85 ± 12.63	0.95 ± 0.70	2 521.48 ± 412.82	2 826.77 ± 429.77
高原对照组	10	132.45 ± 25.43	3.86 ± 1.08[b]	4 556.50 ± 624.16	3 678.58 ± 448.84
HBO 组	10	101.71 ± 18.24	1.35 ± 1.23[bd]	3 568.24 ± 572.23	3 102.25 ± 33 614

与平原对照组比较，[a]$P < 0.05$，[b]$P < 0.01$；与高原对照组比较，[c]$P < 0.05$，[d]$P < 0.01$。

（三）HBO 对高原脱习服大鼠自由基代谢及 IL – 10、IL – 6、TNF – α 的影响

与平原对照组比较，高原对照组和 HBO 组 SOD、MDA、IL – 6、IL – 10 和 TNF – α 均增高，有显著性差异（$P < 0.01 \sim 0.05$）；与高原对照组比较，HBO 组 SOD 增高，有显著性差异（$P < 0.05$），MDA、IL – 6、IL – 10、TNF – α 降低，有显著性差异（$P < 0.01 \sim 0.05$），见表 7 – 19。

表 7 – 19　HBO 对高原脱习服大鼠自由基代谢及 IL – 10、IL – 6、TNF – α 的影响（$\bar{x} \pm s$）

项目	n	SOD（$U \cdot mL^{-1}$）	MDA（$nmol \cdot mL^{-1}$）	IL – 6（$ng \cdot L^{-1}$）	IL – 10（$ng \cdot L^{-1}$）	TNF – α（$ng \cdot L^{-1}$）
平原对照组	10	167.61 ± 58.19	1.73 ± 0.93	19.85 ± 1.17	35.71 ± 8.76	12.85 ± 2.73
高原对照组	10	82.05 ± 32.24[b]	4.85 ± 1.04[b]	28.07 ± 1.57[a]	65.15 ± 9.64[b]	22.15 ± 2.89[b]
HBO 组	10	102.13 ± 35.12[ac]	3.05 ± 0.87[bd]	22.32 ± 1.64[ad]	48.15 ± 6.56[ac]	15.42 ± 1.25[bc]

与平原对照组比较，[a]$P < 0.05$，[b]$P < 0.01$；与高原对照组比较，[c]$P < 0.05$，[d]$P < 0.01$。

我们研究发现，高压氧组右心室功能和平均肺动脉压明显改善，SOD 增高，MDA 降低。低氧损伤后的脂质过氧化反应增强，影响脂质双分子层的正常流动，引起细胞膜的稳定性降低，同时膜通透性增高。高压氧治疗一方面促使血管收缩，血流量降低，同时高压氧通过增加血液物理溶氧量，提高血氧张力，增加血氧含量和组织储氧量，降低血流量的同时满足了细胞的氧需求；另一方面高压氧能提高组织过氧化物歧化酶的活性，增强机体抗氧化能力，避免细胞的二次损伤，逆转缺氧的病理过程，增加氧的弥散距离，改善氧化代谢，使微循环得到改善，缺氧造成的血流缓慢得以恢复正常，红细胞、血小板聚集明显减轻，血管中形成和附着的微小血栓得以清除，开放微血管数增多，保持了血流通畅，恢复组织重灌注。

研究表明，HBO 组较高原对照组 IL – 6、IL – 10、TNF – α 明显降低，提示 HBO 可抑制 TNF – α 等炎症细胞因子的产生和活化，具有改善组织损伤后的继发炎症反应和神经损伤的重要作用，可促进细胞的功能恢复，减轻炎症反应。对探索 HBO 预防和治疗

低氧损伤的新方法是一项成功的尝试，对寻求更安全、有效和实用的 HBO 预防低氧损伤具有重要意义，不仅对低氧研究，而且对 HBO 的理论研究和临床应用都具有一定的价值。

二、高压氧治疗高原脱习服现场研究

我们对驻守在海拔 5 000 m 以上哨卡 1 年的男性青年官兵随机分成 3 组，其中高压氧 Ⅰ 组高压氧治疗 1 次·d^{-1}，共治疗 10 次；高压氧 Ⅱ 组高压氧治疗每 2 d 1 次，共治疗 5 次；对照组在高压氧舱里接受纯氧吸入治疗，不加压，每天 1 次，连续 10 d。高压氧压力 2.2 ATA（220 kPa），戴面罩吸氧 30 min 2 次，中间间隔 10 min，加压、减压各 30 min。

（一）HBO 治疗高原脱习服的临床疗效观察

将驻守在海拔 5 000 m 以上哨卡 1 年的 55 名男性青年官兵随机分为 3 组，其中高压氧 Ⅰ 组 20 例，HBO 治疗每天 1 次，共治疗 10 次；高压氧 Ⅱ 组 20 例，HBO 治疗每 2 d 1 次，共治疗 5 次；对照组 15 例；分别在治疗前及治疗后 5 d、10 d 进行脱习服症状调查。结果表明，2 种高压氧治疗高原脱习服方案疗效确切，考虑到实用性和经济性，每 2 d 1 次，共治疗 5 次的方案值得推广。

1. HBO 治疗对高原脱习服发生率的影响

与对照组比较，高压氧 Ⅰ 组和高压氧 Ⅱ 组治疗 10 d 后，高原脱习服的发生率和症状评分均减少，差异有统计学意义（$P < 0.01$）；与治疗前比较，高压氧 Ⅰ 组和高压氧 Ⅱ 组治疗后 5 d、10 d，高原脱习服的发生率和症状评分均减少，差异有统计学意义（$P < 0.01$）；高压氧 Ⅰ 组和高压氧 Ⅱ 组之间比较无统计学意义（$P > 0.05$），见表 7-20。

表 7-20　HBO 对高原脱习服发生率的影响

组别	n	治疗前	治疗后 5 d	治疗后 10 d
高压氧 Ⅰ 组	20	17（85.0%）	5（25.0%）[b]	2（10.0%）[bd]
高压氧 Ⅱ 组	20	16（80.0%）	6（30.0%）[b]	1（5.0%）[bde]
对照组	15	12（80.0%）	8（53.3%）	7（46.7%）

与治疗前比较，[b]$P < 0.01$；与对照组比较，[d]$P < 0.01$；与治疗后比较，5 d，[e]$P < 0.05$。

2. 高压氧治疗对高原脱习服发生程度的影响

两组高压氧治疗方案均可有效减轻高原脱习服的发生程度，效果随疗程的增加而越明显。治疗前及治疗后 5 d、10 d 症状评分逐渐较少，差异有统计学意义（$P < 0.01$）；高压氧 Ⅰ 组在治疗后 5、10 d 症状评分较对照组明显减少（$P < 0.01$ 或 0.05）；高压氧 Ⅱ 组在治疗后 10 d 症状评分较对照组明显减少（$P < 0.01$）；2 组高压氧治疗方案之间高原脱习服症状评分比较无统计学意义（$P > 0.05$）；随脱离高原环境时间的延长，受试者症状有逐渐减轻的趋势，对照组在接受安慰治疗后 5 d 和 10 d 的脱习服症状评分较刚返回平原减少（$P < 0.01$）。见表 7-21。

表7-21　高压氧对高原脱习服反应程度的影响（$\bar{x} \pm s$）

组别	n	治疗前	治疗后 5 d	治疗后 10 d
高压氧Ⅰ组	20	6.2±2.2	3.6±1.8[bc]	1.9±1.6[bdf]
高压氧Ⅱ组	20	6.0±2.1	4.1±1.5[b]	2.3±1.0[bcf]
对照组	15	6.1±2.4	4.8±1.5[b]	3.9±1.4[b]

与治疗前比较，[b]$P<0.01$；与对照组比较，[c]$P<0.05$，[d]$P<0.01$；与治疗后比较，5 d，[f]$P<0.01$。

　　为制定高原脱习服标准治疗方案提供依据，我们比较了2种不同的高压氧治疗方案对高海拔移居人群返回平原后的脱习服治疗效果。结果显示，两种高压氧治疗方案（每日1次，共治疗10次；每2 d 1次，共治疗5次）均能有效地减少高原脱习服的发生率和减轻其发生程度，2种治疗方案之间差异没有统计学意义。考虑到部队的实用性，采用每2 d 1次，共治疗5次的方案较为经济，且具有可操作性，值得推广。

（二）HBO对高原脱习服者脑体工效的影响

　　上述青年分别在治疗前及治疗后5 d、10 d，采用DDX-200型多功能心理生理能力测试仪，进行左右手交叉敲击动作频率和数字记忆广度顺背数测验。

　　与治疗前比较，观察Ⅰ组和观察Ⅱ组在治疗后5 d、10 d Ctis、Ttis显著增加，Atime显著减少（$P<0.05$或0.01）。观察Ⅰ组在治疗10 d较对照组Ctis、Ttis显著增加（$P<0.05$）；观察Ⅱ组在治疗10 d较对照组Ctis、Ttis显著增加、Atime显著减少（$P<0.05$）；观察Ⅰ组和观察Ⅱ组之间各指标差异不显著（$P>0.05$）。研究表明，2种高压氧治疗方案均可改善海拔5 000 m以上地区脱习服官兵的肢体运动和记忆功能（表7-22）。

表7-22　高压氧对手指运动能力和数字记忆能力的影响（$\bar{x} \pm s$）

测试项目	治疗前			治疗5 d后			治疗10 d后		
	Ⅰ组	Ⅱ组	对照组	Ⅰ组	Ⅱ组	对照组	Ⅰ组	Ⅱ组	对照组
Ctis（次）	65.6±12.8	66.8±11.6	67.8±9.1	71.8±10.5**	70.8±8.4**	70.4±8.2*	81.1±10.0**#▲▲	79.8±8.9**#▲▲	72.4±10.9**
Etis（次）	3.8±2.5	3.2±2.6	2.9±2.4	2.9±1.6	2.4±1.5	2.2±1.2	2.4±1.4**	1.9±0.8**	2.1±0.9
Ttis（次）	69.4±13.1	70.0±11.4	70.7±9.2	74.7±10.6**	73.1±8.9**	72.6±8.0*	83.4±9.2**#▲▲	81.7±8.8**#▲▲	74.5±10.7**
Atime（ms）	149.8±31.5	146.8±26.4	143.7±18.5	136.8±21.3**	138.6±16.0*	139.5±16.8*	121.3±13.8**▲▲	123.8±13.3**#▲▲	136.9±20.3**
Sum（分）	3.8±1.4	4.0±1.5	4.1±1.5	5.2±1.4**	5.1±1.0**	4.4±1.1	5.4±1.8**	5.5±1.2**	4.8±1.4

与治疗前相比，*$P<0.05$，**$P<0.01$；与对照组相比，#$P<0.05$，##$P<0.01$；与治疗5 d后相比，▲$P<0.05$，▲▲$P<0.01$。

（三）HBO 对高原脱习服者心电图的影响

将驻守在海拔 5 000 m 以上哨卡 6 个月以上的 85 名青年官兵随机分成两组，其中高压氧组 60 例，高压氧治疗每 2 d 1 次，共治疗 5 次；对照组 25 例接受常规疗养。两组治疗前后，分别用实测法与目测法测定顺钟向转位例数、额面电轴、电轴右偏例数、无人区电轴例数、J 波例数、$S_I S_{II} S_{III}$ 综合征例数、R > 0.5 mV 例数、R 为主波例数等指标。

高压氧组治疗后与治疗前比较，顺钟向转位例数、电轴右偏例数、$S_I S_{II} S_{III}$ 综合征例数、R > 0.5 mV 例数、R 为主波例数均显著减少（P < 0.05 或 0.01），额面电轴有显著统计学差异（P < 0.01）；与对照组治疗后比较，除额面电轴有显著统计学意义（P < 0.01）外，其余各项指标差异均无统计学意义（P > 0.05），见表 7 – 23、表 7 – 24。

表 7 – 23　高压氧治疗对脱习服人员心电图额面电轴和波形的影响

	组别	顺钟向转位（%）	额面电轴	电轴右偏（°）	无人区电轴（%）
高压氧组	治疗前	36（60.0）	101.27 ± 4.36	39（65.1）	9（15.0）
（n = 60）	治疗后	21（35.0）[2]	80.03 ± 3.62[2][3]	21（35.0）[2]	6（10.0）
对照组	治疗前	15（60.0）	100.67 ± 3.82	17（68.0）	4（16.0）
（n = 25）	治疗后	13（52.0）	99.15 ± 2.26	15（60.0）	3（12.0）

与治疗前比较，[1]P < 0.05，[2]P < 0.01；与对照组比较，[3]P < 0.01。

表 7 – 24　高压氧治疗对脱习服人员心电图额面电轴和波形的影响

	组别	J 波	S_I、S_{II}、S_{III} 综合征	R > 0.5mV	R 为主波
高压氧组	治疗前	21（35.0）	12（20.0）	15（25.1）	27（45.0）
（n = 60）	治疗后	12（20.0）[2]	3（5.0）[1]	6（10.0）[1]	12（20.0）[2]
对照组	治疗前	10（40.0）	5（20.0）	7（28.0）	11（44.0）
（n = 25）	治疗后	8（32.0）	5（20.0）	5（20.0）	7（28.0）

与治疗前比较，[1]P < 0.05，[2]P < 0.01。

高压氧治疗可快速改善海拔 5 000 m 以上地区脱习服官兵的心电图特征，说明高压氧对脱习服疗效确切。

（四）HBO 对高原脱习服者的红细胞和血液流变学的影响

对驻守海拔 5 000 m 以上地区 1 年的 20 名男性青年，在返回平原（海拔 1 400 m）第 2 天开始进行 HBO 治疗，连续治疗 10 d。在治疗前、治疗后 7 d 和后 10 d 清晨分别采空腹静脉血检测血红蛋白（Hb）及红细胞指标。

治疗后 7 d 较治疗前，RBC、HCT、MCH、MCHC 降低，有非常显著性差异（P < 0.01），Hb、MCV 无统计学差异（P > 0.05）；治疗后 10 d 较治疗前，RBC、HCT、MCH、MCHC、Hb 降低，有显著性差异（P < 0.01 或 0.05），MCV 无统计学差异（P > 0.05）。治疗后 10 d 较治疗后 7 d，HCT 降低，有显著性差异（P < 0.05），其余无统计

学差异（$P > 0.05$）。HBO 可使高原脱习服症者红细胞数减少，降低红细胞黏度，增强红细胞变形能力，促进血液循环和新陈代谢（表 7 – 25）。

表 7 – 25　高原脱习服症者高压氧治疗前、后红细胞指标的变化（$n=20$，$\bar{x} \pm s$）

时间	RBC	Hb	HCT	MCV	MCH	MCHC
治疗前	6.22 ± 1.10	195.00 ± 26.03	0.55 ± 0.11	94.15 ± 5.03	34.01 ± 1.11	366.50 ± 7.55
治疗后 7 d	5.53 ± 0.89[①]	186.20 ± 34.07	0.50 ± 0.10[①]	94.34 ± 4.35	32.44 ± 1.94[①]	344.70 ± 10.23[①]
治疗后 10 d	5.37 ± 0.50[①]	173.80 ± 32.40[②]	0.44 ± 0.06[①③]	93.30 ± 3.66	32.08 ± 1.97[①]	340.20 ± 11.15[①]

与治疗前比较，[①]$P < 0.01$，[②]$P < 0.05$；与高压氧治疗后 7 d 比较，[③]$P < 0.05$。

对驻守海拔 5 000 m 以上地区 1 年的 20 名男性青年，在返回平原（海拔 1 400 m）2 d 开始进行 HBO 治疗，连续治疗 10 d。治疗前、后清晨采空腹静脉血检测全血黏度、全血还原黏度、血浆黏度、TK 和 HCT。

HBO 治疗后较治疗前全血黏度高切、中切、低切、全血高切还原黏度、全血低切还原黏度均降低，有显著性差异（$P < 0.05$），血浆黏度、全血高切相对指数、全血低切相对指数、TK、HCT 降低，有非常显著性差异（$P < 0.01$）。HBO 具有改善高原脱习服者组织微循环及血液流变性的作用，使血液黏度下降，血流速度增加（表 7 – 26）。

表 7 – 26　高原脱习服症者高压氧治疗前、后血液流变学的变化（$n=20$，$\bar{x} \pm s$）

项目	治疗前	治疗后	P
全血黏度（mPa·s）			
高切（200 s^{-1}）	13.76 ± 4.49	10.69 ± 3.18	< 0.05
中切（30 s^{-1}）	17.38 ± 4.42	14.72 ± 4.50	< 0.05
低切（5 s^{-1}）	25.81 ± 4.46	23.06 ± 3.78	< 0.05
血浆黏度（mPa·s）	4.14 ± 0.65	3.65 ± 0.69	< 0.01
全血高切还原黏度	21.96 ± 9.48	15.42 ± 5.96	< 0.05
全血低切还原黏度	88.64 ± 15.64	79.72 ± 10.09	< 0.05
全血高切相对指数	3.62 ± 1.23	2.51 ± 0.65	< 0.01
全血低切相对指数	17.92 ± 10.34	9.93 ± 3.65	< 0.01
TK	0.77 ± 0.37	0.63 ± 0.25	< 0.01
HCT	0.55 ± 0.11	0.50 ± 0.10	< 0.01

其结果表明 2 种高压氧治疗方案治疗高原脱习服疗效确切，但考虑到实用、经济和简便，我们倾向于推荐高压氧每 2 d 1 次高原脱习服治疗方案。高压氧治疗高原脱习服的确切机制尚未完全明了，目前普遍认为，机体脱离高原环境返回平原后，原高原低氧环境引起的机体血液流变学的变化，红细胞的过度增生，血液出现的黏、稠、聚的改变以及肺动脉高压，微循环瘀滞仍然影响着组织细胞的摄氧及其氧的充分利用。虽然自高

原返回到平原常氧环境，但机体因缺氧引起的一系列生理病理改变和损害仍需要较长时间才能恢复。

参考文献

[1] 张西洲，崔建华，王宏运，等．士兵高原驻防及返回后心电图随访调查．人民军医，2007，50（9）：519-520.

[2] 杨海军，崔建华，张西洲，等．移居高海拔地区青年人多脏器改变超声分析．临床超声医学杂志，2007，9（12）：757-758.

[3] 崔建华，王引虎，高亮，等．驻守海拔5 000 m以上高原1年返回平原后血液流变学的随访调查．中国血液流变学杂志，2006，16（2）：246-251.

[4] 王伟，李彬，张芳，等．进驻海拔5 000 m以上地区对青年心肺X线的影响．临床军医杂志，2006，34（4）：426-428.

[5] 张西洲，崔建华，王宏运，等．士兵高原驻防及返回后心电图随访调查．人民军医，2007，50（9）：519-520.

[6] 崔建华，王引虎，高亮，等．驻守海拔5 000 m以上高原1年返回平原后血液流变学的随访调查．中国血液流变学杂志，2006，16（2）：246-251.

[7] 王伟，李彬，张芳，等．进驻海拔5 000 m以上地区对青年心肺X线的影响．临床军医杂志，2006，34（4）：426-428.

[8] 王洪运，张西洲，李彬，等．4种药物防治高原脱适应的对比观察．高原医学杂志，2005，16（1）：26-28.

[9] 崔建华，王引虎，李彬，等．几种药物对高原脱适应者血液流变学的影响．中国血液流变学杂志，2006，16（1）：52-54.

[10] 崔建华，王引虎，张西洲，等．几种中药对高原脱适应者自由基代谢的影响．中国临床康复，2006，10（7）：84-86.

[11] 李彬，张西洲，崔建华，等．几种药物对高原脱适应者肢体运动能力和记忆功能的影响．西北国防医学杂志，2006，27（2）：99-101.

[12] 李彬，张西洲，崔建华，等．高原脱适应者肺通气功能变化及4种中药对其的影响．中国临床康复，2006，10（47）：166-167.

[13] 崔建华，吴佩锋，高亮，等．高压氧预处理对急性缺氧大鼠血流动力学和细胞因子的影响．中华航海医学与高气压医学杂志，2014，21（5）：296-301.

[14] 崔建华，吴佩锋，高亮，等．高压氧预处理对急性缺氧大鼠超微结构的研究．中华航海医学与高气压医学杂志，2014，21（6）：377-380.

[15] 王宏运，金湘华，刘宁，等．高压氧预治疗预防急性高原反应的现场观察．高原医学杂志，2008，18（1）：21-22.

[16] 崔建华，高亮，张西洲，等．高压氧预处理对高原人体耐缺氧抗疲劳机制的研究．中国应用生理学杂志，2008，24（4）：444-447.

［17］ 阳盛洪，王引虎，杨海军，等．高压氧治疗海拔 5 000 m 以上地区移居人群脱习服的临床疗效观察．西南国防医药杂志，2013，34（3）：205 - 207.

［18］ 马广全，杨海军，阳盛洪．高压氧疗对特高海拔移居人群脱习服期间心电图的影响．临床军医杂志，2014，42（11）：1115 - 1117.

［19］ 崔建华，高亮，王福领，等．高压氧对高原脱习服过程中红细胞指标的影响．高原医学杂志，2012，22（4）：8 - 10.

［20］ 崔建华，高亮，王福领，等．高压氧治疗高原脱习服症者血液流变学的变化．中国血液流变学杂志，2012，22（3）：401 - 403.

第八章　高原供氧措施

高原特殊环境下作业，缺氧严重影响人们的体能、智能和技能的发挥。我国幅员辽阔，海拔4 000 m以上严重缺氧区域约有150万平方千米，部分国土与印度存在着领土争议，部队因缺氧难以在这一地区保持足够的军事活动能力。研究高原特殊环境下改善缺氧的新技术和新方法，对开发大西北、提高人民的健康水平、巩固国防、应对突发事件具有十分重要的意义。在高原，大气中的氧浓度没有改变，仍在20.95%左右。但是由于空气稀薄，大气压低，使得氧分压也显著下降。如在海拔4 000 m高原，大气压只有463 mmHg，氧分压为97 mmHg，相当于海平面的61%。进驻海拔5 000 m以上地区的人群，缺氧造成90%以上人员发生急性高原反应。国外报道，进入海拔4 500 m高原初期，70%的人员丧失战斗力。严重缺氧使2% ~ 4%的人员发生高原肺水肿和高原脑水肿，若得不到及时救治往往会造成死亡。高原低氧会对人的情感、记忆和认知水平造成伤害，使工作效率显著降低。长期在高原工作因慢性缺氧还会发生高原红细胞增多症和高原心脏病等危害人类健康的慢性高原性疾病。高原环境对人体健康的最大威胁是低氧，科学吸氧对于维持高原人体健康、提高高原作业能力的作用不可替代，吸氧通过增加吸入氧气浓度，直接提高机体血液中的氧分压，纠正低氧血症，不仅是治疗急、慢性高原病的首选措施，也是防止各种低氧性损伤的重要手段。

第一节　高压氧抗低氧效果的应用

一、高压氧改善体力作业效率的研究

在海拔3 700 m对10名习服青年，分别在高压氧预治疗前（对照组）、高压氧预治疗2次（每日1次，共2 d，A组）和5次（每日1次，共5 d，B组）后的2 d和8 d进行自身对比运动负荷实验，受试者采用坐位踏车运动，初始负荷功率50 W，每3 min递增50 W，以60 r·min⁻¹连续踏车至200 W 3 min后终止，并运动终止采血检测生化指标。

在海拔3 700 m对10名习服青年，分别采用高压氧治疗前（对照组）、高压氧治疗2次（每日1次，共2 d，A组）和5次（每日1次，共5 d，B组）后的2 d和8 d进行自身对比运动负荷实验。受试者采用坐位踏车运动，初始负荷功率50 W，每3 min递增50 W，以60 r·min⁻¹连续踏车至200 W 3 min后终止。用直线回归法计算每位受试者运

动心率达 170 次·min^{-1} 时机体所做的功（PWC_{170}）和运动功率 90 W 时的心率（P_{90W}）；并记录功率 200 W 时的心率、血氧饱和度（SaO_2）及肺通气量。

结果表明，高压氧预治疗组（A 组和 B 组）较对照组 PWC_{170}、SaO_2 及心功能指数均增高（$P < 0.01$）；P_{90W}、肺通气量降低（$P < 0.01$），所提高的做工效率能保持 1 周时间（$P < 0.05$）。因此，高压氧预治疗能明显提高高原移居青年的体力作业效率（表 8-1）。

表 8-1　高压氧预治疗 A、B 两组与对照组各项检测参数比较（$\bar{x} \pm s$）

项目	对照组 (n = 20)	A 组（n = 10）		B 组（n = 10）	
		2 d	8 d	2 d	8 d
PWC_{170}（W）	219.67 ± 18.54	248.9 ± 23.79※	240.72 ± 25.83▲	245.53 ± 24.76※	239.56 ± 22.83▲
P_{90W}（次·min^{-1}）	116.43 ± 5.74	108.78 ± 6.15※	106.99 ± 8.12▲	107.73 ± 6.45※	108.65 ± 8.78▲
肺通气量（L·min^{-1}）	39.16 ± 4.45	34.13 ± 3.83※	35.12 ± 4.78▲	33.83 ± 3.78※	35.31 ± 4.42▲
心功能指数	47.98 ± 3.89	53.16 ± 3.23※	52.36 ± 4.96▲	54.13 ± 4.23※	53.32 ± 5.18▲
SaO_2（%）	81.98 ± 3.24	86.42 ± 3.68※	85.53 ± 4.12▲	87.25 ± 3.54※	85.89 ± 4.67▲

与对照组比较，※$P < 0.01$，▲$P < 0.05$。

二、对自由基代谢的影响

在海拔 3 700 m 对 10 名习服青年，分别在高压氧预治疗前（对照组）、高压氧预治疗 2 次（每日 1 次，共 2 d，A 组）和 5 次（每日 1 次，共 5 d，B 组）后的 2 d 和 8 d 血中自由基代谢等指标进行自身对比研究。结果：高压氧预治疗 2 次 2 d 较预治疗前血中 SOD、NO、NOS 增高，BLA、BUN、MDA 降低（$P < 0.01$）；高压氧预治疗 5 次 8 d 较治疗前血中 SOD、NO、NOS 增高，MDA 降低（$P < 0.05$），BLA、BUN 无统计学差异（$P > 0.05$）。高压氧预治疗 2 次 2 d 较预治疗 5 次 8 d，血中 SOD、NO、NOS 均增高，BLA、BUN、MDA 降低（$P < 0.01$ 或 0.05）。研究表明，高压氧预治疗可明显改善低氧环境下人的自由基代谢。同时，高压氧预治疗后的时间越久，效果越差（表 8-2）。

表 8-2　海拔 3 700 m 高压氧预治疗 5 次和 2 次较治疗前自由基代谢变化（$\bar{x} \pm s$，n = 10）

组别	SOD (U·mL^{-1})	MDA (μmol·L^{-1})	NO (μmol·L^{-1})	NOS (U·mL^{-1})	BLA (mmol·L^{-1})	BUN (mmol·L^{-1})
治疗前	80.85 ± 8.42	4.93 ± 0.78	46.69 ± 9.57	48.26 ± 4.81	6.13 ± 0.96	7.44 ± 0.53
预治疗 2 次	97.52 ± 11.81※※	3.33 ± 0.63※※	74.53 ± 10.82※※	79.52 ± 13.81※※	4.43 ± 0.67※※	6.27 ± 0.89※※
预治疗 5 次	87.32 ± 7.29※▲	4.21 ± 0.56※▲	55.95 ± 8.97※	58.35 ± 10.02※▲▲	5.87 ± 0.63▲▲	7.26 ± 0.76▲▲

与治疗前比较，※$P < 0.05$，※※$P < 0.01$；与预治疗 2 次比较，▲$P < 0.05$，▲▲$P < 0.01$。

三、对血气和血乳酸的影响

海拔 3 700 m 10 名习服青年于高压氧预治疗前（对照组）、预治疗后（高压氧组）

3 h 分别检测安静时血气和 BLA。结果：高压氧预治疗组较对照组 PaO_2、$PaCO_2$、SaO_2 增高（$P<0.01$），肺泡 - 动脉氧分压差（$AaDO_2$）、BLA 降低（$P<0.01$），pH 无统计学意义（$P>0.05$）。HBO 预处理可改善高原缺氧人体气体交换，增强氧合功能，加速体内堆集乳酸的清除（表 8 - 3）。

表 8 - 3　10 名受试者 HBO 预处理前后血气和 BLA 指标的变化（$\bar{x}\pm s$）

组别	pH	$PaCO_2$ （mmHg）	PaO_2 （mmHg）	SaO_2 （%）	$AaDO_2$ （mmHg）	BLA （mmol·L^{-1}）
对照组	7.399 ± 0.10	21.6 ± 2.50	43.8 ± 2.89	91.4 ± 2.14	14.9 ± 2.82	1.37 ± 0.52
HBO 组	7.415 ± 0.02	28.3 ± 2.16	51.6 ± 2.44	95.4 ± 3.60	8.6 ± 1.69	0.62 ± 0.23
P	>0.05	<0.01	<0.01	<0.01	<0.01	<0.01

四、对血流动力学的影响

上述青年高压氧预治疗组较对照组血流动力学检测结果表明，高压氧预治疗组较对照组 P、TPR、ALT、η、PAWP、CCP 降低（$P<0.05$）；SV、mAP、BK、BV 增高（$P<0.05$）。在高原用高压氧可以迅速而明显地改善进驻青年的血流动力学，这对于加速机体对高原的适应、改善高原工作能力和提高未来高技术军事作业效率与作战能力有一定的深远意义（表 8 - 4、表 8 - 5）。

表 8 - 4　两组血液循环及周围阻力参数比较（$\bar{x}\pm s$）

组别	n	P（次·min^{-1}）	TPR（dyn·s·cm^{-5}）	BV（L）	η（CP）	ALT（S）
A 组	10	79.38 ± 8.79△	1457.43 ± 121.31△	4.96 ± 0.79△	3.82 ± 0.97△	12.98 ± 1.97△
B 组	10	78.56 ± 8.14△	1431.37 ± 119.54△	4.88 ± 0.73△	3.75 ± 0.89△	12.76 ± 1.85△
对照组	20	87.21 ± 9.26	1568.39 ± 132.24	4.13 ± 0.68	4.69 ± 1.03	14.85 ± 2.38

与对照组比较，△$P<0.05$。

表 8 - 5　两组心脏功能及血管状况参数比较（$\bar{x}\pm s$）

组别	n	SV（mL·b^{-1}）	mAP（kPa）	BK	PAWP（kPa）	CCP（kPa）
A 组	10	95.85 ± 8.76※	14.62 ± 1.44※	0.38 ± 0.10※	0.81 ± 0.17※	8.93 ± 0.87※
B 组	10	96.12 ± 8.54※	14.93 ± 1.69※	0.39 ± 0.11※	0.82 ± 0.15※	8.85 ± 0.84※
对照组	20	87.28 ± 9.67	13.24 ± 1.38	0.29 ± 0.09	0.96 ± 0.16	9.74 ± 0.96

与对照组比较，※$P<0.05$。

五、对生理心理指标的影响

在海拔 3 700 m 选择已习服高原的汉族男性青年 20 名，随机分为实验组（10 名）和对照组（10 名）。实验组高压氧预治疗 2 d，每日 1 次，每次 2 h，于第 2 次高压氧后

2 h 进行生理指标测定和心理生理功能测试。实验组的正确敲击次数明显高于对照组，而平均敲击时间低于对照组（$P < 0.01$）。两组缺失记忆功能比较：实验组较对照组错误次数明显降低（$P < 0.01$）。表明高压氧预处理能显著提高和改善移居者的脑－体运动能力（表 8 – 6）。

表 8 – 6　两组脑体协调能力测试比较（$\bar{x} \pm s$）

项目	协调能力		缺失记忆功能	
	对照组（$n = 10$）	实验组（$n = 10$）	对照组（$n = 10$）	实验组（$n = 10$）
总时间（s）	10	10	10	10
总次数	52.89 ± 3.91	67.89 ± 10.28※	17	17
平均时间（ms）	189.67 ± 12.43	149.89 ± 24.49※	1.44 ± 0.88	0.44 ± 0.52※

与对照组比较：※ $P < 0.01$。

第二节　富氧室在高原的应用研究

在海拔 3 700 m 和 5 380 m，采用常规钢瓶氧气将室内氧浓度提高到 24% ~ 25% 和 27% ~ 28%，观察受试者富氧 12 h 后体力和脑力作业效率、血流动力学、血液流变学、血生化指标等；采用脑电监测仪对受试者连续 7 h 脑电图、眼动图、心电图、颏下肌电图、口鼻气流、胸腹部呼吸运动监测，同时监测各时段 P 和 SaO_2，以观察富氧前后的睡眠质量和血氧饱和度变化。研究富氧室改善高原睡眠质量，提高受试者在高原的脑－体作业效率。

一、高原富氧室改善体力作业效率的研究

（一）做工效率

在海拔 3 700 m 对 10 名受试者富氧室治疗前后进行功率单车实验，检测富氧室治疗前后的 P、SaO_2 和做工效率。富氧前及富氧后功率、P 及 SaO_2 的关系见图 8 – 1。从图可见，P 富氧前、后从 0 W 至 225 W 差异不明显（$P > 0.05$）；实验结束后的 3 min 和 5 min 的 P 恢复速度，富氧后较富氧前明显加快（$P < 0.05$），SaO_2 富氧后较富氧前从 0 W 至 125 W 时有所增高（$P < 0.05$），从 175 W 至 225 W 及停止踏车 3 min 和 5 min 恢复时段明显增高（$P < 0.001$）。

海拔 3 700 m 富氧前、后 PWC_{170} 及功率达到 90W 时的心率（P_{90w}）变化。PWC_{170} 富氧后较富氧前明显增高，P_{90w} 富氧后较富氧前明显降低（$P < 0.001$）。心功能指数富氧后较富氧前明显增高，肺通气量在运动功率达 225 W 时富氧后较富氧前明显降低（$P < 0.01$）。研究认为，海拔 3 700 m 高原，经过 12 h 的富氧治疗（氧浓度提高 3%），在脱离富氧环境后 2 ~ 4 h，仍能使运动中的心肺功能得到明显改善并提高做工效率（表 8 – 7）。

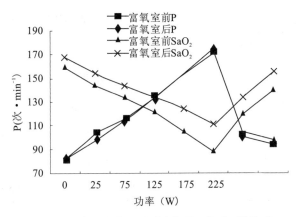

图 8-1 富氧室前、后功率与 P、SaO₂ 的关系

表 8-7 3 700 m 富氧前、后 PWC_{170} 及 P_{90W} 变化（$\bar{x} \pm s$）

	n	PWC_{170}（W）	P_{90W}（次·min^{-1}）	心功能指数	肺通气量（L·min^{-1}）
富氧后	10	242. 69 ± 18. 17	118. 11 ± 6. 85	48. 51 ± 3. 47	31. 83 ± 3. 43
富氧前	10	195. 78 ± 21. 23[※]	135. 76 ± 7. 43[※]	42. 76 ± 4. 38	38. 36 ± 4. 12[※]

与富氧后比较，[※]$P < 0.001$。

（二）PWC_{170} 和台阶指数

在海拔 5 380 m 富氧后较富氧前 PWC_{170}、台阶指数均增高（$P < 0.01$ 和 $P < 0.05$），研究认为，在海拔 5 380 m 将室内氧浓度提高 6%，经过 12 h 富氧，在脱离富氧环境后对纠正机体缺氧和提高作业效率可持续至少 4 h（表 8-8）。

表 8-8 海拔 5 380 m 富氧前、后 PWC_{170} 及台阶指数的变化（$\bar{x} \pm s$）

	n	PWC_{170}（kg·m·min^{-1}）	台阶指数
富氧前	10	890. 76 ± 65. 78	89. 99 ± 4. 64
富氧后	10	1 030. 94 ± 120. 39[※※]	94. 96 ± 3. 84[※]

与富氧前比较，[※]$P < 0.05$，[※※]$P < 0.01$。

二、高原富氧改善脑力作业效率的研究

（一）海拔 3 700 m 富氧前后脑-体功能的变化

操作时间均为 20 s，富氧前安静时与运动后比较，右手左脚交叉动作频率总次数（$t = 5.74$）、正确次数（$t = 3.81$）显著增多（$P < 0.01$），左手右脚动作频率无显著性差异（$P > 0.05$）；富氧后运动后右手左脚和左手右脚交叉动作频率与基础测验和富氧前运动后比较，操作总次数（$t = 3.85$）、正确次数（$t = 4.22$）显著增多（$P < 0.01$），错误次数显著减少（$t = 2.63$、17. 54，$P < 0.01$ 或 0. 05），见表 8-9。

表8-9　海拔3 700 m富氧及运动前、后肢体运动能力比较（$\bar{x} \pm s$, $n=20$）

项目	富氧前安静时		富氧前运动后		富氧后运动后	
	右手左脚	左手右脚	右手左脚	左手右脚	右手左脚	左手右脚
总时间（s）	20±0	20±0	20±0	20±0	20±0	20±0
总次数（次）	116.0±37.1[a]	119.0±58.2	72.5±43.1	123.1±19.9	154.7±25.4[b]	160.0±19.9[c]
正确次数（次）	108.9±34.3[d]	63.8±43.5	63.9±40.1	59.2±41.6	148.7±24.4[e]	104.2±25.4[f]
错误次数（次）	8±3.0[g]	55.2±24.4	8.6±3.2[h]	63.9±25.6	6.0±2.5	55.8±11.6

[b]$P<0.01$，与富氧运动前、后比较；[c]$P<0.01$，与富氧运动前、后比较；[a]$P<0.01$，与富氧前运动后比较；[g]$P<0.05$，与富氧后运动后比较；[d]$P<0.01$，与富氧前运动后比较；[e]$P<0.01$，与富氧运动前、后比较；[f]$P<0.01$，与富氧运动前、后比较；[h]$P<0.01$，与富氧后运动后比较。

在海拔3 700 m富氧对光信号视觉记忆测验结果比较，富氧后运动后的光信号视觉记忆测验在10 s内总次数与基础测验及富氧前运动后均相等（$P>0.05$）。错误次数显著减少（$t=8.91$，$P<0.01$）。富氧前运动后与基础测验比较视觉记忆错误显著增多（$t=2.27$，$P<0.05$），见表8-10。

表8-10　海拔3 700 m富氧及运动前、后视觉记忆比较（$\bar{x} \pm s$, $n=20$）

项目	富氧前	富氧前运动后	富氧及运动后
显示时间（s）	10±0	10±0	10±0
总次数（次）	30±0	30±0	30±0
错误次数（次）	2.7±2.1[a]	4.1±1.8[bc]	0.4±0.5

[a]$P<0.01$，与富氧及运动后比较；[b]$P<0.05$，与富氧及运动后比较；[c]$P<0.05$，与富氧前、富氧及运动后比较。

（二）海拔5 380 m富氧前后脑-体功能的变化

海拔5 380 m 20名青年富氧后与富氧前自身比较，左右手交叉敲击动作频率测验中总次数、正确次数增多（$P<0.05$），错误次数减少（$P<0.05$），见表8-11。

表8-11　富氧对5 380 m 20名青年左右手交叉敲击动作频率测验的对比（$\bar{x} \pm s$）

项目	富氧前（$n=20$）	富氧后（$n=20$）	P
总次数（次）	70.2±10.6	81.6±11.4	<0.05
正确次数（次）	67.0±10.7	80.6±12.3	<0.05
错误次数（次）	3.2±1.2	1.0±2.6	<0.05

海拔5 380 m 20名青年富氧后与富氧前记忆功能自身比较，视觉记忆与缺失记忆复杂测验中总次数基本相同，错误次数显著减少（$P<0.05$），见表8-12。

表 8 – 12　富氧对海拔 5 380 m 20 名青年记忆功能的影响（$\bar{x} \pm s$）

项目	视觉记忆测验（$n = 20$）		缺失记忆复杂测验（$n = 20$）	
	富氧前	富氧后	富氧前	富氧后
总次数（次）	50 ± 0	50 ± 0	52 ± 0	52 ± 0
错误次数（次）	1.6 ± 1.0	0.4 ± 1.1[※]	7.6 ± 2.2	5.0 ± 2.6[※]

与富氧运动前、后比较，[※] $P < 0.01$。

　　研究表明，在海拔 3 700 m 和 5 380 m 富氧室内睡眠休息 12 h 后能有效改善官兵的脑 – 体协调能力，提高视听反应的敏捷度。在建立高原富氧室对于提高和增强长期移居高原低氧环境中人体的记忆 – 心理运动能力是十分有效可行的途径，具有十分重要的实际意义。

三、高原富氧对夜间睡眠呼吸暂停及 SaO_2 的影响

（一）海拔 5 380 m 富氧对夜间睡眠呼吸、P 和 SaO_2 的影响

　　5 名受试者富氧下睡眠较常氧下睡眠呼吸频率增高，P 降低，但无统计学意义（$P > 0.05$）。富氧下睡眠较常氧下睡眠 SaO_2 增高（$P < 0.001$），见表 8 – 13。

表 8 – 13　海拔 5 380 m 富氧对夜间睡眠呼吸、脉率和 SaO_2 的影响（$\bar{x} \pm s$）

	n	呼吸（次·min^{-1}）	脉率（次·min^{-1}）	SaO_2（%）
富氧	5	18.00 ± 1.22	71.56 ± 7.50	87.86 ± 2.01[※]
常氧	5	15.60 ± 2.38	73.89 ± 14.09	77.30 ± 2.24

与常氧下比较，[※] $P < 0.001$。

（二）海拔 5 380 m 富氧对夜间睡眠呼吸暂停的影响

　　5 名受试者在富氧下睡眠均未出现呼吸暂停，而常氧下睡眠其中有 4 名出现呼吸暂停。研究认为，高原富氧下睡眠可显著改善周期性呼吸及呼吸暂停，使 SaO_2 显著增高（表 8 – 14）。

表 8 – 14　5 名受试者在海拔 5 380 m 常氧下夜间睡眠呼吸暂停情况

序号	呼吸暂停次数（30 次·min^{-1}）	呼吸暂停时间（s）		
		最短	最长	平均
1	2	5.2	5.5	5.4
2	0	0	0	0
3	34	5.0	17.7	9.2
4	20	5.3	12.3	8.2
5	39	5.3	17.1	11.9

四、高原富氧对运动后血气的影响

（一）血气的变化

海拔 3 700 m 10 名青年踏车运动富氧后较富氧前 pH 增高（$P < 0.05$），PaO_2、PCO_2、SaO_2 增高，$AaDO_2$ 降低（$P < 0.01$），见表 8 – 15。

表 8 – 15　海拔 3 700 m 10 名青年富氧前、后踏车运动后血气指标的变化（$\bar{x} \pm s$）

	pH	PCO_2（mmHg）	PO_2（mmHg）	SaO_2（%）	$AaDO_2$（mmHg）
富氧前	7.410 ± 0.05	25.22 ± 2.01	44.24 ± 2.26	85.4 ± 2.05	11.3 ± 2.94
富氧后	7.468 ± 0.06	28.73 ± 1.92	56.23 ± 1.85	88.6 ± 2.51	7.7 ± 1.85
P	<0.05	<0.01	<0.01	<0.01	<0.01

海拔 5 380 m 10 名青年富氧后运动后较未富氧运动后 PCO_2、PO_2 和 SaO_2 增高，$AaDO_2$ 降低（$P < 0.01$），pH 无统计学意义（$P > 0.05$），见表 8 – 16。

表 8 – 16　海拔 5 380 m 10 名青年富氧前、后运动后血气指标的变化（$\bar{x} \pm s$）

	pH	PCO_2（mmHg）	PO_2（mmHg）	SaO_2（%）	$AaDO_2$（mmHg）
富氧前	7.417 ± 0.06	20.6 ± 2.05	40.8 ± 2.71	81.4 ± 2.88	13.9 ± 2.75
富氧后	7.432 ± 0.06	27.3 ± 2.03	50.6 ± 2.08	86.4 ± 3.05	9.6 ± 1.98
P	>0.05	<0.01	<0.01	<0.01	<0.01

（二）运动后心率及运动后 5 min 恢复心率的变化

海拔 3 700 m 10 名青年踏车运动后富氧后较富氧前即刻心率明显降低（$P < 0.01$），5 min 恢复心率无统计学差异（$P > 0.05$）。

海拔 5 380 m 10 名青年踏阶运动后富氧后较未富氧后 5 min 恢复心率降低（$P < 0.01$），运动后即刻心率虽有降低，但无统计学意义（$P > 0.05$），见表 8 – 17。

表 8 – 17　10 名青年富氧前、后运动后心率及恢复心率的变化（$\bar{x} \pm s$）

	海拔 3 700 m		海拔 5 380 m	
	心率（次·min^{-1}）	恢复心率（次·min^{-1}）	心率（次·min^{-1}）	恢复心率（次·min^{-1}）
富氧前	179.0 ± 11.17	98.5 ± 14.47	152.1 ± 11.3	107.8 ± 5.20
富氧后	165.5 ± 10.49[※]	94.5 ± 12.24	142.4 ± 22.9	96.2 ± 4.09[※]

与富氧前比较，[※]$P < 0.01$。

结果表明富氧室治疗能改善高原缺氧人体气体交换和心肌功能效应，增强氧合功能。

五、高原富氧对血液流变学和血流动力学的影响

海拔 3 700 m 未富氧力竭运动后 HCT、ηb、ηr、VAI 较未富氧静息状态增高（$P < 0.01$），ηp 增高（$P < 0.05$）。富氧及力竭运动后各项指标较未富氧静息状态差异均无统计学意义（$P > 0.05$），较未富氧力竭运动后 ηb、ηp、ηr 降低（$P < 0.05$），其余指标虽有降低，但无统计学意义（$P > 0.05$），见表 8 – 18。

表 8 – 18　海拔 3 700 m 10 名青年富氧前、后运动后的血液流变学变化（$\bar{x} \pm s$）

项目	富氧前静息状态	力竭运动后	
		富氧前	富氧后
HCT（$L \cdot L^{-1}$）	0.45 ± 0.12	0.58 ± 0.08**	0.53 ± 0.06
ηb（$mPa \cdot s$）	4.04 ± 0.31	5.12 ± 0.23**	4.33 ± 0.42△
ηp（$mPa \cdot s$）	1.58 ± 0.05	1.66 ± 0.08*	1.53 ± 0.08△
ηr（$mPa \cdot s$）	6.12 ± 0.71	7.07 ± 0.69**	6.05 ± 0.70△
IR	3.27 ± 0.78	3.53 ± 0.44	3.28 ± 0.45
TK	1.08 ± 0.23	1.26 ± 0.20	1.04 ± 0.30
VAI	0.49 ± 0.10	0.73 ± 0.22**	0.66 ± 0.18

与富氧前静息状态比较，*$P < 0.05$，**$P < 0.01$；与富氧前力竭运动后比较，△$P < 0.01$。

海拔 5 380 m 富氧前运动后 ηb、ηp、ηr 较富氧及运动后增高（$P < 0.01$），IR、TK 增高（$P < 0.05$），HCT、VAI 无统计学意义（$P > 0.05$），见表 8 – 19。

表 8 – 19　海拔 5 380 m 10 名青年富氧前、后踏阶运动后的血液流变学变化（$\bar{x} \pm s$）

项目	富氧前	富氧后	P
HCT（$L \cdot L^{-1}$）	0.59 ± 0.10	0.56 ± 0.09	> 0.05
ηb（$mPa \cdot s$）	5.17 ± 0.24	4.82 ± 0.19	< 0.01
ηp（$mPa \cdot s$）	1.72 ± 0.09	1.58 ± 0.06	< 0.01
ηr（$mPa \cdot s$）	7.46 ± 0.71	6.51 ± 0.65	< 0.01
IR	3.74 ± 0.44	3.32 ± 0.40	< 0.05
TK	1.56 ± 0.38	1.23 ± 0.33	< 0.05
VAI	0.88 ± 0.34	0.70 ± 0.36	> 0.05

海拔 3 700 m 10 名青年富氧前后血流动力学检测结果显示，富氧后较富氧前 P、TPR、ALT 降低（$P < 0.05$），η、PAWP、CCP 降低（$P < 0.01$），SV、mAP、BK 增高（$P < 0.05$），BV 增高（$P < 0.01$），见表 8 – 20。

表 8-20 海拔 3 700 m 10 名青年富氧前、后血流动力学参数比较（$\bar{x} \pm s$，$n=10$）

项目	P（次·min^{-1}）	TPR（DYN·cm^{-5}）	BV（L）	η（CP）	ATL（see）
富氧前	81.23 ± 10.07	1394.28 ± 397.24	4.48 ± 0.97	5.82 ± 0.83	15.31 ± 1.87
富氧后	72.14 ± 7.49※	1027.82 ± 253.46※	6.59 ± 0.94※※	3.75 ± 0.74※※	13.24 ± 1.26※

项目	SV（b·mL^{-1}）	mAP（kPa）	BK	PAWP（kPa）	CCP（kPa）
富氧前	89.54 ± 22.45	12.09 ± 0.86	0.21 ± 0.03	0.67 ± 0.18	9.38 ± 0.87
富氧后	112.67 ± 21.72※	13.07 ± 0.77※	0.25 ± 0.04※※	0.42 ± 0.15※※	8.02 ± 0.94※※

与富氧前比较，※$P<0.05$，※※$P<0.01$。

研究结果表明，富氧使红细胞变形能力增强，血黏度下降，使血流阻力减少，血流速度增加，改善了血液的流变特性。这些因素有利于血流对各器官及工作肌的灌注，改善微循环，增强血液的携氧能力和运输营养物质的能力，减轻周围阻力，增加有效血容量，纠正机体供氧状况，增强心脏功能和改善血液循环的作用，加快对代谢产物的排出率。

六、高原富氧对心肌酶活性和肌肉代谢产物的影响

海拔 3 700 m 10 名青年未富氧力竭运动后较未富氧静息状态 Mb、AST、α-HBDH、CK-MB 增高（$P<0.01$），LDH 和 CK 增高（$P<0.05$）。富氧及力竭运动后较未富氧静息状态 Mb 和 AST 增高（$P<0.01$），α-HBDH 增高（$P<0.05$）；较未富氧力竭运动后 AST 降低（$P<0.01$），Mb 和 CK-MB 降低（$P<0.05$），见表 8-21。

表 8-21 海拔 3 700 m 10 名青年富氧前、后及运动后肌红蛋白和心肌酶的变化（$\bar{x} \pm s$）

项目	富氧前安静时	力竭运动后	
		富氧前	富氧后
Mb（μg·L^{-1}）	66.27 ± 10.88	108.53 ± 17.98※※	86.96 ± 17.02※※△
AST（U·L^{-1}）	32.25 ± 8.03	59.12 ± 9.06※※	44.12 ± 9.11※※△△
LDH（U·L^{-1}）	199.07 ± 38.46	258.89 ± 60.35※	236.23 ± 42.29
α-HBDH（U·L^{-1}）	164.10 ± 38.95	215.44 ± 23.81※※	196.55 ± 28.44※
CK（U·L^{-1}）	189.40 ± 77.32	260.75 ± 63.15※	224.96 ± 60.32
CK-MB（U·L^{-1}）	18.50 ± 3.89	35.25 ± 6.69※※	28.17 ± 5.88△

与富氧前安静时比较，※$P<0.05$，※※$P<0.01$；与富氧前力竭运动后比较，△$P<0.05$，△△$P<0.01$。

海拔 5 380 m 10 名青年安静时、富氧前及富氧后力竭运动后心肌酶活性的变化显示，力竭运动后较安静时 AST、LDH、α-HBDH、CK 及 CK-MB 活性均升高（$P<0.01$ 或 0.05）。富氧及力竭运动后较未富氧力竭运动后 AST、LDH 增高（$P<0.01$），CK-MB 增高（$P<0.05$），α-HBDH、CK 无统计学差异（$P>0.05$），见表 8-22。

表 8－22　海拔 5 380 m 10 名青年富氧前、后及力竭运动后心肌酶的变化（$\bar{x} \pm s$）

项目	富氧前安静时	力竭运动后	
		富氧前	富氧后
AST（$U \cdot L^{-1}$）	39.60 ± 7.61	58.71 ± 7.64※※	46.30 ± 7.39※※△△
LDH（$U \cdot L^{-1}$）	315.4 ± 49.6	488.3 ± 52.9※※	400.4 ± 51.2※※△△
α－HBDH（$U \cdot L^{-1}$）	329.1 ± 50.9	432.1 ± 58.3※※	403.9 ± 56.7※※
CK（$U \cdot L^{-1}$）	298.8 ± 54.7	439.5 ± 59.0※※	397.2 ± 57.6※※
CK－MB（$U \cdot L^{-1}$）	27.03 ± 5.12	38.26 ± 5.98※※	32.51 ± 5.24※△

与富氧前安静时比较，※$P < 0.05$，※※$P < 0.01$；与富氧前力竭运动后比较，△$P < 0.05$，△△$P < 0.01$。

海拔 3 700 m 10 名青年安静时和富氧前、后力竭运动后 BLA、Mb、Ammo 的结果显示，对照组和实验组较安静时 BLA、Mb、Ammo 均增高（$P < 0.01$），富氧后运动较富氧前运动 Mb 降低（$P < 0.05$），BLA、Ammo 降低（$P < 0.01$），见表 8－23。

表 8－23　海拔 3 700 m 富氧前、后运动后 BLA、Mb、Ammo 的变化（$\bar{x} \pm s$）

项目	n	BLA（$mmol \cdot L^{-1}$）	Ammo（$\mu g \cdot L^{-1}$）	Mb（$\mu g \cdot L^{-1}$）
安静时	10	1.68 ± 0.42	53.68 ± 5.42	66.27 ± 10.88
富氧前	10	7.52 ± 0.69※	82.09 ± 7.94※	108.53 ± 17.98※
富氧后	10	6.38 ± 0.53※△	66.71 ± 6.53※△△	86.96 ± 17.02※△

与安静时比较，※$P < 0.01$；与对照组比较，△$P < 0.05$，△△$P < 0.01$。

10 名青年在海拔 5 380 m 富氧前、后踏阶运动后 BLA、Mb、Ammo 的变化。富氧运动后较未富氧运动后 Mb 降低（$P < 0.05$），BLA、Ammo 降低（$P < 0.01$），见表 8－24。

表 8－24　海拔 5 380 m 富氧前、后运动后 BLA、Mb、Ammo 的变化（$\bar{x} \pm s$）

项目	n	BLA（$mmol \cdot L^{-1}$）	Ammo（$\mu g \cdot L^{-1}$）	Mb（$\mu g \cdot L^{-1}$）
富氧前	10	8.85 ± 0.68	86.56 ± 9.21	111.25 ± 13.58
富氧后	10	7.42 ± 0.66※※	71.38 ± 8.84※※	93.26 ± 14.20※

与富氧前比较，※$P < 0.05$，※※$P < 0.01$。

研究发现，富氧后较富氧前血乳酸、肌红蛋白及氨明显降低，说明富氧 12 h 改善了高原缺氧人体气体交换，使得内环境系统也重新达到一个新的调整，同时增强能量代谢，保护细胞免遭破坏，改善红细胞的运氧功能，使 ATP 酶活性升高，加速乳酸在体内的清除。

七、高原富氧对自由基代谢和一氧化氮及其合酶的影响

海拔 3 700 m 10 名青年脱离富氧环境 3 h SaO₂ 较富氧前增高（$P < 0.01$），脱离富氧

环境 4 h NO 和 NOS 较富氧前增高（$P < 0.01$），而 SaO_2 已恢复到富氧前的同一时间水平（$P > 0.05$），见表 8 - 25。

表 8 - 25　海拔 3 700 m 10 名青年富氧前后 NO、NOS 及 SaO_2 的变化（$\bar{x} \pm s$）

	NO（$\mu mol \cdot mL^{-1}$）	NOS（$U \cdot mL^{-1}$）	富氧后 3 h SaO_2（%）	富氧后 4 h SaO_2（%）
富氧前	57.72 ± 6.22	52.55 ± 2.76	89.83 ± 3.04	90.17 ± 3.54
富氧后	72.50 ± 3.83[※※※]	60.26 ± 2.47[※※※]	93.00 ± 2.17[※※※]	90.17 ± 3.10

与富氧前比较：[※※※]$P < 0.01$。

海拔 3 700 m 10 名青年富氧前、后力竭运动后 NO、NOS 较安静时均增高（$P < 0.05$ 或 0.01）。富氧后运动较富氧前运动 NO（$t = 2.96$）、NOS（$t = 3.66$）增高（$P < 0.01$），见表 8 - 26。

表 8 - 26　海拔 3 700 m 10 名青年富氧前、后力竭运动后 NO、NOS 的变化（$\bar{x} \pm s$）

项目	n	NO（$\mu mol \cdot mL^{-1}$）	NOS（$U \cdot mL^{-1}$）
安静时	10	62.58 ± 11.27	42.53 ± 3.56
富氧前运动后	10	75.45 ± 12.76[※]	53.16 ± 4.53[※※]
富氧后运动后	10	92.27 ± 12.84[※※※△]	60.89 ± 4.91[※※※△]

与安静时比较，[※]$P < 0.05$，[※※※]$P < 0.01$；与富氧后运动后比较，[△]$P < 0.01$。

海拔 3 700 m 10 名习服青年富氧前、后力竭运动后 SOD、GSH - Px、MDA 变化。富氧运动后较富氧前运动后 SOD 增高（$P < 0.05$），GSH - Px 增高（$P < 0.01$），MDA 降低（$P < 0.01$），见表 8 - 27。

表 8 - 27　海拔 3 700 m 富氧室前、后运动后体内自由基代谢的变化（$\bar{x} \pm s$）

	n	SOD（$U \cdot mL^{-1}$）	MDA（$\mu mol \cdot L^{-1}$）	GSH - Px（$\mu g \cdot L^{-1}$）
富氧前运动后	10	97.24 ± 18.34	6.09 ± 1.06	89.67 ± 9.44
富氧后运动后	10	116.17 ± 13.35	5.47 ± 0.83	123.60 ± 10.76
t		2.61	3.31	7.49
P		< 0.05	< 0.01	< 0.01

海拔 5 380 m 10 名青年未富氧踏阶运动后较未富氧安静时 NO 增高（$P < 0.05$），NOS 虽增高但无统计学意义（$P > 0.05$）。富氧踏阶运动后较未富氧安静时 NO 和 NOS 均增高（$P < 0.001$）。富氧踏阶运动后较未富氧踏阶运动后 NO 和 NOS 均增高（$P < 0.01$），见表 8 - 28。

表 8 −28　海拔 5 380 m 富氧前、后及踏阶运动后血中 NO 和 NOS 的变化（$\bar{x} \pm s$）

	n	NO（μmol·mL^{-1}）	NOS（U·mL^{-1}）
富氧前安静时	10	65.17 ± 8.61	52.76 ± 4.41
富氧前运动后	10	76.55 ± 11.97[※]	64.27 ± 6.32
富氧后运动后	10	102.10 ± 12.53[※※△]	80.81 ± 5.14[※※△]

与富氧前安静时比较，[※]$P < 0.05$，[※※]$P < 0.001$；与富氧前运动后比较，[△]$P < 0.01$。

海拔 5 380 m 10 名青年富氧踏阶运动后较未富氧踏阶运动后 SOD 增高（$P < 0.05$），GSH − Px 增高，MDA 降低（$P < 0.01$），见表 8 −29。

表 8 −29　海拔 5 380 m 富氧前、后运动后体内自由基代谢改变（$\bar{x} \pm s$, $n = 10$）

	n	SOD（U·mL^{-1}）	MDA（μmol·L^{-1}）	GSH − Px（μg·L^{-1}）
富氧前运动后	10	101.04 ± 19.11	7.45 ± 1.18	96.77 ± 9.44
富氧后运动后	10	125.98 ± 21.53	5.88 ± 1.01	126.40 ± 15.28
P		< 0.05	< 0.01	< 0.01

结果表明，高原富氧在能增强体内抗氧化酶活性，降低自由基产生，是一种较为理想的高原供氧途径。

八、高原富氧的动物模型实验

（一）学习记忆能力

Wistar 大鼠 33 只随机分为平原组（$n = 11$）、低氧组（$n = 12$）和富氧组（$n = 10$），低氧组在模拟海拔 5 400 m 的低压舱内停留 24 h，富氧组除在模拟海拔 5 400 m 的低压舱内停留 24 h，同时富氧（27% 的氧混合气）12 h。于出富氧室即刻（1T）、2 h（2T）、4 h（3T）、6 h（4T）分别进行 Morris 水迷宫试验，测定大鼠的学习记忆能力。

1. 寻找平台潜伏期的变化

平原组、低氧组和富氧组大鼠历时 7 d Morris 水迷宫训练后，富氧组寻找平台潜伏期（20.9 ± 4.4）s 较低氧组（58.6 ± 7.4）s 的时间缩短（$t = 14.79$，$P < 0.01$），较平原组（13.2 ± 2.1）s 延长（$t = 5.04$，$P < 0.01$）；平原组较低氧组缩短（$t = 20.38$，$P < 0.01$）（图 8 −2）。

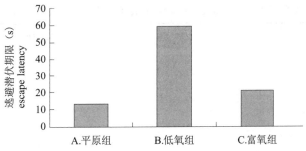

图 8 −2　3 组大鼠 Morris 水迷宫中的逃避潜伏期

3组穿越平台，平原组穿越平台次数（20.9±4.4）明显高于低氧组（10.1±3.0）（$t=6.80$，$P<0.01$）和富氧组（16.3±3.9）（$t=2.54$，$P<0.05$），富氧组高于低氧组（$t=4.05$，$P<0.01$）。

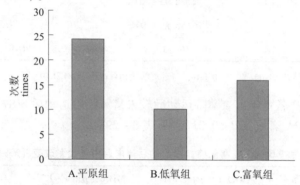

图8-3　3组大鼠Morris水迷宫搜索实验中通过原平台的次数

低氧组和富氧组大鼠Morris水迷宫训练后寻找平台潜伏期，低氧组较富氧组1T、2T、3T均增高（$P<0.01$），4T无显著性差异（$P>0.05$）。说明出富氧室4 h，学习记忆功能仍明显高于急性缺氧组。低氧组4次Morris水迷宫逃避潜伏期无显著性差异（$P>0.05$）；富氧组逃避潜伏期随出富氧室时间的延长而延长（$P<0.01$）（表8-30）。

表8-30　2组大鼠模拟海拔5 400 m Morris水迷宫逃避潜伏期的变化（$\bar{x}\pm s$）

	n	逃避潜伏期（s）			
		1T	2T	3T	4T
富氧组	12	12.77±3.12	16.18±5.78	41.92±4.47※△	57.93±3.82※△▲
低氧组	10	58.83±8.05	57.92±5.66	58.08±4.89	56.67±5.09
P		<0.01	<0.01	<0.01	>0.05

与1T比较，※$P<0.01$；与2T比较，△$P<0.01$；与3T比较，▲$P<0.01$。

2. 大鼠运动能力

模拟海拔5 400 m低氧大鼠组较富氧大鼠组力竭游泳时间明显延长（$t=6.83$，$P<0.01$）（表8-31）。

表8-31　模拟海拔5 400 m大鼠运动能力的变化（$\bar{x}\pm s$）

	n	游泳衰竭时间（s）
低氧组	11	108.90±45.61
富氧组	12	33.07±38.05
t		6.83
P		<0.01

3. 空间搜索能力的比较

平原组大鼠在迷宫中游泳，很快正确判断并记住了平台的位置，游泳形式呈平台型。模拟海拔5 400 m的低氧组大鼠忘记了原来学得的知识，不能再认识平台的位置，游泳运动轨迹呈周边型，各象限轨迹呈随机分布，较少游向平台附近。模拟海拔5 400 m的富氧组大鼠能依靠空间线索找到平台，其运动轨迹较多地位于原平台象限，其次较多地在原平台象限相邻的左右两侧寻找，较少跨至对侧象限。随着出富氧室时间的延长（4 h后）富氧组大鼠运动轨迹与低氧组相近。

比较各象限游泳距离占总距离的百分比，富氧组在平台象限游泳的距离平均占66.80% ±23.2%，高于其余3个象限，且明显高于低氧组的37.60% ±36.2%（$P<0.01$），但仍低于平原组的73.90% ±22.4%（$P<0.01$）。

富氧能改善缺氧大鼠的学习记忆功能，提高低氧环境运动做功能力。富氧12 h对低氧大鼠学习记忆能力的提高可能与下列因素有关：①富氧增加血氧含量、提高血氧分压和弥散率、改善微循环、活化无效神经元和改善细胞膜功能有关；②富氧亦能迅速提高循环血液中氧含量并直接供组织细胞利用，改善重要脏器缺血缺氧区的供氧，改善微循环，恢复组织细胞正常能量的代谢，抑制了缺氧对脑组织的破坏作用，使钙泵功能恢复，减轻钙超载，促进意识状态功能恢复；③富氧抑制组织损伤后内源性毒性产物的生成，如氧自由基等，避免或减轻了自由基对神经细胞膜及其他生物膜的损害。

（二）超微结构的改变

1. 心肌细胞

平原对照组大鼠心肌细胞和间质无明显异常。低氧组心肌细胞核膜皱折，假包含体形成，内见线粒体，部分线粒体肿胀，密度降低，脊模糊、溶解，内质网显示不同程度扩张；心肌细胞灶性变性坏死；肌丝溶解凝固，肌质块形成，线粒体脊泡状改变或断裂溶解；心肌细胞胞浆内局灶性肌丝和线粒体变性溶解；间质水肿液和纤维素样渗出，多少不等的炎细胞浸润。富氧组心肌无明显病变，仅滑面内质网轻度扩张。另外，间质有少量液体和纤维素渗出（图8-4、图8-5、图8-6）。

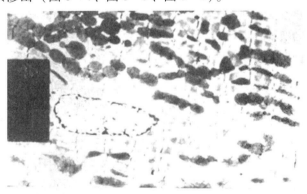

图8-4　平原对照组心肌细胞超微结构
大鼠心肌细胞和间质无明显异常

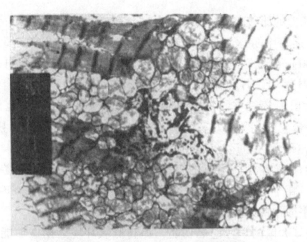

图 8-5　低氧组心肌细胞超微结构

心肌细胞核膜皱折，部分线粒体肿胀，密度降低，
脊模糊、溶解；心肌细胞灶性变性坏死；肌丝溶解凝
固，肌质块形成，线粒体脊泡状改变或断裂溶解

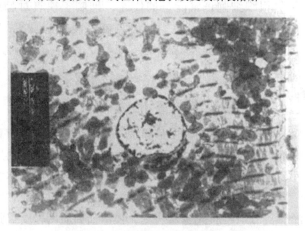

图 8-6　富氧组心肌细胞超微结构

心肌无明显病变，仅滑面内质网轻度扩张

2. 心肌琥珀酸脱氢酶（SDH）组织化学染色对比

对照组大鼠 SDH 活性明显高于低氧组，而给予富氧后能明显保护 SDH 活性
（表 8-32）。

表 8-32　大鼠心肌 SDH 活性观察

组别	n	酶反应强度及活性变化		
		+++	++	+
低氧组	5	1	–	4
富氧组	5	3	2	–
对照组	5	4	1	–

结论：低氧导致心肌 SDH 活性及超微结构的改变，富氧对心肌有保护作用。本研究模拟 5 400 m 高原观察急性缺氧及富氧条件下大鼠心肌 SDH 结果发现，急性缺氧 SDH 显著抑制，提示急性缺氧对 SDH 显著的抑制作用。其 SDH 降低机制可能是：急性缺氧，乳酸生成增多，细胞内酸中毒使 SDH 活性降低；细胞内钙超载损害线粒体内膜时，对 SDH 有抑制作用；缺氧产生大量自由基直接损伤酶的结构，使 SDH 活性进一步下降；ATP、Mg^{2+} 是 SDH 的激动剂，其流失或减少都可使 SDH 活性降低。SDH 活性下降，说明在海拔 5 400 m 高原环境下，大鼠心肌有氧代谢功能下降，心肌生理活动的主要供能依靠有氧代谢，在本实验条件下心肌有氧代谢功能下降的结果是能量供应不足，进而影响到蛋白质的合成，线粒体内的氧化磷酸化不能正常进行，使钙泵运转停止，钙通道开放引起细胞内钙超载，造成细胞内水肿和细胞间质水肿，心肌纤维供能不足，细胞膜钠"泵"功能障碍，导致细胞内钠水潴留，组织学形态上则出现细胞内水储积性病变。电镜下表现为心肌细胞灶性变性坏死，肌丝溶解凝固，间质水肿液和纤维素样渗出。

研究结果表明，富氧组大鼠心肌细胞内 SDH 活性升高，说明富氧具有抑制线粒体结构改变，维持细胞内生物氧化过程，以产生能量供心肌利用，改善心肌细胞的功能。富氧组 SDH 增高，可见富氧对低氧损伤心肌 SDH 活力降低有很好的拮抗作用，其原因可能是富氧能迅速提高循环血液中氧含量并直接供组织细胞利用，改善重要脏器缺血缺氧区的供氧，改善微循环，恢复组织细胞正常能量的代谢，促进低氧心肌线粒体呼吸功能恢复，产生大量内源性 ATP，用于细胞结构及膜通道修复，Ca^{2+} 转出细胞后转入肌浆网储存，促进 Ca^{2+} 超载恢复。另外，ATP 是 SDH 的特异激动剂，ATP 含量增加，可以促进 SDH 活性恢复，从而促进三羧酸循环。

九、自制 CO_2 清除器在高原富氧室中的应用

CO_2 清除器制作：制作一只长 45 cm、宽 24 cm、高 25 cm 的木箱，木箱两头切面代之以铁质纱网，其中一头与一只静音排风扇紧密连接，木箱内装满呼吸麻醉机使用的医用钠石灰（约 10 kg）。电力驱动排风扇，使富氧室内高浓度 CO_2 等有害气体通过钠石灰被吸收。

海拔 3 700 m 富氧室内实验组和对照组的 CO_2 浓度分别为 0.12% ± 0.11% 和 0.41% ± 0.22%（$t = 3.5323$，$P < 0.01$）。

海拔 5 380 m 富氧室内实验组和对照组的 CO_2 浓度分别为 0.15% ± 0.07% 和 1.57% ± 0.65%（$t = 10.86$，$P < 0.001$）。

本研究在海拔 5 380 m，对照组 5 名青年在富氧室休息睡眠 10 h，室内 CO_2 浓度为 1.57% ± 0.65%，如果时间继续延长，室内 CO_2 浓度将会持续升高，对人体造成损害。在相同时间内实验组的 CO_2 浓度为 0.15% ± 0.07%，一台 CO_2 清除器一次装入钠石灰 10 kg，可持续使用 24 h。经计算 1 kg 钠石灰每小时清除受试者呼出的 CO_2 约 3 L。说明我们自制的 CO_2 清除器对富氧室内 CO_2 的积蓄污染起到了显著的清除作用。

第三节　车载及单兵液态氧供氧技术在高原的应用

　　国内目前在高原采用的是气态氧供氧技术，40 L 的氧气瓶重约 80 kg，体积大，储氧少，车载和野外机动供氧难度高，4~6 L 的供氧箱也只能供一人吸氧约 1 h。1 L 液态氧气化后可产生 840~860 L 气态氧，15 L 液氧罐装满液氧后，重约 34 kg，用于车载供氧，可供 4 人同时吸氧（每人每分钟吸氧 2 L）约 27 h。1.5 L 液氧罐重约 5 kg，可供 1 人连续吸氧 10 h。液态氧是将普通空气经过滤、压缩和冷却制成液态空气，然后缓慢加温到 -195.6 ℃，液氮汽化，只留下液氧而制成。全部过程需重复数次，以保证是纯液氧的产品。15 L 液氧罐充满液氧后可释放 12 750 L 气态氧，相当于 2 只 40 L 高压氧气瓶储存的氧量，而重量不足 2 只氧瓶的 1/4，所占空间仅为 2 只氧气瓶的 1/8。液态氧已用于军用战斗机。美国研究认为采用的高压超临界液态氧是一种既经济又有效的氧源。低温液体容器为多层多屏绝热高真空不锈钢容器，常压保存，较高压气态氧瓶性能稳定，安全系数大，且供氧装备轻便，重量轻，供氧时间长，供氧量足，值得推广应用。因液态氧在低压容器中储存，较高压气态氧性能稳定，安全系数大，达到了供氧设备重量轻、供氧时间长、供氧量足的目的。

一、3 种液氧罐在高原地区的供氧效果

1. 液氧罐的结构和使用方法

　　采用成都活力低温设备有限公司提供的 3 种规格（50 L、15 L、1.5 L）的低温液体容器。液氧罐为双层容器，内层可充装 -183 ℃低温液态氧，外层起隔热作用，内外两层之间抽为真空，以加强隔热效果。罐顶部有充液、排液阀和安全阀及压力表。液态氧从大型液氧储存器或制氧机排液口经专用金属软管与液氧罐的充液口连接，打开放空满液阀，低温液氧即可充入液氧罐中。待液氧充满后，关闭充液开关和放空满液阀，取下充液金属软管。然后开启增压阀，并间断地缓慢调节使压力逐渐上升到预定值。罐内液氧吸收外环境的热量会逐渐气化使压力升高，当压力超过预定值时，气态氧便由安全阀排出，以保证罐内压力衡定并且安全。运输途中需打开放空满液阀，待容器运到目的地时再彻底关闭（因容器充满液氧在运输途中要考虑汽化后的膨胀空间）。液氧罐应放在通风阴凉的环境，禁止接近火源或倾倒并避免碰撞。50 L 液氧罐作为储液罐，可按照上述操作方法向 15 L 车载罐和 1.5 L 单兵罐中充液氧，同时也可用来直接供氧。供氧时用充液金属软管将车载罐与汽化器连接，已经汽化的氧气通过湿化瓶与吸氧者接通。1.5 L 单兵罐的基本构造与储液罐和车载罐相同，它的气化装置盘绕在罐上部的夹层内，罐顶部设有充液接头、放空满液接头、压力表、流量调节阀和吸氧嘴。

　　三种液氧罐的主要技术指标，见表 8-33。

表8-33　3种液氧罐的主要技术指标

	有效容积（L）	工作压力（MPa）	规格（直径×高，mm）	净重（kg）
储藏罐	50	<0.1	415×970	32.0
车载罐	15	0.3~0.55	315×770	16.4
单兵罐	1.5	0.3~0.55	145×380	3.2

2. 储液罐的实验方法和结果

储液罐在海拔1 400 m充满液氧重89 kg，车载运至海拔3 700 m（距离365 km，环境温度10~25 ℃），24 h后称重为85 kg，在12 ℃室内存放，平均每天损耗4 kg，储存液氧时间共计14 d。

3. 单兵罐的实验方法和结果

单兵罐充满液氧重4.9 kg，在海拔3 700 m 12 ℃室内静止存放2.7 d，平均每天损耗0.55 kg，供单兵连续吸氧8~10 h（2 L·min^{-1}）。单兵罐充满液氧后在3 700 m和5 400 m可供单兵持续吸氧（2 L·min^{-1}）8~10 h。在上述两个高度分别对20名士兵进行1 600 m和200 m速跑实验（吸氧组10名，携罐吸氧，4 L·min^{-1}；常氧组10名，携罐不吸氧）。用深圳产ASC-545型掌式血氧脉搏仪检测速跑前和速跑后即刻的SaO$_2$和P。结果：海拔3 700 m和5 400 m吸氧组较常氧组速跑后SaO$_2$均增高（$P<0.01$），见表8-34、表8-35。

表8-34　海拔3 700 m吸氧组和对照组速跑前、后SaO$_2$和P的变化（$\bar{x}\pm s$）

	n	SaO$_2$（%）		P（次·min^{-1}）	
		速跑前	速跑后	速跑前	速跑后
吸氧组	10	92.6±1.71	80.5±4.86	83.7±10.34	147.9±13.09
对照组	10	93.9±2.18	72.4±3.86[※]	76.1±6.64	144.8±16.96

与吸氧组比较，[※]$P<0.01$。

表8-35　海拔5 400 m吸氧组和对照组速跑前、后SaO$_2$和P的变化（$\bar{x}\pm s$）

	n	SaO$_2$（%）		P（次·min^{-1}）	
		速跑前	速跑后	速跑前	速跑后
吸氧组	10	81.50±2.41	74.33±11.27	83.9±6.62	142.7±8.38
对照组	10	79.67±4.23	61.00±10.83[※]	85.7±4.67	146.5±9.93

与吸氧组比较，[※]$P<0.01$。

4. 车载罐的实验方法和结果

车载罐充满液氧重33.5 kg，在海拔3 700 m 12 ℃室内可静止存放14 d，平均每天损耗1.2 kg。车载罐在海拔3 700 m前往5 400 m途中（沙石路面，车速30~50 km·h^{-1}，车内平均温度10 ℃）以8 L·min⁻¹的流量供4人同时吸氧（每人2 L·min⁻¹），可持续供氧25 ~ 27 h。途中检测4人在5处不同海拔高度（3 700 m、4 000 m、4 500 m、5 000 m、5 400 m）的SaO_2和P，返回途中不供氧，在同一地点重复上述检测做对照。结果：供氧与未供氧条件下心率分别为（88.25 ± 9.23）次·min⁻¹和（92.20 ± 9.17）次·min⁻¹，$t = 0.607$，$P > 0.05$无显著性差异；SaO_2分别为91.20% ± 1.71%和82.40% ± 5.91%，$t = 6.393$，$P < 0.000 1$，差异有非常显著性意义。

二、液态氧对海拔3 700 m青年体力作业效率及亚极量运动P和心功能指数的影响

海拔3 700 m力竭运动中吸入液态氧（4 L·min⁻¹）可显著改善体力做功效率、手-脑协调能力、血氧饱和度、运动心率，以及运动后的血流动力学、血液流变学、心肌酶、血乳酸及自由基代谢水平。

1. 心功能指数、PWC_{170}、P_{90W}的变化

吸氧组较对照组心功能指数及PWC_{170}明显增高（$P < 0.01$）；P_{90W}降低（$P < 0.01$），见表8 - 36。

表8 -36　两组青年心功能指数比较（$\bar{x} \pm s$）

组别	n	年龄	心功能指数	PWC_{170}	P_{90W}
吸氧组	20	19.60 ± 0.94	48.67 ± 3.29※	234.40 ± 25.82※	117.20 ± 8.68※
对照组	20	18.90 ± 0.85	44.86 ± 4.25	212.10 ± 21.90	124.60 ± 7.01

与对照组比较，※$P < 0.01$。

2. 记忆与肢体功能的变化

吸入液态氧及负荷运动前后光信号记忆测验在相同时限内（10 s）。错误次数为4.0 ± 2.5、6.0 ± 4.8，与未吸液态氧负荷运动前、后比较错误次数10.0 ± 10.4、10.6 ± 7.3，相差非常显著（$P < 0.01$或0.05）。吸液态氧负荷运动前、后左右手交叉敲击动作频率在相同时限内（10 s）总次数为97.8 ± 19.0、94.8 ± 18.1。正确次数96.6 ± 16.5、93.4 ± 11.2，错误次数1.2 ± 0.7、1.4 ± 1.2，与未吸液态氧负荷运动前、后比较总次数82.6 ± 17.5、79.8 ± 16.6。正确次数78.2 ± 17.3、76.0 ± 16.8，错误次数4.4 ± 5.1、4.8 ± 5.4，相差显著（$P < 0.01$或0.05）。

3. 氧耗量的变化

对两组受试者（各10名）负荷时的耗氧量（VO_2）和氧脉搏（VO_2/P）检测结果，以不同水平的心率（P）为尺度进行分层处理，得到不同P相对应的VO_2和VO_2/P，其结果见表8 -37。可见P在100 ~ 170次·min⁻¹时，两组VO_2随P增加而呈线性增加（分别为$y = -0.108 9 + 0.008 5x$，$r = 0.983 5$，$P < 0.01$；$y = -0.297 6 + 0.010 3x$，$r = 0.988 0$，$P < 0.01$）。对照组P为100 ~ 130次·min⁻¹时，VO_2/P也随P的增加而增加，P增加到140 ~ 170次·min⁻¹时，VO_2/P不但不增加反而减少；吸氧组P为100 ~

160 次·min^{-1}时，VO$_2$/P 也随 P 的增加而增加，P 增加到 170 次·min^{-1}时，VO$_2$/P 不但不增加反而减少。P 从 100 次·min^{-1}到 170 次·min^{-1}，吸氧组较对照组 SaO$_2$明显增高，分别增高 8.8% ~ 12.4%。

表 8 - 37　两组青年运动时 P 与 VO$_2$、VO$_2$/P 及 SaO$_2$的关系（$n = 20$）

P（次·min^{-1}）	VO$_2$（L·min^{-1}）		VO$_2$/P（mL·次$^{-1}$）		SaO$_2$（%）	
	对照组	吸氧组	对照组	吸氧组	对照组	吸氧组
100	0.679	0.686	6.794	6.863	87.55	95.26
110	0.829	0.835	7.536	7.591	85.81	93.76
120	0.949	0.954	7.908	7.950	84.07	92.26
130	1.041	1.078	8.008	8.292	82.34	90.75
140	1.114	1.179	7.957	8.421	80.60	89.25
150	1.182	1.283	7.880	8.553	78.86	87.75
160	1.244	1.371	7.775	8.569	77.13	86.25
170	1.295	1.387	7.618	8.159	75.39	84.75

4. 血乳酸及血氨的变化

与安静时比较，对照组和吸氧组 BLA、Ammo 均增高（$P < 0.01$ 或 0.05）。吸氧组运动后较对照组运动后 BLA、Ammo 降低（$P < 0.01$）（表 8 - 38）。

表 8 - 38　吸入液氧组和对照组力竭运动后 BLA、Ammo 的变化（$\bar{x} \pm s$）

	n	安静时	对照组	吸氧组
BLA（mmol·L^{-1}）	20	2.33 ± 0.92	5.44 ± 1.11[**]	4.52 ± 1.08[**△]
Ammo（μmol·L^{-1}）	20	35.50 ± 7.31	55.92 ± 3.52[**]	42.81 ± 4.08[**△]

与安静时比较，[*]$P < 0.05$，[**]$P < 0.01$；与对照组比较，[△]$P < 0.05$，[△△]$P < 0.01$。

5. 通气无氧阈值的变化

两组不同踏车功率时 V$_E$、VO$_2$、VCO$_2$、RQ 和 V$_E$/VO$_2$ 的改变分别见图 8 - 7、图 8 - 8。两组功率分别达 75 W 和 125 W 时，V$_E$、VO$_2$、VCO$_2$ 出现明显增加，RQ 出现"转折点"，V$_E$/VO$_2$ 由下降转向上升。说明在海拔 3 700 m 高原运动时，对照组和吸氧组的无氧阈值分别为 75 W 和 125 W。

设踏车功率（x）为自变量 X，V$_E$、VO$_2$、VCO$_2$ 为应变量（y）进行直线回归分析，结果显示对照组和吸氧组 V$_E$、VO$_2$、VCO$_2$ 与功率呈现线性相关。

V$_E$，对照组：$y = 25.610\ 0 + 0.046\ 8x$，$r = 0.993\ 9$，$P < 0.01$；吸氧组，$y = 26.250\ 0 + 0.047\ 6x$，$r = 0.097\ 05$，$P < 0.01$。

VO$_2$，对照组：$y = 0.392\ 0 + 0.002\ 8x$，$r = 0.994\ 7$，$P < 0.01$；吸氧组：$y = 0.467\ 0 + 0.002\ 8x$，$r = 0.980\ 0$，$P < 0.01$。

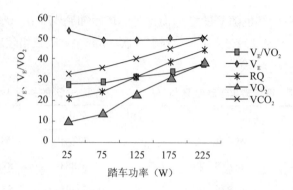

图 8 - 7　对照组不同功率对 VO_2、VCO_2、RQ、V_E、V_E/VO_2 的影响

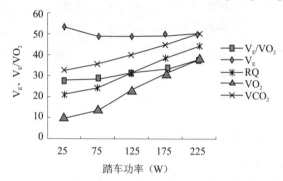

图 8 - 8　吸氧组不同功率对 VO_2、VCO_2、RQ、V_E、V_E/VO_2 的影响

VCO_2，对照组：$y = 0.1035 + 0.0035x$，$r = 0.9936$，$P < 0.01$；吸氧组：$y = 0.1350 + 0.0035x$，$r = 0.9652$，$P < 0.01$。

第四节　富氧水抗低氧效果的研究

常规的给氧方式主要有 3 种：吸纯氧、人工机械通气、高压氧舱给氧。当大部队进入高原时，由于环境条件制约，绝大多数人无法满足供氧。富氧水，有人称之为高氧液，通过静脉输注改善低氧血症，缓解疲劳。采用口服富氧水的方法，可经过胃肠道吸收来改善机体缺氧，预防急性高原病，提高低氧环境下的作业效率。尤其在野外既解决了供氧，又解决了饮水问题，为高原开辟一条新的供氧途径。

富氧水制作：以 5% 葡萄糖注射液（或水）250 mL 为基液，用高氧医用液体治疗仪进行光化学溶氧，氧流量为 3 L·min⁻¹，溶氧 8 min 后制成氧分压为 80 ~ 95 kPa 的富氧水。

一、富氧水对急性缺氧大鼠血流动力学和心功能作用机制的研究

模拟海拔 5 400 m 富氧水对低氧大鼠心功能及血流动力学的影响。富氧水组大鼠较低氧组大鼠心率（P）、右室收缩压（RVSP）、肺动脉收缩压降低（$P < 0.01$），肺动脉平均压降低（$P < 0.05$），右心室等容收缩期心室内压力上升最大速率和右心室等容舒

张期心室内压力下降最大速率（$\pm dp/dt_{max}$）增高（$P < 0.01$），右室舒张压（RVEDP）和肺动脉舒张压差异无显著性（$P > 0.05$），见表8-39、表8-40。

表8-39　富氧水对缺氧大鼠心率和右心室功能的影响（$\bar{x} \pm s$）

	n	P（次·min^{-1}）	右心室功能			
			RVSP（mmHg）	RVEDP（mmHg）	+ dp/dt$_{max}$（mmHg·s^{-1}）	− dp/dt$_{max}$（mmHg·s^{-1}）
富氧水组	7	302.6 ± 50.67	42.35 ± 1.31	3.84 ± 1.49	1 873.1 ± 160.2	1 351.2 ± 156.4
对照组	7	398.6 ± 51.46	46.37 ± 1.96	4.53 ± 1.23	1511.5 ± 192.8	938.3 ± 175.1
P		< 0.01	< 0.01	> 0.05	< 0.01	< 0.01

表8-40　富氧水对缺大鼠肺动脉压的影响（$\bar{x} \pm s$）

	n	肺动脉压		
		收缩压（mmHg）	舒张压（mmHg）	平均压（mmHg）
富氧水组	7	32.04 ± 3.45	17.78 ± 2.69	22.47 ± 2.65
对照组	7	38.64 ± 3.48	18.60 ± 3.53	26.49 ± 2.74
P		< 0.01	> 0.05	< 0.05

二、富氧水预防急性高原病的研究

对进驻海拔5 200 m的部队，途经3 700 m休整期间，选择40名青年，随机分为2组，每组20人，分别口服富氧水和5%葡萄糖溶液（对照组），每天上、下午各2瓶（每瓶250 mL），直至进入哨卡7 d。采用国家军用标准《急性高原反应的诊断和处理原则》随访每天的急性高原反应症状、心率和血氧饱和度，分度评分，分值高者高原反应症状重。于进入哨卡5 d检测血液流变学、肺功能、眼-手协调能力、光觉暗适应等，同时采静脉血检测血乳酸、自由基代谢、NO、NOS及血气分析，观察富氧水预防急性高原病的效果。

1. 急性高原反应分值、心率及SaO$_2$

进驻哨卡2 d和4 d，实验组较对照组急性高原反应分值减少（$P < 0.01$和$P < 0.05$）。进驻哨卡6 d实验组较对照组急性高原反应分值虽有减少，但无统计学意义（$P > 0.05$），见表8-41。

表8-41　进驻海拔5 200 m第2、4、6天2组青年急性高原反应分值比较（$\bar{x} \pm s$）

	n	2 d	4 d	6 d
实验组	20	4.65 ± 2.24	3.83 ± 1.65	3.50 ± 2.90
对照组	20	6.67 ± 2.67[**]	6.20 ± 3.66[*]	4.39 ± 2.17

与实验组比较，[*] $P < 0.05$，[**] $P < 0.01$。

进驻哨卡 2 d 实验组较对照组心率减少（$P < 0.05$）。进驻哨卡 4 d 和 6 d 实验组较对照组心率虽有减少，但无统计学意义（$P > 0.05$）。

进驻哨卡 2 d 和 4 d 实验组较对照组 SaO_2 增高（$P < 0.05$），进驻哨卡 6 d 实验组较对照组 SaO_2 虽有增高，但无统计学意义（$P > 0.05$），见表 8 - 42。

表 8 - 42　进驻海拔 5 200 m 第 2、4、6 天 2 组青年心率比较（次·min^{-1}，$\bar{x} \pm s$）

n	P（次·min^{-1}）			SaO_2（%）		
	2 d	4 d	6 d	2 d	4 d	6 d
实验组 20	97.78 ± 13.68	98.67 ± 10.63	98.17 ± 16.36	80.67 ± 7.50	79.00 ± 7.65	80.94 ± 11.78
对照组 20	$107.61 \pm 14.84^{※}$	100.78 ± 11.96	105.78 ± 20.27	$74.94 \pm 6.53^{※}$	$73.33 \pm 7.24^{※}$	75.83 ± 8.56

与实验组比较，$^{※}P < 0.05$。

2. 富氧水对台阶指数的影响

海拔 5 380 m 10 名青年服用富氧水前后的 P、SaO_2、台阶指数比较。服用富氧水 3 d 与服用前比较，安静状态下和停止踏阶运动即刻 P 降低（$P < 0.05$），SaO_2 及台阶指数增高（$P < 0.05$），见表 8 - 43。

表 8 - 43　海拔 5 380 m 服用富氧水前后 P、SaO_2、台阶指数比较（$\bar{x} \pm s$，$n = 10$）

	安静时		停止踏阶即刻		台阶指数
	P（次·min^{-1}）	SaO_2（%）	P（次·min^{-1}）	SaO_2（%）	
服用前	95.24 ± 7.19	78.15 ± 3.93	159.46 ± 4.12	70.89 ± 3.27	43.18 ± 3.15
服用后	$87.18 \pm 6.76^{▲}$	$83.78 \pm 4.28^{▲}$	$154.74 \pm 3.96^{▲}$	$74.54 \pm 3.45^{▲}$	$46.87 \pm 3.58^{▲}$

与服用前比较，$^{▲}P < 0.05$。

3. 自由基代谢的影响

进驻海拔 5 200 m 的 36 名青年，实验组较对照组 NO 增高（$P < 0.01$）；SOD、NOS 增高（$P < 0.05$）；MDA、BLA 降低（$P < 0.01$）；BUN 无统计学差异（$P > 0.05$），见表 8 - 44。

表 8 - 44　进驻海拔 5 200 m 5 d 各指标的变化（$\bar{x} \pm s$）

项目	对照组（$n = 18$）	实验组（$n = 18$）	P
SOD（U·mL^{-1}）	55.01 ± 20.62	69.23 ± 14.37	< 0.05
MDA（$\mu mol·L^{-1}$）	4.54 ± 0.67	3.32 ± 0.56	< 0.01
NO（$\mu mol·L^{-1}$）	54.30 ± 15.61	84.67 ± 17.18	< 0.01
NOS（U·mL^{-1}）	55.01 ± 20.62	69.23 ± 14.37	< 0.05
BLA（$mmol·L^{-1}$）	5.97 ± 0.97	4.24 ± 0.49	< 0.01
BUN（$mmol·L^{-1}$）	6.76 ± 1.10	6.57 ± 0.87	> 0.05

4. 血气的变化

进驻海拔 5 200 m 的青年，实验组（$n = 18$）较对照组（$n = 18$）pH、PaO_2、HCO_3^-、SaO_2 增高（$P < 0.01$），$PaCO_2$、$AaDO_2$ 降低（$P < 0.01$），见表 8 – 45。

表 8 – 45　进驻海拔 5 200 m 5 d 血气指标的变化（$n = 18$，$\bar{x} \pm s$）

	pH	$PaCO_2$（mmHg）	PaO_2（mmHg）	SaO_2（%）	HCO_3^-（mmol · L^{-1}）	$AaDO_2$（mmHg）
对照组	7.47 ±0.07	35.28 ±4.21	14.35 ±2.78	70.37 ±1.97	25.40 ±0.92	18.50 ±1.09
实验组	7.49 ±0.05	31.04 ±2.16▲	21.07 ±3.60▲	76.10 ±2.76▲	23.23 ±0.94▲	14.62 ±1.66▲

与对照组比较，▲$P < 0.01$。

第五节　单兵高原增氧呼吸器

在海平面，空气中 N_2 占 78%、O_2 占 21%、CO_2 占 0.03%、稀有气体占 0.94%、其他气体和杂质占 0.03%。随着海拔升高，空气密度（压强）逐渐降低，在 5 000 m 内，海拔每升高 1 000 m 空气压强下降约 10 kPa；当海拔达 5 000 m 时，空气压强由 101.2 kPa 下降到 53.9 kPa，之后海拔每升高 1 000 m，空气压强下降约 5 kPa。空气稀薄、氧含量减少是急性高原反应发生的根本原因。为使血液中维持人体劳动所需含氧量，必须增加机体红细胞的含量，但人体自动增加红细胞含量至少需要几天的时间，因此初入高原或从低海拔到更高海拔时，会因为海拔高度突然增高，人体来不及适应而产生体内氧气供应不足的情形，劳动能力下降。高度越高，过渡时间越短，产生的反应就越剧烈。

只要能增加吸入气 O_2 含量，方法越简单、越方便，才能适用于特殊军事作业环境下单兵供氧的需要。过去主要利用增加氧气体积百分比、空气压力保持不变的方法来提高氧分压。而单兵高原增氧呼吸器在思路上有所创新，采用增加局部空气压力、氧气体积百分比保持不变的方法，使氧分压得以提高，提出"非线性加压增氧"的新理念，以高原现场空气为原料，增加局部空气压强，提高吸入气氧分压和分钟通气量。采用闭环自动控制系统，气压增量自适应海拔高度，使机体氧合状态始终维持在氧离曲线拐点区域，实现非线性加压增氧效果（气压增量稍有增加即可使血氧含量明显增多）。此外，适度增加吸入气压强，可以增加分钟通气量，并未完全取消机体习服过程中的缺氧通气反应，使高原习服期明显缩短。以"模块化可分离电源"技术，利用体温保持锂电池正常放电，有效解决了单兵小型装备"低温供电"的难题，使"单兵高原增氧仪"在超低温环境（低于 -20 ℃）可连续工作 10 h。

一、3 700 m 高原载荷运动验证

佩戴（$n = 12$）与不佩戴单兵高原增氧呼吸器（$n = 12$）时用踏车功量计做坐位踏车运动，比较各项检测指标的变化。佩戴较不佩戴单兵高原增氧呼吸器，功率达到

200 W 时的 SaO_2、PWC_{170}、心功能指数增高；功率到达 200 W 时的 P、运动终止 5 min 的恢复 P 降低（$P<0.05$），见表 8-46～表 8-49。

表 8-46　佩戴与不佩戴高原单兵增氧呼吸器时各项检测指标比较（$\bar{x}\pm s$, $n=12$）

	功率 200 W 时 P（次·min^{-1}）	功率 200 W 时 SaO_2（%）	PWC_{170}（kg·m·min^{-1}）	心功能指数	5 min 恢复 P（次·min^{-1}）	SaO_2（%）	P（次·min^{-1}）
不佩戴时	164.92±7.15	82.34±3.31	223.72±17.63	48.35±4.32	109.24±11.28	70.3±6.3	138.0±11.3
佩戴时	158.26±6.74[※]	85.68±2.96[※]	241.15±17.82[※]	52.73±4.67[※]	98.36±10.39[※]	80.1±5.5[※]	132.9±10.5

与不佩戴时比较，[※]$P<0.05$。

表 8-47　对 3 700 m 载荷运动后志愿者记忆功能的影响（$\bar{x}\pm s$, $n=24$）

	左右手交叉敲击次数			视觉注意分配次数		
	总计	正确	错误	总计	正确	错误
使用前	79.0±19.9	77.9±20.3	2.8±2.1	61.1±6.0	54.7±3.4	7.4±5.3
使用后	97.1±16.0[※]	94.0±15.0[※]	0.8±1.7[※]	68.4±4.5[※]	60.6±3.5[※]	1.7±2.8[※]

与使用前比较，[※]$P<0.05$。

表 8-48　对 3 700 m 载荷运动后志愿者自由基及乳酸的影响（$\bar{x}\pm s$, $n=24$）

	MDA（$\mu mol·L^{-1}$）	SOD（$U·L^{-1}$）	BLA（$mmol·L^{-1}$）
使用前	4.36±0.17	98.58±15.16	6.79±0.39
使用后	4.17±0.18[※]	116.58±16.43[※]	5.56±0.35[※※]

与使用前比较，[※]$P<0.05$，[※※]$P<0.01$。

表 8-49　对 3 700 m 载荷运动后志愿者中度视网膜缺氧病性变的影响（%，$n=12$）

	视神经盘充血	视网膜动脉痉挛	视网膜静脉痉挛	视网膜渗出
未使用组	97.6±1.7	96.8±2.6	98.5±2.3	96.9±3.9
使用组	12.1±2.8[※※]	9.6±2.3[※※]	12.6±2.5[※※]	8.9±2.1[※※]

与未使用组比较，[※※]$P<0.01$。

结论：通过对 3 700 m 健康志愿者载荷运动验证表明，单兵高原增氧仪可明显提高负载运动后机体 SaO_2，提高高原缺氧状态下负载运动后大脑的工作效能、有效降低氧自由基的产生和血液乳酸的含量，并能使缺氧性轻度视网膜病变减少 90%。

二、5 380 m 高原载荷运动验证

实验对象为驻守在海拔 5 380 m 高原 10 名男性士兵，从平原进驻高原 3 个月，年龄 18～21 岁。载荷方式：踏阶运动负荷，阶高 40 cm，节拍器控制踏阶速度为 25 阶·min^{-1}，踏阶运动时间为 5 min。结果显示，在海拔 5 380 m 佩戴单兵高原增氧呼吸器较不佩戴时 SaO_2 和台阶指数增高（$P<0.05$）。提示单兵增氧仪能显著提高高原缺氧环境下机体的运动潜能及耐受力（表 8-50）。

表 8-50　5 380 m 佩戴单兵高原增氧呼吸器运动时 P 和 SaO$_2$ 的变化 ($\bar{x} \pm s$, $n=5$)

	P（次·min^{-1}）	SaO$_2$（%）	台阶指数
佩戴时	86.74 ± 17.33	82.17 ± 8.93	56.83 ± 6.10
不佩戴时	90.25 ± 20.46	77.17 ± 11.41	48.28 ± 3.01
P	>0.05	<0.05	<0.05

海拔 3 700 m 往返 5 380 m 途中，5 人在 7 处不同海拔高度佩戴与不佩戴单兵高原增氧呼吸器时 SaO$_2$ 和 P 的变化表明，SaO$_2$ 分别为 82.17% ± 8.93% 和 77.17% ± 11.41%，有显著性差异（$P < 0.05$）；P 分别为（86.74 ± 17.33）次·min^{-1}、（90.25 ± 20.46）次·min^{-1}，虽有降低，但无统计学意义（$P > 0.05$）。

从研究结果来看，使用增氧呼吸器可以显著增加机体运动台阶指数，改善心脏耐缺氧和抗疲劳能力，提高人体功能状态及有氧劳动能力，可以有效加快高原习服过程，这将对改善部队高原劳动能力和提高作战能力有重大战略意义。

单兵高原增氧呼吸器打破常规惯例，不需要添加任何化学物质，以空气为原料，变制氧为增氧，通过局部加压的方式提高空气浓度，增加机体动脉血氧分压。充电后可重复使用、无污染、使用方便、操作简单、便于携带。初上高原的战士使用本仪器后，可以明显减轻由于缺氧而导致的食欲减退、头痛、心悸等不适症状，对急性高原病起到较好的预防和治疗作用，使初上高原的部队尽快适应环境，保障提高部队应急作战能力。

第六节　氧　烛

氧烛是以氯酸盐（如氯酸钠）为主体，以金属粉末为燃料，添加少量的催化剂、抑氯剂和黏结剂，经混合后，干（湿）压或浇铸而成。使用时用简单的启动方式启动后，便能自动燃烧，放出氧气。此种燃烧现象与蜡烛燃烧很相似，故俗称为"氧烛"。外形尺寸：140 mm × 140 mm × 400 mm，每枚氧烛放氧时间约 45 min，产氧量约为 2 300 L，氧气纯度为 99.5%。所产生的氧气符合国家《医用氧》标准（GB 8982—1998），使用者可以直接吸入。

1. 利用氧烛制作富氧室

在海拔 3 700 m，选择一间门窗密闭的制式房间，容积为 40.5 m^3，室内温度 15 ℃。用德国产 OSYBABY V2 型 O$_2$、CO$_2$ 气体测定仪测定室内氧（O$_2$）浓度为 21%，二氧化碳（CO$_2$）浓度为 0。8 名受试者晚 23 时洗漱后进入富氧室休息睡眠至翌日晨 9 时。23 时点燃氧烛，维持室内 O$_2$ 浓度为 24% ~ 25%。实验期间每 30 min 监测室内 O$_2$ 和 CO$_2$ 1 次，1 枚氧烛可维持上述 O$_2$ 浓度到翌日晨 8 时。采用两台自制 CO$_2$ 清除器清除富氧室内受试者呼出的 CO$_2$ 及其他有害气体。实验期间室内 O$_2$ 和 CO$_2$ 浓度分别为 24.25% ± 0.36% 和 0.08% ± 0.01%。

在海拔 5 200 m，选择一间容积为 50.49 m³ 门窗密闭的制式房间，晚 23 时 8 名受试者进入富氧室，点燃第 1 枚氧烛，翌日凌晨 3 时点燃第 2 枚氧烛。实验程序与海拔 3 700 m 相同。经检测，室内 O_2 和 CO_2 浓度分别为 24.30% ±0.29% 和 0.06% ±0.02%。

2. 高原富氧对夜间睡眠呼吸、脉率和 SaO_2 的影响

受试者在海拔 3 700 m（$n=8$）和 5 200 m（$n=8$）富氧下睡眠较常氧下睡眠 SaO_2 增高，P 降低（$P<0.05$ 或 0.001）；呼吸频率两组间无统计学意义（$P>0.05$），见表 8 –51。

表 8 –51　富氧和常氧下夜间睡眠时呼吸、P、SaO_2 比较（$\bar{x}\pm s$, $n=8$）

	海拔 3 700 m			海拔 5 200 m		
	呼吸 （次·min⁻¹）	P （次·min⁻¹）	SaO_2 （%）	呼吸 （次·min⁻¹）	P （次·min⁻¹）	SaO_2 （%）
常氧	16.52 ±2.16	68.09 ±11.09	88.57 ±3.47	18.96 ±1.37	76.61 ±12.71	67.50 ±8.18
富氧	17.03 ±1.50	62.46 ±11.70*	91.21 ±2.28***	18.79 ±1.00	69.00 ±10.49***	80.93 ±5.48***

与常氧下睡眠比较，*$P<0.05$，***$P<0.001$。

3. 高原富氧对夜间睡眠呼吸暂停的影响

海拔 3 700 m 和 5 200 m 8 名受试者在富氧下睡眠均未出现呼吸暂停，而在常氧下睡眠，海拔 3 700 m 和 5 200 m 分别有 6 名受试者出现呼吸暂停现象（表 8 –52）。

表 8 –52　高原富氧对夜间睡眠时呼吸暂停的影响

序号	海拔 3 700 m				海拔 5 200 m			
	呼吸暂停次数 （次·30min⁻¹）	呼吸暂停时间（s）			呼吸暂停次数 （次·30min⁻¹）	呼吸暂停时间（s）		
		最短	最长	平均		最短	最长	平均
1	3	6	6	6	0	0	0	0
2	6	6	6	6	2	9	9	9
3	2	11	13	12	5	14	16	14.8
4	10	10	15	12.5	3	10	8	9.3
5	3	8	8	8	7	6	16	12.5
6	17	8	15	12.3	0	0	0	0
7	0	0	0	0	44	8	20	10.3
8	0	0	0	0	6	10	13	10.5

氧烛已在国内外潜艇上装备使用多年。实践证明，它是具有良好性能的固体氧源；它能确保舱室空气中的氧气浓度维持在正常大气浓度水平；释放氧气中的有害杂质和盐烟含量符合卫生标准。具有产氧迅速、产氧量大、体积小、重量轻、储存期长等优点。氧烛制氧技术的主要优势在于无须动力，受环境因素影响小，单位体积储氧量大，所以适合在高原使用。

参考文献

[1] 马勇，马广全，王琪，等. 高压氧对高原移居者脑 - 体生理能力改善的初步研究. 中华航海医学与高气压医学杂志，2008，15（2）：81 - 83.

[2] 崔建华，高亮，张西洲，等. 高压氧预治疗对高原人体耐缺氧抗疲劳机制的研究. 中国应用生理学杂志，2008，24（4）：444 - 447.

[3] 崔建华，高亮，张西洲，等. 高压氧预处理对进驻高原青年自由基代谢和血乳酸的影响. 中华航海医学与高气压医学杂志，2007，14（5）：276.

[4] 崔建华，李彬，张西洲，等. 高压氧预处理对急性低氧大鼠心肌超微结构和心功能保护机制的研究. 中华航海医学与高气压医学杂志，2008，15（5）：276 - 278.

[5] 王伟，朱永安，哈振德，等. 海拔 3 700 m 富氧室对人体通气无氧阈值的影响. 中华航空航天医学杂志，2003，14（2）：96 - 99.

[6] 王伟，张芳，哈振德，等. 富氧室在海拔 3 700 m 对人体做功效率的影响. 高原医学杂志，2003，13（1）：6 - 7.

[7] 张西洲，崔建华，张建林，等. 海拔 5 380 m 青年官兵富氧前后 PWC_{170} 观察. 解放军预防医学杂志，2003，21（4）：298.

[8] 马勇，哈振德，朱永安，等. 高原富氧室休息睡眠 12 h 前后及运动前后人脑 - 体功能的对比研究. 中国行为医学科学，2002，11（4）：433 - 434.

[9] 马勇，哈振德，张建林，等. 富氧室对高原 5 380 m 移居者记忆与肢体运动能力的影响. 中国行为医学科学，2004，13（2）：204 - 205.

[10] 崔建华，张芳，张西洲，等. 海拔 3 700 m 富氧室对高原人体运动血气及心率的影响. 高原医学杂志，2002，12（1）：11 - 13.

[11] 张西洲，崔建华，王引虎，等. 海拔 3 700 m 富氧室对士兵力竭运动后血液流变学的影响. 解放军医学杂志，2002，27（3）：221 - 222.

[12] 崔建华，张芳，王达文，等. 海拔 5 380 m 富氧室对士兵力竭运动后心肌酶活性的影响. 西北国防医学杂志，2004，25（1）：30 - 31.

[13] 崔建华，张西洲，哈振德，等. 富氧室对高原人体运动血乳酸、血氨及肌红蛋白的影响. 解放军预防医学杂志，2002，20（4）：258 - 260.

[14] 张西洲，崔建华，哈振德，等. 海拔 3 700 m 习服青年富氧前后 NO、NOS 及 SaO_2 的变化. 中国应用生理学杂志，2004，20（2）：110 - 111.

[15] 崔建华，张西洲，张建林，等. 氧浓度增加对 5 380 m 高原人体运动自由基代谢的影响. 航天医学与医学工程，2003，16（5）：377 - 378.

[16] 崔建华，杨海军，张西洲，等. 富氧室对低氧大鼠学习记忆功能及运动能力的影响. 中国临床康复，2005，8（19）：3759 - 3761.

[17] 崔建华，杨海军，张西洲，等. 富氧对缺氧大鼠心肌琥珀酸脱氢酶及超微结构的影响. 西南国防医药杂志，2005，15（2）：129.

[18] 张西洲，崔建华，哈振德，等．自制 CO_2 清除器在高原富氧室中的应用．解放军 医学杂志，2003，28（7）：662.

[19] 崔建华，张西洲，王伟，等．液态氧在高原地区供氧效果的评价．中国应用生理 学志，2004，20（3）：283 – 284.

[20] 马勇，哈振德，尼比江，等．液态氧对高原移居者负荷运动前后记忆与肢体功能 的影响．中国行为医学科学，2004，13（6）：683.

[21] 王伟，哈振德，张芳，等．吸液态氧对高原移居青年氧耗量的影响．西北国防医 学杂志，2005，26（1）：37 – 39.

[22] 崔建华，王引虎，张西洲，等．吸入液态氧对海拔 3 700 m 高原人体运动血乳酸 及血氨的影响．高原医学杂志，2004，14（1）：13 – 15.

[23] 崔建华，邢国祥，张西洲，等．吸入液氧对高原人体运动心力储备的影响．高原 医学杂志，2005，15（4）：11 – 13.

[24] 崔建华，张芳，张西洲，等．吸入液态氧对海拔 3 700 m 高原人体力竭运动后血 液流变学的影响．中国血液流变学杂志，2004，14（1）：74 – 75.

[25] 王伟，张芳，哈振德，等．吸液态氧对高原移居青年心功能指数的影响．临床军 医杂志，2004，32（2）：10 – 11.

[26] 马广全，张西洲，李彬，等．富氧水防治急性高原病的疗效观察．高原医学杂 志，2007，17（3）：38 – 40.

[27] 崔建华，高亮，张西洲，等．富氧水对高原人体抗缺氧抗疲劳作用机制的探讨． 临床军医杂志，2007，35（4）：495.

[28] 崔建华，高亮，张西洲，等．高原人体自由基代谢和血乳酸水平与富氧水的影 响．中国组织工程研究与临床康复，2007，11（49）：9972 – 9974.

[29] 崔建华，高亮，张西洲，等．富氧水对高原人体运动血液流变学的干预．中国血 液流变学杂志，2007，17（2）：252.

[30] 马勇，马广全，王琦，等．口服富氧水改善高原移居者脑 – 体生理能力的研究． 中国行为医学科学杂志，2007，16（7）：644.

[31] 马勇，马广全，王宏运，等．口服富氧水改善高原移居者睡眠呼吸紊乱警觉性作 用的探讨．西藏医药杂志，2008，29（1）：1 – 3.

[32] 崔建华，李彬，张西洲，等．富氧水对急性缺氧大鼠血流动力学和心功能作用机 制的研究．高原医学杂志，2008，18（2）：5.

[33] 王伟，李彬，哈振德，等．单兵增氧呼吸器对高原移居青年体力负荷时心率的影 响．高原医学杂志，2007，17（3）：15 – 17.

[34] 崔建华，罗二平，李彬，等．单兵增氧呼吸器对高原人体运动自由基代谢的影 响．临床军医杂志，2005，33（6）：681.

[35] 崔建华，罗二平，马广全，等．单兵高原增氧呼吸器在高原地区增氧化效果的评 价．西南国防医药杂志，2006，16（1）：36.

[36] 崔建华，马广全，高亮，等．氧烛对高原夜间睡眠呼吸暂停及 SaO_2 的影响．临床 军医杂志，2009，37（2）：258.

第九章　提高高原人群军事作业能力措施研究

第一节　高原劳动能力

一、高原低氧对体力作业效率的影响

平原人移居高原，体力劳动能力都要降低，降低的程度与海拔高度、进入高原的速度和在高原的习服程度等因素有关。随着对高原环境的习服，劳动能力逐渐有所恢复，但始终达不到其在平原的水平。即便是高原世居者，其高原劳动能力也低于条件相同的平原人和他们自己在平原的水平。

对移居者高原劳动能力的习服时间，目前还难以给出明确的界线，因为个体差异太大，各种有关报道的出入也较大。但有一点是可以肯定的，就是劳动能力习服时间要比安静状态的习服时间长得多。目前多数人认为，劳动能力的习服是一个比较长的代偿过程，完全习服的时间需要 3~6 个月，甚至更长。虽然海拔高度不同，但习服所需要的时间基本一致。

平原人进入高原后，进行体力劳动时有氧和无氧代谢供能的比例发生明显变化。Malhotra（1976）报道，在海拔 3 100 m 高原进行踏阶试验时（阶高 38 cm，30 次·min^{-1}，持续 4 min），总能量消耗接近在平原时的水平，但在所需总能量中，无氧代谢提供的能量由平原时的 20.4%，增加到 25.6%，有氧代谢供能减少。

（一）高原环境对无氧劳动能力的影响

国内外多数学者的研究结果表明，在海拔 4 500 m 高度以下，高原低氧环境对人体的无氧劳动能力没有明显的影响；有的学者研究甚至显示，如果停留时间小于 5 周，甚至在海拔 5 200 m 的高原，无氧代谢过程也不会随高度的变化而改变。

无氧代谢通常用无氧能力和 W_{max} 来评价，而由最大氧量、氧债以及急性、慢性缺氧时的最大血乳酸（LA）浓度评价所得结果往往有争议。而通过肌肉活检获得数据（包括 LA 浓度、ATP 变化、磷酸肌酸和葡萄糖储量、糖分解活性）和对 LA 释放的研究，对海拔升高至 5 500 m 高度，也未见有无氧容量改变的证据。研究表明，在 5 200 m 进行短时剧烈运动所得 W_{max} 没有异常。所采用的运动方式是：①台阶试验，可较好地

揭示非 LA 性 W_{max}；②7～10 s 急速快跑，它不仅能够引起非 LA 代谢，而且有 LA 旁路代谢。在运动期间测定的 W_{max} 并无差别。然而当运动时限≥30 s 时，情况就不同了。这是由于在高原进行此类试验时多少都会有有氧代谢参与，这就影响了无氧代谢的效能。但是，总体来讲，在海拔 5 000 m 以上，只要停留时间不超过 5 周，则无氧代谢过程不会随高度而有明显的改变（表 9 - 1）。

表 9 - 1　不同海拔高度移居者无氧劳动能力变化情况

海拔（m）	组别	n	背力（kg）	跳远（m）	60 m 跑（s）	俯卧撑（次·min^{-1}）
500	平原	60	113.0 ± 16.24	2.15 ± 0.45	8.50 ± 0.45	26.0 ± 0.26
3 680	藏族	57	109.0 ± 13.3	2.09 ± 0.14	9.10 ± 0.62	23.0 ± 8.20
	8 d	58	118.2 ± 16.72[#]	2.07 ± 0.16	9.10 ± 0.53	27.4 ± 7.39[#]
	7 个月	54	128.0 ± 18.10[#]	2.16 ± 0.16[*]	9.15 ± 0.62	42.0 ± 14.3[#]
	15 个月	29	118.0 ± 19.00[*]	2.14 ± 0.14	9.08 ± 0.70	38.0 ± 11.3[#]
4 350	27 个月	29	124.6 ± 14.59[#]	2.13 ± 0.18	9.14 ± 0.48	38.0 ± 11.6[#]
	7 个月	22	111.9 ± 13.44	2.24 ± 0.16	8.97 ± 0.50	38.0 ± 13.5
	15 个月	31	112.0 ± 14.90	2.21 ± 0.15	9.19 ± 0.56	38.4 ± 14.0
	27 个月	34	108.3 ± 18.00	2.16 ± 0.17	9.02 ± 0.60	34.5 ± 9.1

与世居者比较，[*] $P < 0.05$，[#] $P < 0.01$。

从表 9 - 1 中可见，在海拔 3 680 m 和 4 350 m 两个高度，移居不同时间的高原移居者的背力、跳远、60 m 跑等项目成绩，与其在平原时相比没有明显降低，甚至还要比其在平原水平更高，主要是由于受试者接受锻炼的结果，与低氧因素无关。与高原世居者比较，也没有显著降低。

但是，容易被忽视的是，在无氧劳动之后乳酸性氧债的增加比平原更突出，劳动者的疲劳感觉更加明显，更容易出现衰竭状态。由于低氧等因素的影响，体力的恢复时间延长，比平原增加 1/3～1/2 的时间。

（二）高原环境对有氧劳动能力的影响

平原人进入高原后，有氧能力降低非常明显，且具有一定的规律性。在缺氧这个始动因素的作用下，最大心输出量减少，过度通气，肺弥散受限和低氧通气敏感性降低等，是有氧能力下降的主要原因。

Stoneham（1993）的研究结果发现，平原人进入高原后，与未习服阶段相比，习服后的运动水平较高，心率降低，PaO_2 能够维持较高水平。

低氧对劳动能力的影响主要表现在有氧劳动能力下降。随着对低氧习服水平的提高，有氧劳动能力逐步提高，以世居者的有氧劳动能力最高，但是仍然低于平原劳动者水平。表明人体对低氧的习服能力是有一定限度的。

1. 对极量劳动能力的影响

极量劳动是指劳动者进行持续的有氧劳动，劳动强度逐渐增加，直至衰竭的劳动。当劳动强度达到最大、劳动者接近衰竭时，测定劳动者的心、肺功能，用以评价劳动者的极量劳动能力水平。

对空运进入海拔 3 680 m 和 4 350 m 高原后不同时间的移居者极量劳动能力指标进行了测定，并与其平原和高原世居者的相同指标进行比较（表 9 - 2）。

表 9 - 2　不同海拔高度有氧劳动能力变化情况

海拔 (m)	组别	n	P_{max} (次·min^{-1})	VO_{2max} (mL·kg·min^{-1})	O_2P_{max} (mL·kg·b^{-1})	总做功量 (kg·m·kg^{-1})
500	平原	60	191 ± 8.1*	43.9 ± 5.58	0.23 ± 0.023	179.2 ± 31.17#
	藏族	57	185 ± 16.4	41.5 ± 8.60	0.22 ± 0.028	98.1 ± 20.39
3 680	8 d	58	180 ± 8.9	33.8 ± 3.26#	0.19 ± 0.026#	65.0 ± 18.29#
	7 个月	54	183 ± 9.9	37.1 ± 4.08#	0.20 ± 0.021#	76.9 ± 16.09#
	15 个月	29	187 ± 8.0	40.4 ± 4.85	0.21 ± 0.022*	80.5 ± 13.70#
	27 个月	29	188 ± 9.8	39.7 ± 4.15	0.21 ± 0.028*	81.0 ± 14.68#
4 350	7 个月	22	178 ± 8.0	34.0 ± 3.71	0.19 ± 0.022	76.4 ± 16.27
	15 个月	31	184 ± 9.7	34.2 ± 3.45	0.19 ± 0.018	76.4 ± 15.28
	27 个月	34	182 ± 11.2	34.7 ± 3.59	0.18 ± 0.019	77.3 ± 15.38

与藏族比较：* $P < 0.05$，# $P < 0.01$。

结果显示，平原人进入高原后，早期极量劳动能力下降明显，尤其是最大做功能力下降非常显著。随习服水平提高，极量劳动能力水平也逐渐提高，在 3 680 m 高度，7 ~ 15 个月后达到稳定水平，但仍然低于平原水平。其中 P_{max} 和 VO_{2max} 可达到世居者水平，但是，O_2P_{max} 和总做功量仍较低。也有报道世居者的 VO_{2max} 高于移居者。在 4 350 m 地区，各项指标均低于 3 680 m 地区，但是 7 个月后即已达到稳定水平。提示在高海拔地区，人体体力降低更明显，但是相对恢复较快。

陈俊民等测得高原女子自行车运动员的 VO_{2max} 为 2.8 L·min^{-1}，比平原女子自行车运动员（3.6 L·min^{-1}）低 22.2%，但与平原运动员高原（2 260 m）训练期间的 VO_{2max} 值（2.8 L·min^{-1}）基本一致。Mcardle（1981）认为随高原高度的增加，VO_{2max} 呈指数降低，在 1 500 m 以上高原每上升 300 m，VO_{2max} 下降 1.5% ~ 3.5%。也有学者认为，超过海拔 1 500 m，每升高 1 000 m，VO_{2max} 下降约 10%。在海拔 3 000 m、4 000 m 和 5 000 m，VO_{2max} 分别下降 24.5%、26.7% 和 34.2%。但是，这只是一般而言，也有很大的个体差异。Young 报道，在海拔 4 300 m 高度，VO_{2max} 下降范围在 9% ~ 54%，平均 27%。以及因为方法、时间、对象、试验者等的不同，而出现不同的结果。VO_{2max} 的降低还与性别有关，超过海拔 1 600 m，每升高 300 m，男性降低 2.1%，而女性只降低 1.6%。

高原 VO_{2max} 降低的原因，一般认为是最大心输出量下降所致。而心输出量的降低是由于每搏量的减少引起的。谢增柱等（1987）在低压舱内实验发现，初入高原时每搏量减少，但左心室射血分数和左心室平均周径缩短率无明显变化，左心室舒张末容积明显减少，提示初入高原每搏量下降与心肌收缩性变化无关，而是心脏前负荷减少所致。

Young 发现，从平原进入高原后 VO_{2max} 下降的绝对值与平原时的 VO_{2max} 值呈正相关。尹昭云（1993）也发现，高原无氧阈下降百分比与平原时无氧阈大小呈正相关。甚至经常参加体育锻炼的人的 VO_{2max} 比不经常参加体育锻炼的人下降更明显。说明有氧能力较好的个体到达高原后，有氧能力下降较多。但是，VO_{2max} 的下降与进入高原前是否参加体育锻炼无关。对于上述现象，现在还没有很好的解释。Shephard 认为，是有氧能力较好的个体心输出量较大，血流通过肺毛细血管速度较快，使肺弥散量与氧解离曲线斜率和心输出量乘积之比减小，导致血氧饱和度下降的结果。也有人认为与个体代谢能力不同有关。

2. 对亚极量劳动能力的影响

在大多数情况下，人体主要还是进行亚极量强度的劳动，亚极量劳动比极量劳动更能反映人体的做功效率。以蹬车 90 W 作为劳动负荷，测定劳动者的亚极量劳动能力（表 9 - 3）。

表 9 - 3　受试者 90 w 劳动负荷测定结果

海拔	组别	n	VO_2 （$L \cdot min^{-1}$）	P （次 $\cdot min^{-1}$）	O_2P （$mL \cdot kg \cdot 次^{-1}$）	η （%）
500 m	平原	60	1. 474 *	145 * *	0. 156 *	17. 53
3 680 m	藏族	57	1. 727	166	0. 184	14. 96
	8 d	58	1. 818 *	177 * *	0. 171 *	13. 19
	7 个月	54	1. 915 *	180 * *	0. 170 *	13. 49
	15 个月	29	1. 944 *	183 * *	0. 177	13. 29
	27 个月	29	1. 997 *	183 * *	0. 176	12. 93

与藏族比较，* $P < 0.01$。

从表 9 - 3 可以发现，与移居者相比，在定量负荷劳动条件下，高原世居者的心率较慢，说明其心功能储备较大；VO_2 和 O_2P 较低，说明其对氧的利用率更高。因此，表现在他们做功能力强、做功效率高、低氧耐力好等方面。同时进行的 1 000 m 计时跑测试也显示，世居者耗时显著短于移居者。Pugh 和 West 也发现，人在高原从事与海平面同样强度劳动时，高原 P 明显高于海平面 P。Pugh 还发现，在同一劳动强度下，高原和海平面的心输出量（Q）相同，Q 与 VO_2 也呈正的线性关系，但高原的 Q_{max} 明显低于海平面。

宋长平等对不同海拔高度、不同负荷劳动时人体心率的变化进行了研究，发现随海拔高度和（或）负荷的增加，心率随之增加，而且 5 min 后心率恢复数减少，甚至出现心电图的 ST - T 改变（表 9 - 4、表 9 - 5）。

表9-4　不同海拔高度负荷运动后心率变化

海拔（m）	$P_{安静}$	$P_{50 W}$	$P_{100 W}$	$P_{150 W}$
450	59.7 ± 8.44	86.9 ± 15.67	115.1 ± 18.66	153.9 ± 21.51
2 260	68.9 ± 11.75	103.3 ± 11.46	122.4 ± 16.15	159.1 ± 20.93
3 000	74.7 ± 12.50	109.7 ± 11.86	129.7 ± 16.93	165.6 ± 19.45
3 450	80.7 ± 11.60	115.4 ± 13.35	140.3 ± 20.00	172.3 ± 15.92
4 100	85.1 ± 12.31	122.1 ± 12.85	147.9 ± 17.95	179.1 ± 12.41

表9-5　不同海拔高度负荷运动后心率恢复和 ST-T 改变情况

海拔（m）	5 min 心率恢复比			ST-T 改变比		
	$P_{50 W}$	$P_{100 W}$	$P_{150 W}$	$P_{50 W}$	$P_{100 W}$	$P_{150 W}$
450	7/7	7/7	7/7	0	0	0
2 260	7/7	7/7	7/7	0	0	0
3 000	7/7	6/7	4/7	0	1/7	2/7
3 450	7/7	5/7	2/7	0	2/7	5/7
4 100	5/7	2/7	0/7	1/7	3/7	6/7

　　根据呼吸生理学和物理力学分析，高原的氧分压小于平原，或者说是虽然大气中的氧浓度没有什么变化，但是氧含量减少，也即相同体积中的氧量减少。在高原和平原进行相同功率的劳动，同样的时间内，做功量应该相等，肌肉用于做功所消耗的能量也应该是相同的，也就是说，做功的肌肉组织的耗氧量（VO_2）相同。但是，在高原环境中，机体为了能够满足肌肉组织做功，必须要有更大的肺通气量，才能实现同样的 VO_2。因此，在高原呼吸肌的收缩强度会比平原大，呼吸肌本身所消耗的氧量也会增加，加上做功消耗的氧量，应该是高原相同劳动负荷的 VO_2 大于平原。

　　Gibella 等的研究也证明，在海拔 5 050 m 高原蹬自行车，维持受试者本人 VO_{2max} 75%的运动强度，持续直至力竭。发现，尽管受试者在高原运动所做的功比平原减少了 23.7%，其维持运动的时间仍比平原短 55.3%。每分通气量在平原运动中只有轻度增加，而在高原则表现为显著增加，运动末期每分通气量高原值与平原值比，增加了 47.3%。由于为了维持高原较高的每分通气量，呼吸功也明显增加，在运动末期呼吸功比平原增加了 77.3%。在高原运动末期胃波动压为负值，而在平原则始终为正值；跨膈压/食管内压在高原低于 1，而在平原不会出现这种现象。提示在高原进行次最大运动时，呼吸系统比平原承受了更大的负荷。

　　进入高原后，移居者 PWC_{170} 的变化规律与 VO_{2max} 基本相似（表9-6），但是没有其降低幅度大。王兴化等在几个海拔高度，以筑路民工为对象，观察他们 PWC_{170} 和 PWC_{150} 的变化情况（表9-7），发现在海拔 3 600 m 以下高度，PWC_{170} 下降不显著；海拔 5 000 m 时，PWC_{170} 下降 18.6%，有非常显著性的意义。PWC_{150} 与 PWC_{170} 下降趋势一致，只是 5 000 m 高度时 PWC_{150} 降低更大，为 32.9%。

表9-6　移居者进入高原前后 PWC$_{170}$（kg·m·min^{-1}）变化

	平原	进入海拔4 370 m 高原后时间（d）			
		3	5	7	15
N	11	6	10	11	8
PWC$_{170}$	1 186.7	967.7	1 068.1	1 045.1	893.9*
SD	180.7	247.6	204.0	185.9	113.5

与平原比较，* $P<0.01$。

表9-7　不同海拔高度 PWC$_{170}$ 和 PWC$_{150}$（kg·m·min^{-1}）变化

海拔（m）	N	PWC$_{170}$	PWC$_{150}$
10	7	948.0±81.2	807.7±58.5
2 260	6	1 039.3±143.6	808.1±94.4
3 600	11	966.0±178.2	771.8±118.7
5 000	7	772.1±93.0*	541.7±108.1*

与平原比较，* $P<0.01$。

二、高原环境对脑力的影响

脑力劳动在现代高技术条件下的局部战争中所占比例越来越高，而脑是对缺氧最敏感的器官。研究发现，在3 680 m 高原，脑功能损害主要表现为反应时间延长、动作协调性和准确性降、劳动功效降低。在4 350 m 高原，除了上述变化外，记忆功能出现减退。急进高原早期就有脑功能的改变，兴奋、欣快感、定向力障碍，而后出现运动不协调、头痛、乏力等。如缺氧较严重或劳动负荷较大，还可能出现意识障碍或死亡。慢性缺氧易出现疲劳、嗜睡、注意力不集中、记忆力下降等症状。正常脑功能的维持需要有充足氧的供应，进入高原环境后，脑组织得不到充足的氧，尽管机体通过一系列的功能代偿，但由于血氧分压较低，脑的正常代谢和功能必然受到影响，从而出现精神活动障碍、记忆力减退、思维及运动迟钝、工作效率低下和易疲劳等现象。上述研究结果表明，高原低氧环境对人脑功能的影响是多方面的，包括情绪、反射活动、感知能力、记忆力、动作的协调性和准确性等方面的改变。因此，美军明确提出，在高原部队应"建立交叉数据检查和决定的制度"。一般认为缺氧时脑力劳动下降，与神经细胞的能量代谢障碍、神经组织的病理改变及一些神经递质的改变有关。

高原环境对脑力的影响研究主要手段是将一些心理学、行为学、神经生理学、精神病学等的方法应用到高原人体试验。

叶庆华等在海拔2 260~2 500 m、3 600~3 800 m、4 800~5 000 m 不同高度地区的汽车驾驶员的光单纯反应时间进行了测定，在3个高度段的反应平均时间分别为：251 ms、284 ms 和304 ms。吴兴裕等（1998）报告，在3 600 m 高度停留1 h 后，受试者连续计算的错误率增加，系列加减运算的反应时间延长；在4 400 m 高度，各项测试的绩效均下降；在 5 000 m 高度，各项绩效进一步降低。

Horbein 等（1985）对 51 名登山者进行了神经心理学测验，分别在他们到达珠穆朗玛峰下大本营前 3 周和完成登山（携带氧气）后 2 ~ 3 周时进行。发现在经历过极高高原后，某些神经行为发生了改变，主要是语言表达能力轻度减退，运动传导速度下降，快肌容易疲劳。认为较长时间的极度低氧环境对脑皮层功能有影响，语言能力降低提示颞叶功能受影响。

陈宁荣等的研究结果提示（表 9 - 8、表 9 - 9），低氧环境对人脑功能的影响是多方面的：在海拔 3 680 m 高原表现为反应时间延长，动作协调性和准确率降低，劳动功效降低，但记忆功能还未见明显改变；在 4 350 m 高原，除上述变化外，记忆减退出现减弱。表明，海拔越高，低氧对中枢神经系统的影响越大。在 4 350 m 高原，长期的低氧刺激已经累及人体的记忆和思维判断能力。

表 9 - 8　提转敏捷度（SAMDT）、平均简单反应时（MSRT）和选择反应时（SRT）结果

海拔	组别	n	SAMDT	MSRT	SRT - I	SRT - II
500 m	平原	60	69	310*	248	373
	藏族	57	44**	409*	286*	484**
3 680 m	早期	58	63**△△	397*	276	429**
	长期	112	51**△△##	363**△△	247△△##	352*△△
4 350 m	长期	87	48**△△◇◇	408**◇◇	280	406◇◇

早期为移居高原 8 d，长期为移居高原 7 ~ 27 个月。

与平原比较，*$P < 0.05$，**$P < 0.01$；与藏族比较，△$P < 0.05$，△△$P < 0.01$；

与早期比较，#$P < 0.05$，##$P < 0.01$；与 3 680 m 居者比较，◇$P < 0.05$，◇◇$P < 0.01$。

表 9 - 9　数字跨度、数字译码、视觉记忆、目标追踪测定结果

海拔	组别	n	DS 得分	DST 得分	BVRT（ms）	PAT - II 正确分
500 m	平原	60	13.5	51	9	273
	藏族	57	11.1**	44**	6**	216**
3 680 m	早期	58	13.0*△	48△	9△△	235**△△
	长期	112	13.2△△	57**	10△△	265△△
4 350 m	长期	87	11.8**◇◇	40△△◇	9*△△◇	241△△##◇◇

早期为移居高原 8 d，长期为移居高原 7 ~ 27 个月。

与平原比较，*$P < 0.05$，**$P < 0.01$；与藏族比较，△$P < 0.05$，△△$P < 0.01$；

与早期比较，#$P < 0.05$，##$P < 0.01$；与 3 680 m 居者比较，◇$P < 0.05$，◇◇$P < 0.01$。

石中瑗等的研究发现，在海拔 3 000 m 左右高原居住 10 ~ 30 年的人体脑功能的变化是：①随着在高原居住时间的延长，瞬间记忆能力明显减退，居住 20 年以上者与初入高原者已经有显著性的统计学差异。久居高原者的演算能力也下降，出错率增多，简单图形的记忆和复杂图形的记忆能力都明显降低。表明长期在高原居住，可引起记忆力、

演算能力、注意力、思维能力、判断能力和手脑协调动作的能力都逐渐降低，特别是在居住 20 年以后，其变化更加明显。②脑电图的研究表明，随着在高原居住时间的延长，α 节律的频谱明显减少；相反，以慢波为特征的 δ 节律则随在高原居住时间的延长而明显地增加，以 β 为代表的快节律则随在高原居住时间的延长而渐次下降。大脑是对低氧最为敏感的组织，而脑电图又是反映脑功能状态的一个客观指标，因此，上述脑电图的变化说明长期在高原低氧环境居住可引起脑功能的减退。③高原低氧对人体睡眠过程的影响。他们对受试者在夜间 8 h 睡眠过程中的脑电图进行了连续记录，结果表明，高原上人体的总睡眠时间缩短，觉醒时间延长，睡眠脑电图表现为觉醒反应频繁，睡眠效率降低，非快速动眼睡眠期增加，浅睡眠时间增加，深睡眠时间缩短，特别是第 IV 期的减少更为明显，说明这些变化是高原低氧环境引起的脑功能障碍在睡眠过程中的表现。

刘重庆等采用"韦斯奈记忆量表"对长期居住海拔 2 200 m、2 654 m、3 700 m 和 4 000 m 共 320 名受试者进行了测验，也证实高原地区受试者的记忆水平比平原受试者低下，主要表现在两个方面：一是高原记忆力减退的年龄比平原地区提前；二是慢性缺氧对短时记忆和瞬间记忆的影响较明显。

上述研究表明，高原低氧环境对人的脑功能有影响，其机制之一是：因为大脑皮层对缺氧的反应最敏感，缺氧时大脑功能必然首先受损，导致大脑兴奋与抑制过程的平衡关系被破坏，使神经细胞代谢率降低，神经纤维传导速度减慢，从而引起大脑功能的降低。

目前，很多人将劳动能力简单地认为是人体完成机械外功的能力，而忽视了人的脑力劳动能力。随着科学技术的飞速发展，当今世界已经进入了信息时代、后工业时代、知识经济时代，在完成各种各样劳动的过程中，对人体体力的依赖程度逐渐减少，对智力的依赖将会逐渐增强，在某些行业、工种、地方等，人的智力的因素将会甚至已经超过了体力的作用。脑力劳动能力在很大程度上就是人的智力的具体体现，因此，深入研究高原低氧环境对脑力劳动能力的影响，是十分重要的，也具有非常深远的意义。

第二节　改善高原劳动能力的途径

低氧习服（适应）受个体差异、暴露于低氧环境速度、海拔高度和居住时间等诸多因素的影响，研究结果表明，目前改善高原劳动能力的途径主要有以下几个方面。

一、居住时间

随着在高原居住时间的延长，在代偿范围之内，人体劳动能力对低氧的习服水平会不断提高，逐渐达到较高的稳定状态。前已述及，在自然条件下，劳动能力的完全习服时间一般需要 6 个月左右。

二、适应性锻炼

在平原和高原进行体育锻炼都有助于机体对高原的适应。Katkov 报道，在低压舱模拟海拔 3 000 m 锻炼 3 d 后，安静状态下的耐受极限由海拔 8 600 m 提高到 9 600 m；

200 kg·m·min^{-1} 负荷下的耐受极限由海拔 8 200 m 提高到 9 200 m。Terrados 比较了在平原锻炼和在高原锻炼对劳动能力、肌肉结构和代谢影响的不同点。A 组在低压舱内锻炼（PB＝574 mmHg，2 300 m 高度），B 组在平原锻炼。经过锻炼后，两组受试者在低压舱内进行劳动能力测试：A 组劳动能力增加 33%，B 组增加 14%；A 组血乳酸明显低于 B 组，毛细血管密度明显大于 B 组。表明高原锻炼的效果好于平原。

但是，体育锻炼时的高度选择、锻炼强度、时间、程序等与锻炼效果的关系，还缺乏深入的研究。

三、药物

我们在海拔 3 700 m 和 4 100 m，对国内外研究认为抗低氧效果较好的银杏叶片、复方红景天胶囊、酪氨酸等 6 种中西药物的 4 次对比实验，其中有 24 h 睡眠剥夺加力竭运动实验。实验结果表明，提高驻高原人群作业效率的药物措施，首选银杏叶片、复方红景天胶囊和酪氨酸，次选乙酰唑胺。Coot 在海拔 4 846 m 高原观察了乙酰唑胺的作用，在 85% P_{max} 负荷下运动 15 min，乙酰唑胺组比对照组的 VO_{2max} 提高了 8%。姜平报道，狭叶红景天可使小鼠密闭缺氧游泳存活时间延长，表明该药在整体水平上能改善缺氧条件下的劳动能力。复方红景天胶囊以产于西藏海拔 4 000 m 以上高原的红景天为主，辅以党参、刺五加等中药。小鼠减压低氧（模拟海拔 10 000 m）游泳试验发现，该制剂可使动物存活时间比对照组延长 21.0%；低压舱（模拟海拔 4 300 m）人体递增负荷运动试验表明，该制剂组的 PWC_{170} 接近低氧前水平，比对照组提高 14.0%，AT 比对照组提高 14.1%；高原现场（海拔 3 700 m）人体踏阶运动试验表明，该制剂可在停药后第 1 天、第 4 天和第 7 天时的 PWC_{170} 比对照组分别增加 14.0%、11% 和 8.8%。

Kayser 等的研究表明，碳酸氢钠可提高人体剧烈劳动期间最大血乳酸容量，使动脉血 pH 从（7.46±0.04）提高到（7.55±0.03）；动脉血 pH 从（7.32±0.04）提高到（7.44±0.03）；最大血乳酸盐蓄积（LA_{max}）从（6.85±1.40）mM 提高到（7.95±1.74）mM。

四、能量物质

在高原劳动时，糖原耗竭是一个常见的问题，引起劳动能力下降。因此，及时补充能量是十分重要的。Askew 报道，在海拔 4 100 m 高原，每天补充 250～300 g 糖类，不仅能改善能量代谢水平，而且能降低酮血症，减轻因厌食和糖原耗竭引起的有氧能力下降。尹昭云等研制的"能量合剂"含有糖、维生素、氨基酸及微量元素，动物试验表明，能比对照组明显延长小白鼠减压缺氧和密闭缺氧游泳存活时间，分别延长 17% 和 20%；且能明显提高大白鼠减压缺氧游泳其骨骼肌和心肌糖原、骨骼肌 ATP 和氧化磷酸化水平；能减少血乳酸含量。在海拔 4 317 m 高原人体试验中，AT 比对照组增加 15.8%，300 m 坡地跑后心率恢复较快。Consolazio 指出，糖类对提高高原从事衰竭性作业效率是有益的。

第三节　药物改善高原劳动能力的措施研究

一、酪氨酸组、乙酰唑胺组、依那普利提高高原作业效率的研究

在海拔 3 700 m，对已习服青年 40 名，随机分 4 组（酪氨酸组、乙酰唑胺组、依那普利 + 硝苯地平组、安慰剂组），每组 10 人。服药 15 d 后，受试者劳动能力的评价采用踏车运动实验。每位受试者共进行 5 次自行车功量递增负荷运动试验。分别于服药前、服药 10 d、服药 15 d、停药 10 d、停药 20 d，用踏车功量机做坐位踏车运动，初始负荷功率 25 W，每 3 min 递增 25 W，以 60 r·min^{-1} 连续踏车，直至力竭。观察计算 PW_{170}、心功能指数、肺通气量（V_{EBTPS}）、氧耗量（VO_2）、氧脉搏（VO_2/P）、P 和恢复 P。踏车运动后 5 min，采静脉血检测血生化和血液流变学指标，评价服药前后的体力作业效率。

1. 体力作业能力的变化

由表 9 - 10 可见酪氨酸组服药 10 d 时，心功能指数较服药前及对照组增高，服药 15 d、停药 10 d、停药 20 d 时也明显增高；乙酰唑胺组服药 10 d 及停药 20 d 时心功能指数较服药前及对照组增高，服药 15 d 及停药 10 d 时也明显增高；依那普利组服药 10 d、15 d 和停药 10 d 及 20 d 时心功能指数均增高。

表 9 - 10　4 组青年服药前后踏车运动时心功能指数比较（$\bar{x} \pm s$）

组别	服药前	服药 10 d	服药 15 d	停药 10 d	停药 20 d
酪氨酸组	41.50 ± 2.84	45.94 ± 3.51①③	47.08 ± 2.39②④	47.36 ± 3.27②④	46.98 ± 2.13②④
乙酰唑胺组	42.18 ± 3.47	46.24 ± 2.77①③	47.30 ± 2.28②④	47.74 ± 2.31②④	45.34 ± 2.83①③
依那普利组	42.56 ± 3.82	45.98 ± 2.54①③	46.96 ± 4.07①③	46.62 ± 3.40①③	45.87 ± 2.95①③
对照组	41.28 ± 2.39	42.30 ± 3.63	42.60 ± 3.39	42.80 ± 2.84	41.97 ± 3.23

与对照组比较，①$P < 0.05$，②$P < 0.01$；与服药前比较，③$P < 0.05$，④$P < 0.01$。

从表 9 - 11 和表 9 - 12 可见，酪氨酸、乙酰唑胺组及依那普利组药效发挥作用最好时间为服药 15 d 左右，且药物的良性作用可维持 20 d 以上。

表 9 - 11　4 组青年 5 次踏车运动时 V_{EBTPS}（L·min^{-1}）比较（$\bar{x} \pm s$）

组别	服药前	服药 10 d	服药 15 d	停药 10 d	停药 20 d
酪氨酸组	37.90 ± 3.54	33.13 ± 3.34*△	32.21 ± 4.06***△△	32.83 ± 4.63*△	33.29 ± 3.84*△
乙酰唑胺组	37.13 ± 2.55	33.60 ± 3.04*△	30.60 ± 3.58***△△	32.29 ± 4.38*△	33.60 ± 4.80*△
依那普利组	36.98 ± 2.89	32.67 ± 3.48*△	29.75 ± 3.24***△△	31.98 ± 5.32*△	31.90 ± 5.76*△
对照组	37.44 ± 4.63	37.75 ± 4.30	37.85 ± 3.81	38.05 ± 3.97	37.76 ± 3.32

与对照组比较，*$P < 0.05$，**$P < 0.01$；与服药前比较，△$P < 0.05$，△△$P < 0.01$。

表 9 - 12　4 组青年 5 次踏车运动时 P~90w~ 比较 ($\bar{x} \pm s$, 次·min⁻¹)

组别	服药前	服药 10 d	服药 15 d	停药 10 d	停药 20 d
酪氨酸组	137.20 ± 6.36	124.80 ± 8.44※△	19.40 ± 7.54※△	21.20 ± 6.23※△	124.40 ± 3.92※△
乙酰唑胺组	135.60 ± 5.03	125.20 ± 7.28※△	21.80 ± 5.39※△	122.60 ± 5.36※△	123.20 ± 6.84※△
依那普利组	134.40 ± 7.24	123.60 ± 6.58※△	121.40 ± 5.35※△	122.80 ± 4.68※△	124.60 ± 4.37※△
对照组	136.80 ± 6.19	137.60 ± 5.44	136.00 ± 6.02	135.40 ± 5.99	134.32 ± 5.76

与对照组比较,※$P < 0.01$;与服药前比较,△$P < 0.01$。

从表 9 - 13 和表 9 - 14 可以看出,运动终止时 3 组服药组服药 10 d、15 d、停药 10 d 的 P 较服药前及对照组降低;服药 10 d、15 d、停药 10 d、20 d 时,运动终止 5 min 后恢复 P 明显降低。

表 9 - 13　4 组青年踏车运动终点时 P 比较 ($\bar{x} \pm s$, 次·min⁻¹)

组别	服药前	服药 10 d	服药 15 d	停药 10 d	停药 20 d
酪氨酸组	179.80 ± 11.54	169.60 ± 11.15※△	165.40 ± 8.02※※△△	167.80 ± 7.29※△	171.20 ± 13.31
乙酰唑胺组	180.40 ± 12.12	168.40 ± 11.79※△	67.60 ± 6.69※※△△	168.80 ± 8.65※△	172.60 ± 12.39
依那普利组	179.80 ± 9.44	171.40 ± 10.33※△	63.80 ± 8.34※※△△	168.20 ± 9.67※△	174.80 ± 8.42
对照组	180.60 ± 10.95	181.20 ± 8.43	179.40 ± 13.34	178.40 ± 9.51	177.60 ± 8.72

与对照组比较,※$P < 0.05$,※※$P < 0.01$;与服药前比较,△$P < 0.05$,△△$P < 0.01$。

表 9 - 14　4 组青年踏车运动终止 5 min 后恢复 P 比较 ($\bar{x} \pm s$, 次·min⁻¹)

组别	服药前	服药 10 d	服药 15 d	停药 10 d	停药 20 d
酪氨酸组	126.20 ± 5.30	105.80 ± 9.10※△	98.60 ± 7.50※△	113.40 ± 4.10※△	117.40 ± 3.60※△
乙酰唑胺组	123.60 ± 8.05	112.20 ± 6.96※△	104.40 ± 6.10※△	105.80 ± 6.11※△	106.40 ± 6.45※△
依那普利组	124.40 ± 6.86	106.60 ± 7.71※△	103.80 ± 8.78※△	109.60 ± 5.70※△	114.60 ± 6.28※△
对照组	125.80 ± 7.84	125.40 ± 8.82	124.60 ± 4.96	124.20 ± 3.16	126.20 ± 5.24

与对照组比较,※$P < 0.01$;与服药前比较,△$P < 0.01$。

2. 脑力作业能力的变化

从表 9 - 15 可以看出,服药前运动后右手左脚交叉动作频率 3 组间比较无显著差异;服药 15 d 运动后与服药前运动后比较,右手左脚交叉动作频率乙酰唑胺、依那普利组的总次数、正确次数及错误次数显著增多,服药 15 d 运动后与停药 10 d 运动后比较,乙酰唑胺、依那普利组总次数、正确次数显著增多,依那普利组错误次数显著增多,停药 10 d 运动后与服药前运动后比较,乙酰唑胺、依那普利组总次数、正确次数及错误次数均显著增多。服药 15 d 运动后、停药 10 d 运动后 3 组间比较,酪氨酸组总次数、正确次数及错误次数显著少于乙酰唑胺和依那普利组。

表 9-15　药物对高原移居者右手左脚交叉动作频率影响的对比（$\bar{x} \pm s$）

项目		总时间（s）	总次数（次）	正确次数（次）	错误次数（次）
服药前	酪氨酸组	20	29.1 ± 2.6	25.1 ± 2.4	4.0 ± 0.7
	乙酰唑胺组	20	30.9 ± 13.6	28.6 ± 16.7	5.6 ± 2.4
	依那普利组	20	29.3 ± 2.1	24.9 ± 2.4	4.4 ± 1.2
服药 15 d	酪氨酸组	20	126.4 ± 6.4※▲	96.3 ± 8.5※▲★	32.4 ± 4.5※
	乙酰唑胺组	20	119.8 ± 2.6※▲	93.0 ± 7.9※▲	27.2 ± 9.1※
	依那普利组	20	118.9 ± 9.9	78.4 ± 12.0※	40.5 ± 6.8※▲★
停药 10 d	酪氨酸组	20	114.2 ± 10.6●△◆	77.6 ± 11.0●△	36.6 ± 19.0●△◆
	乙酰唑胺组	20	102.0 ± 8.8※	75.0 ± 8.1※	27.0 ± 1.2※
	依那普利组	20	87.6 ± 27.1●△	73.0 ± 15.8●△	14.6 ± 5.3△

※ 与服药前比较，乙酰唑胺组 $P < 0.01$，依那普利组 $P < 0.01$。

▲ 与停药 10 d 后比较，乙酰唑胺组 $P < 0.05$，依那普利组 $P < 0.01$。

● 停药 10 d 后组间比较，乙酰唑胺组 $P < 0.01$，依那普利组 $P < 0.01$。

△ 停药 10 d 与服药前比较，乙酰唑胺组 $P < 0.01$，依那普利组 $P < 0.01$。

★ 服药 15 d 组间对比，乙酰唑胺组、依那普利组 $P < 0.01$。

◆ 停药 10 d 组间比较，乙酰唑胺组、依那普利组 $P < 0.01$。

从表 9-16 可以看出，服药前运动后左手右脚交叉动作频率 3 组间比较无显著差异；服药 15 d 运动后与服药前运动后比较乙酰唑胺和依那普利组总次数、正确次数显著增多，错误次数显著减少；服药 15 d 运动后与停药 10 d 运动后比较，依那普利组总次数、错误次数显著增多；停药 10 d 运动后与服药前运动后比较，乙酰唑胺、依那普利组正确次数显数增多，错误次数显著减少；服药 15 d 运动后、停药 10 d 运动后酪氨酸、乙酰唑胺、依那普利组间比较，酪氨酸组总次数、正确次数显著减少，错误次数显著增多。

表 9-16　药物对高原移居者左手右脚交叉动作频率影响的对比（$\bar{x} \pm s$）

项目		总时间（s）	总次数（次）	正确次数（次）	错误次数（次）
服药前	酪氨酸组	20（s）	102.6 ± 8.9	13.2 ± 7.7	80.8 ± 8.8※▲
	乙酰唑胺组	20（s）	103.0 ± 13.2	14.2 ± 7.8	89.8 ± 6.7
	依那普利组	20（s）	105.0 ± 13.2	12.8 ± 6.5 6.9	92.2 ± 11.9※▲
服药 15 d	酪氨酸组	20（s）	150.8 ± 20.1※★△	131.0 ± 19.6※★△●	9.8 ± 7.6
	乙酰唑胺组	20（s）	103.06 ± 7.6	14.2 ± 7.8	89.8 ± 6.7
	依那普利组	20（s）	156.2 ± 23.9※★△	90.8 ± 20.3※★△	65.4 ± 18.5△●

续表

项目		总时间（s）	总次数（次）	正确次数（次）	错误次数（次）
停药 10 d	酪氨酸组	20（s）	126.6 ± 21.1▲◆	100.8 ± 21.5▲◆	25.8 ± 14.7△
	乙酰唑胺组	20（s）	130.6 ± 39	114.2 ± 29	16.4 ± 15.8
	依那普利组	20（s）	101.0 ± 13.5	83.6 ± 10.6▲◆	17.4 ± 13.1

※ 与服药前比较，乙酰唑胺组 $P < 0.01$，依那普利组 $P < 0.01$。

▲ 与停药 10 d 后比较，乙酰唑胺组 $P < 0.05$，依那普利组 $P < 0.01$。

● 停药 10 d 后组间比较，乙酰唑胺组 $P < 0.01$，依那普利组 $P < 0.01$。

△ 停药 10 d 与服药前比较，乙酰唑胺组 $P < 0.01$，依那普利组 $P < 0.01$。

★ 服药 15 d 组间对比，乙酰唑胺组、依那普利组 $P < 0.01$。

◆ 停药 10 d 组间比较，乙酰唑胺组、依那普利组 $P < 0.01$。

3. 血乳酸和肌红蛋白的变化

从表 9 - 17、表 9 - 18、表 9 - 19 可以看出，高原力竭运动使 BLA、Mb 和 Ammo 增加，给予酪氨酸、乙酰唑胺、依那普利 10 d 即可使 BLA、Mb 和 Ammo 降低；乙酰唑胺和依那普利停药 10 d 药效消失，酪氨酸停药 20 d 药效消失。

表 9 - 17　4 组青年服药前后及力竭运动后 BLA 的变化（$\bar{x} \pm s$, mmol · L^{-1}）

	服药前		服药后力竭运动		停药后力竭运动	
	安静时	运动后	10 d	15 d	10 d	20 d
酪氨酸组	1.64 ± 0.42	7.68 ± 0.81	5.57 ± 0.67b	5.50 ± 0.64b	6.81 ± 0.72ad	7.64 ± 0.77de
乙酰唑胺组	1.68 ± 0.45	7.59 ± 0.82	6.69 ± 0.69ag	6.68 ± 0.72ag	7.52 ± 0.76cf	7.58 ± 0.80c
依那普利组	1.69 ± 0.46	7.71 ± 0.76	6.98 ± 0.71ag	7.01 ± 0.68ag	7.65 ± 0.88chf	7.74 ± 0.81c
对照组	1.70 ± 0.45	7.62 ± 0.80	7.66 ± 0.81gh	7.70 ± 0.84gh	7.72 ± 0.85f	7.71 ± 0.85

与服药前运动后比较，a$P < 0.05$，b$P < 0.01$；与服药 10 d 比较，c$P < 0.05$，d$P < 0.01$。

与停药 10 d 比较，e$P < 0.05$；与酪氨酸组比较，f$P < 0.05$，g$P < 0.01$。

与依那普利组比较，h$P < 0.051$。

表 9 - 18　4 组青年服药前后及力竭运动后 Ammo 的变化（$\bar{x} \pm s$, μmol · L^{-1}）

	服药前		服药后力竭运动		停药后力竭运动	
	安静时	运动后	10 d	15 d	10 d	20 d
酪氨酸组	51.97 ± 5.88	80.65 ± 8.94	62.41 ± 6.52b	63.05 ± 6.72b	72.62 ± 7.24ad	79.88 ± 8.63de
乙酰唑胺组	53.22 ± 5.75	81.48 ± 8.67	71.92 ± 7.65af	71.66 ± 7.38af	81.55 ± 8.02fc	82.29 ± 8.44c
依那普利组	54.19 ± 5.91	79.67 ± 8.53	70.28 ± 7.46af	71.44 ± 7.83af	81.32 ± 8.11fc	82.15 ± 8.66c
对照组	53.76 ± 5.31	82.42 ± 9.02	83.57 ± 10.86gh	83.92 ± 8.47gh	81.69 ± 8.33f	81.82 ± 8.21

与服药前运动后比较，a$P < 0.05$，b$P < 0.01$；与服药 10 d 比较，c$P < 0.05$，d$P < 0.01$。

与停药 10 d 比较，e$P < 0.05$；与酪氨酸组比较，f$P < 0.05$，g$P < 0.01$。

与依那普利组比较，h$P < 0.051$。

表 9 – 19　4 组青年服药前后及力竭运动后 Mb 的变化（$\bar{x} \pm s$, $\mu g \cdot L^{-1}$）

	服药前		服药后力竭运动		停药后力竭运动	
	安静时	运动后	10 d	15 d	10 d	20 d
酪氨酸组	6.83 ± 10.17	101.42 ± 19.12	73.99 ± 14.65[b]	72.56 ± 14.25[b]	88.69 ± 15.61[c]	100.75 ± 15.74[d]
乙酰唑胺组	67.45 ± 10.52	100.25 ± 15.89	83.48 ± 15.38[a]	80.68 ± 14.92[a]	99.25 ± 14.79[c]	101.67 ± 15.49[c]
依那普利组	68.12 ± 11.02	100.98 ± 16.56	85.07 ± 15.66[a]	84.53 ± 14.30[a]	101.06 ± 15.37[c]	100.58 ± 15.75[c]
对照组	67.28 ± 10.67	102.33 ± 16.74	101.47 ± 16.93[ef]	102.13 ± 16.75[ef]	101.15 ± 15.59	101.25 ± 15.56

与服药前运动后比较，[a]$P < 0.05$，[b]$P < 0.01$；与服药 10 d 比较，[c]$P < 0.05$，[d]$P < 0.01$。

与酪氨酸组比较，[e]$P < 0.05$；与依那普利组比较，[f]$P < 0.05$。

4. 自由基代谢的变化

从表 9 – 20、表 9 – 21、表 9 – 22 可以看出，高原力竭运动使 GSH – Px、MDA 增加；给予酪氨酸、依那普利 10 d 即可使 SOD、GSH – Px 活性增强，MDA 降低；依那普利停药 10 d 药效消失，酪氨酸停药 20 d 药效消失。

表 9 – 20　4 组青年服药前后及力竭运动后 SOD 的变化（$\bar{x} \pm s$, $U \cdot L^{-1}$）

	服药前		服药后力竭运动		停药后力竭运动	
	安静时	运动后	10 d	15 d	10 d	20 d
酪氨酸组	94.4 ± 17.32	106.2 ± 19.25	134.3 ± 21.31[bd]	135.6 ± 20.93[bd]	124.6 ± 21.22[ac]	105.9 ± 19.45[d]
乙酰唑胺组	95.2 ± 18.46	107.9 ± 18.93	125.3 ± 20.53[ac]	124.9 ± 19.66[ac]	110.3 ± 18.37	105.9 ± 18.29[c]
依那普利组	94.3 ± 17.46	107.7 ± 18.81	125.7 ± 19.48[a]	125.8 ± 19.78[a]	109.4 ± 17.97	105.6 ± 18.31
对照组	96.3 ± 17.27	105.2 ± 18.36	107.4 ± 18.94	106.5 ± 19.28	107.9 ± 19.11	106.2 ± 18.07

与服药前运动后比较，[a]$P < 0.05$，[b]$P < 0.01$；与服药 10 d 比较，[c]$P < 0.05$，[d]$P < 0.01$。

表 9 – 21　4 组青年服药前后及力竭运动后 GSH – Px 的变化（$\bar{x} \pm s$, $\mu g \cdot L^{-1}$）

	服药前		服药后力竭运动		停药后力竭运动	
	安静时	运动后	10 d	15 d	10 d	20 d
酪氨酸组	78.7 ± 10.33	97.1 ± 11.87	126.4 ± 13.59[b]	129.7 ± 14.67[b]	111.03 ± 13.29[a]	101.5 ± 12.24
乙酰唑胺组	79.36 ± 11.05	97.18 ± 10.89	110.17 ± 13.11[a]	113.23 ± 13.05[a]	100.42 ± 11.55	95.63 ± 11.21[c]
依那普利组	94.3 ± 17.46	107.7 ± 18.81	111.2 ± 13.22[ae]	113.5 ± 12.89[ae]	99.9 ± 10.95	95.6 ± 11.32
对照组	78.3 ± 10.82	95.7 ± 11.23	94.2 ± 10.86	95.6 ± 12.01	97.4 ± 10.68	96.2 ± 11.09

与服药前运动后比较，[a]$P < 0.05$，[b]$P < 0.01$；与服药 10 d 比较，[c]$P < 0.05$，[d]$P < 0.01$。

表9-22 4组青年服药前后及力竭运动后MDA的变化（$\bar{x} \pm s$，mmol·L^{-1}）

	服药前		服药后力竭运动		停药后力竭运动	
	安静时	运动后	10 d	15 d	10 d	20 d
酪氨酸组	3.86±0.69	5.89±1.01	4.35±0.84[b]	4.33±0.85[b]	5.01±0.92[a]	5.82±0.99
乙酰唑胺组	3.77±0.78	5.95±0.98	5.21±0.91	5.20±0.94	5.81±0.87	6.06±0.88[c]
依那普利组	3.80±0.71	5.93±0.96	5.31±0.94[e]	5.25±0.96[e]	5.86±0.90	6.00±0.91
对照组	3.89±0.65	6.09±0.97	6.13±1.08	6.15±0.89	6.11±0.94	5.99±1.01

与服药前运动后比较，[a]$P<0.05$，[b]$P<0.01$；与服药10 d比较，[c]$P<0.05$，[d]$P<0.01$。

与酪氨酸组比较，[e]$P<0.05$。

从表9-23及9-24可见，4组青年力竭运动后较安静时血中NO、NOS均增高；服用酪氨酸、乙酰唑胺、依那普利加硝苯地平10 d，NO、NOS均增高；酪氨酸组停药20 d药效消失，乙酰唑胺组、硝苯地平组停药10 d药效消失。

表9-23 4组服药前后及运动后NO的变化（$\bar{x} \pm s$，μmol·L^{-1}）

	服药前		服药后力竭运动		停药后力竭运动	
	安静时	运动后	10 d	15 d	10 d	20 d
酪氨酸组	64.2±11.5	76.6±12.1	99.3±13.1[bf]	99.5±12.5[bf]	85.7±13.3[ec]	75.0±12.1[dg]
乙酰唑胺组	63.4±12.3	76.4±12.3	87.6±13.0[ahe]	88.0±12.7[ahe]	77.5±12.6	76.4±12.2[c]
依那普利组	62.5±11.8	76.2±12.7	87.2±13.2[ahe]	88.4±13.7[ahe]	77.3±12.7	76.0±12.1[c]
对照组	64.3±12.0	75.2±13.8	74.3±12.7[i]	75.0±13.1[i]	75.3±12.5	73.7±11.9

与服药前运动后比较，[a]$P<0.05$，[b]$P<0.01$；与服药10 d比较，[c]$P<0.05$，[d]$P<0.01$。

与对照组比较，[e]$P<0.05$，[f]$P<0.01$；与停药10 d比较，[g]$P<0.05$；与酪氨酸组比较，[h]$P<0.05$，[i]$P<0.01$。

表9-24 4组服药前后及运动后NOS的变化（$x \pm s$，U·mL^{-1}）

	服药前		服药后力竭运动		停药后力竭运动	
	安静时	运动后	10 d	15 d	10 d	20 d
酪氨酸组	42.6±3.9	54.4±4.1	70.8±5.8b	70.0±5.9[be]	60.2±4.6[bc]	54.8±4.7[dg]
乙酰唑胺组	43.4±3.6	55.2±4.1	60.8±4.5[afi]	60.0±4.8[afi]	55.4±4.4[ch]	54.0±4.9[c]
依那普利组	42.7±3.5	54.6±4.2	60.6±5.0[afi]	59.3±5.0[afi]	56.1±4.5[ch]	54.0±4.3[c]
对照组	42.6±3.8	53.4±4.0	54.3±4.0[d]	55.3±4.5[i]	55.9±4.2	54.7±4.8

与服药前运动后比较，[a]$P<0.05$，[b]$P<0.01$；与服药10 d比较，[c]$P<0.05$，[d]$P<0.01$。

与对照组比较，[e]$P<0.05$，[f]$P<0.01$；与停药10 d比较，[g]$P<0.05$；与酪氨酸组比较，[h]$P<0.05$，[i]$P<0.01$。

5. 光觉功能的变化

由表9-25可以看出，海拔3 700 m服药前运动前，暗适应反应时间显著长于平原人（$P<0.01$）。服药前运动后暗适应时间显著长于服药前运动前（$P<0.01$）；停药

15 d 运动后暗适应时间显著短于服药前运动前后及停药 10 d 运动后（$P < 0.01$）。停药 10 d 运动后与服药前运动后比较暗适应反应时间显著缩短（$P < 0.01$）。

表 9 - 25　药物对高原负荷运动后光觉功能的作用对比（$\bar{x} \pm s$）

	服药前运动前（$n = 10$）		服药前运动后（$n = 10$）		服药前运动前（$n = 10$）		服药前运动后（$n = 10$）	
	酪氨酸组	乙酰唑胺组	酪氨酸组	乙酰唑胺组	酪氨酸组	乙酰唑胺组	酪氨酸组	乙酰唑胺组
2 m 处暗适应时间（s）	4.04 ± 0.4[★]	4.02 ± 0.4[★]	5.1 ± 0.5[△※]	5.0 ± 0.7[△※]	3.7 ± 1.0	3.8 ± 0.9	4.1 ± 0.6[▲]	4.0 ± 0.5[▲]

服药前运动后与服药 15 d 运动后比较，[△]$P < 0.01$；停药 10 d 运动后与服药 15 d 运动后比较，[▲]$P < 0.01$。

服药前运动后与服药前运动前比较，[※]$P < 0.01$；服药前运动前与平原比较，[★]$P < 0.01$。

二、红景天组和乙酰唑胺提高高原作业效率的研究

（一）服药前后的体力作业效率评价

在海拔 4 100 m，已习服青年随机分 3 组（红景天组、乙酰唑胺组、安慰剂组），每组 10 人。服药 6 d 后，采用踏阶运动负荷实验，阶高 0.40 m，踏阶速度 25 次·min^{-1}，踏阶速度用节拍器控制，每次踏阶运动 5 min。观察踏阶运动终止后 5 min 内的 P 及恢复 P，然后采肘部静脉血检测血生化和血液流变学指标，评价服药前后的体力作业效率。

1. 心功能指数

从表 9 - 26 及表 9 - 27 可见，服用红景天和乙酰唑胺能提高运动后心功能适应指数，服用红景天能降低运动前后心率。

表 9 - 26　3 组服药前后运动后心功能指数比较（$n = 10$, $\bar{x} \pm s$）

	红景天组	乙酰唑胺组	对照组
服药前	48.08 ± 3.08	48.23 ± 2.23	48.07 ± 2.58
服药后	52.63 ± 2.13[※]	51.91 ± 2.66[※]	47.17 ± 3.78

与服药前比较，[※]$P < 0.01$。

表 9 - 27　3 组服药前后及运动前后心率参数比较（$\bar{x} \pm s$）

	服药前心率（次·min^{-1}）		服药后心率（次·min^{-1}）	
	运动前	运动后	运动前	运动后
红景天组	83.60 ± 1.61	174.60 ± 7.95	75.20 ± 2.70[abd]	154.40 ± 3.44[acd]
乙酰唑胺组	83.40 ± 5.19	172.20 ± 5.78	80.80 ± 2.03	165.60 ± 7.65
对照组	85.90 ± 7.81	170.00 ± 12.31	85.20 ± 9.94	169.20 ± 10.72

与服药前比较，[a]$P < 0.01$；与对照组比较，[b]$P < 0.05$，[c]$P < 0.01$；与乙酰唑胺组比较，[d]$P < 0.01$。

2. 血乳酸和肌红蛋白

从表 9 - 28 可见，服用复方红景天和乙酰唑胺后踏阶运动后与安静时比较，BLA、Mb 和 Ammo 均增高，与对照组比较均降低。

表 9 - 28　3 组青年服药前、后及踏阶运动后 BLA、Mb 和 Ammo 的变化 ($\bar{x} \pm s$)

	n	BLA（mmol·L^{-1}）			Mb（μg·L^{-1}）			Ammo（μmol·L^{-1}）		
		基础	服药前 运动后	服药后 运动后	基础	服药前 运动后	服药后 运动后	基础	服药前 运动后	服药后 运动后
对照组	10	1.75 ± 0.52	6.89 ± 0.79$^{\#\#}$	7.13 ± 0.92$^{\#\#}$	69.31 ± 10.24	103.11 ± 19.46$^{\#\#}$	105.32 ± 15.24$^{\#\#}$	54.86 ± 5.32	78.42 ± 7.37$^{\#\#}$	80.44 ± 9.03$^{\#\#}$
复方红景天组	10	1.63 ± 0.48	7.22 ± 0.80$^{\#\#}$	5.41 ± 0.57$^{\#\#\blacktriangle\blacktriangle\triangle}$	65.28 ± 10.82	97.31 ± 16.38$^{\#\#}$	72.48 ± 19.53$^{\blacktriangle\blacktriangle\triangle}$	51.73 ± 4.63	80.11 ± 9.24$^{\#\#}$	60.67 ± 6.28$^{\#\#\blacktriangle\blacktriangle\triangle}$
乙酰唑胺组	10	1.88 ± 0.39	7.18 ± 0.82$^{\#\#}$	6.33 ± 0.65$^{\#\#\blacktriangle\blacktriangle}$	62.54 ± 19.37	100.22 ± 17.29$^{\#\#}$	88.97 ± 18.04$^{\#\#\text{※}\blacktriangle}$	55.39 ± 3.78	82.22 ± 8.41$^{\#\#}$	68.31 ± 5.34$^{\#\#\blacktriangle\blacktriangle\text{※}\triangle}$

与安静时比较，$^{\#}P < 0.05$，$^{\#\#}P < 0.01$；与对照组比较，$^{\blacktriangle}P < 0.05$，$^{\blacktriangle\blacktriangle}P < 0.01$。
与红景天组比较，$^{\text{※}}P < 0.05$，$^{\text{※※}}P < 0.01$；与服药前比较，$^{\triangle}P < 0.01$。

3. 自由基代谢

从表 9 - 29 和表 9 - 30 可见，服药前运动后较安静时 MDA、GSH - Px、CK 及其 CK - Mb 显著增高；服药后踏阶运动后与安静时比较，红景天组和乙酰唑胺组 MDA、GSH - Px、CK 和 CK - Mb 显著增高，红景天组 SOD 增高，且高于乙酰唑胺组。

表 9 - 29　3 组青年服药前、后及踏阶运动后 SOD、MDA 和 GSH - Px 的变化 ($\bar{x} \pm s$)

	n	SOD（U·mL^{-1}）			GSH - Px（μg·L^{-1}）			MDA（μmol·mL^{-1}）		
		基础	服药前 运动后	服药后 运动后	基础	服药前 运动后	服药后 运动后	基础	服药前 运动后	服药后 运动后
对照组	10	96.47 ± 17.24	107.21 ± 19.36	106.33 ± 19.27	81.67 ± 10.38	96.85 ± 11.32	92.28 ± 10.07	3.89 ± 0.66	5.97 ± 1.02	6.03 ± 1.08
复方红景天组	10	94.53 ± 16.44	104.98 ± 18.25	125.73 ± 20.36$^{\text{※}\blacktriangle}$	79.26 ± 10.53	95.32 ± 13.21	122.45 ± 14.67$^{\text{※※}\blacktriangle\blacktriangle}$	3.77 ± 0.75	5.89 ± 0.98	4.36 ± 0.83$^{\text{※※}\blacktriangle\blacktriangle}$
乙酰唑胺组	10	97.32 ± 18.65	100.22 ± 18.46	106.88 ± 19.52$^{\triangle}$	80.38 ± 11.00	98.07 ± 12.30	110.22 ± 13.11$^{\text{※}\blacktriangle\blacktriangle}$	3.68 ± 0.86	6.01 ± 1.07	5.12 ± 0.90$^{\text{※}\blacktriangle\triangle}$

与对照组服药后比较，$^{\blacktriangle}P < 0.05$；与红景天组比较，$^{\triangle}P < 0.05$；与服药前比较，$^{\text{※}}P < 0.05$，$^{\text{※※}}P < 0.01$。
与对照组服药后比较，$^{\blacktriangle}P < 0.05$，$^{\blacktriangle\blacktriangle}P < 0.01$；与红景天组比较，$^{\triangle}P < 0.05$。

表 9 - 30　3 组青年服药前、后及踏阶运动后 CK 和 CK - Mb 的变化 ($\bar{x} \pm s$)

	n	CK（U·L^{-1}）			CK - Mb（U·L^{-1}）		
		基础	服药前 运动后	服药后 运动后	基础	服药前 运动后	服药后 运动后
对照组	10	320.56 ± 59.34	487.01 ± 98.20	492.55 ± 88.45	18.44 ± 3.45	27.64 ± 4.58	28.32 ± 4.83
复方红景天组	10	307.64 ± 62.30	462.33 ± 95.55	367.57 ± 72.37$^{\text{※※}\blacktriangle\blacktriangle}$	17.42 ± 3.94	26.53 ± 4.74	20.36 ± 3.97$^{\text{※※}\blacktriangle\blacktriangle}$
乙酰唑胺组	10	300.58 ± 53.21	474.28 ± 92.74	394.40 ± 79.94$^{\text{※}\blacktriangle}$	16.83 ± 2.88	25.67 ± 5.03	19.88 ± 4.02$^{\text{※}\blacktriangle\blacktriangle}$

与对照组服药后比较，$^{\blacktriangle}P < 0.05$，$^{\blacktriangle\blacktriangle}P < 0.01$；与服药前比较，$^{\text{※}}P < 0.05$，$^{\text{※※}}P < 0.01$。

4. 血液流变学

由表9-31可见，服药前运动后较运动前各指标均降低，服药后对照组和乙酰唑胺组均降低；红景天组 ηb、ηp、ηr、IR、TK、VAI 均降低；运动前服药后较服药前 3 组药物的 ηb、ηp、IR、TK、VAI、TFL 均降低，运动后 ηb 和 ηp 降低。

表9-31 3组青年服药前、后及踏阶运动后血液流变学的变化（$\bar{x} \pm s$，$n=10$）

	对照组				红景天组				乙酰唑胺组			
	服药前		服药后		服药前		服药后		服药前		服药后	
	运动前	运动后	运动前	运动后	运动前	运动后	运动前	运动后	运动前	运动后	运动前	运动后
HCT ($L \cdot L^{-1}$)	0.45 ± 0.08	0.58 ± 0.10	0.46 ± 0.10	0.66 ± 0.12	0.41 ± 0.10	0.54 ± 0.09	0.38 ± 0.08	0.45 ± 0.10	0.45 ± 0.12	0.57 ± 0.11	0.41 ± 0.11	0.52 ± 0.13
ηb ($mPa \cdot s$)	4.33 ± 0.36	5.28 ± 0.48	4.03 ± 0.35	5.86 ± 0.33	4.19 ± 0.49	5.20 ± 0.41	3.75 ± 0.32△	4.53 ± 0.4	4.04 ± 0.31	4.93 ± 0.3	3.68 ± 0.31△	4.45 ± 0.44△
ηp ($mPa \cdot s$)	1.57 ± 0.07	1.68 ± 0.13	1.54 ± 0.07	1.60 ± 0.06	1.61 ± 0.04	1.66 ± 0.08	1.46 ± 0.05△△	1.57 ± 0.06△	1.58 ± 0.05	1.67 ± 0.09	1.44 ± 0.08△△	1.59 ± 0.10△
ηr ($mPa \cdot s$)	6.20 ± 0.86	7.43 ± 0.74	5.94 ± 0.55	6.63 ± 0.70	5.72 ± 0.94	7.15 ± 0.88	5.61 ± 0.83	6.56 ± 0.74	6.12 ± 0.71	6.89 ± 0.48	5.30 ± 0.68	6.64 ± 0.75
IR	3.00 ± 0.44	3.85 ± 0.47	3.27 ± 0.78	3.99 ± 0.70	3.41 ± 0.32	3.74 ± 0.45	2.70 ± 0.52△△	3.67 ± 0.63	3.27 ± 0.78	3.84 ± 0.60	2.79 ± 0.30△	3.66 ± 0.46
TK	1.06 ± 0.48	1.42 ± 0.27	1.38 ± 0.36	1.45 ± 0.11	1.04 ± 0.28	1.36 ± 0.22	0.83 ± 0.12△	1.25 ± 0.18	1.08 ± 0.23	1.34 ± 0.31	0.85 ± 0.16△	1.15 ± 0.26
VAI	0.47 ± 0.12	0.72 ± 0.13	0.48 ± 0.11	0.75 ± 0.15	0.50 ± 0.07	0.74 ± 0.23	0.37 ± 0.08△△	0.56 ± 0.12△	0.49 ± 0.10	0.66 ± 0.11	0.40 ± 0.10△	0.57 ± 0.08
TFL	0.66 ± 0.13	0.82 ± 0.23	0.57 ± 0.12	0.88 ± 0.17	0.69 ± 0.15	0.88 ± 0.17	0.64 ± 0.11△△	0.71 ± 0.14△	0.65 ± 0.14	0.83 ± 0.16	0.63 ± 0.12△△	0.74 ± 0.12

与服药前比较，△$P < 0.05$，△△$P < 0.01$。

（二）24 h 睡眠剥夺脑 - 体做功效率评价

海拔 3 700 m，24 名健康青年随机分 3 组（复方红景天胶囊组、乙酰唑胺组、安慰剂组），每组 8 人，服药 20 d 后，24 h 睡眠剥夺及力竭运动实验表明，复方红景天和乙酰唑胺均能提高脑 - 体做功效率，改善血液流变学、肺功能、光觉暗适应和血生化指标（自由基代谢、BLA、Mb 和 Ammo），复方红景天优于乙酰唑胺。

由表9-32可见红景天组和乙酰唑胺组 V_{EBTPS} 运动功率达 225 W 时，服药后与服药后睡眠剥夺后较服药前、睡眠剥夺后及对照组明显降低。

表9-32 3组受试者服药前后踏车运动功率达 225 W 时 V_E（$L \cdot min^{-1}$）比较（$\bar{x} \pm s$）

组别	n	服药前	睡眠剥夺后	服药后	服药后睡眠剥夺后
红景天组	8	39.02 ± 3.40	39.50 ± 2.04	32.77 ± 3.34[abc]	33.44 ± 2.78[abc]
乙酰唑胺组	8	38.34 ± 2.57	38.92 ± 2.93	32.19 ± 2.51[abc]	32.96 ± 3.14[abc]
对照组	8	39.88 ± 2.28	40.17 ± 3.94	39.40 ± 3.64	40.55 ± 2.93

与服药前比较，[a]$P < 0.01$；与对照组比较，[b]$P < 0.01$；与睡眠剥夺后比较，[c]$P < 0.01$。

由表9－33可见红景天组和乙酰唑胺组服药后与服药后睡眠剥夺后心率较服药前、睡眠剥夺后及对照组降低。

表9－33　3组受试者服药前后踏车运动功率达225 W时P（次·min⁻¹）比较（$\bar{x} \pm s$）

组别	n	服药前	睡眠剥夺后	服药后	服药后睡眠剥夺后
红景天组	8	175.75 ± 6.43	174.00 ± 7.07	164.50 ± 8.33※△▲	165.50 ± 7.16※△▲
乙酰唑胺组	8	174.25 ± 7.86	175.25 ± 6.43	163.75 ± 7.62※△▲	164.25 ± 8.08※△▲
对照组	8	176.25 ± 8.50	175.50 ± 8.22	173.50 ± 6.99	172.75 ± 5.84

与服药前比较，※$P < 0.05$；与对照组比较，△$P < 0.05$；与睡眠剥夺后比较，▲$P < 0.05$。

从表9－34及表9－35可见，红景天组和乙酰唑胺组服药后与服药后睡眠剥夺后较服药前、睡眠剥夺后及对照组 P_{90W} 明显降低，而心功能指数明显增高。

表9－34　3组受试者服药 P_{90W}（次·min⁻¹）比较（$\bar{x} \pm s$）

组别	n	服药前	睡眠剥夺后	服药后	服药后睡眠剥夺后
红景天组	8	136.00 ± 8.50	137.50 ± 5.88	116.75 ± 6.30※△▲	121.50 ± 6.70※△▲
乙酰唑胺组	8	137.25 ± 5.09	136.75 ± 8.56	119.50 ± 9.96※△▲	22.00 ± 7.52※△▲
对照组	8	135.50 ± 10.70	137.25 ± 7.86	136.50 ± 8.43	135.75 ± 8.73

与服药前比较，※$P < 0.01$；与对照组比较，△$P < 0.01$；与睡眠剥夺后比较，▲$P < 0.01$。

表9－35　3组受试者服药前后心功能指数比较（$\bar{x} \pm s$）

组别	n	服药前	睡眠剥夺后	服药后	服药后睡眠剥夺后
红景天组	8	42.53 ± 3.63	42.96 ± 3.37	48.75 ± 4.23※△▲	47.38 ± 4.18※△▲
乙酰唑胺组	8	40.78 ± 5.33	41.55 ± 4.32	47.50 ± 3.01※△▲	46.78 ± 3.84※△▲
对照组	8	42.65 ± 6.03	42.68 ± 4.59	41.80 ± 5.61	42.15 ± 3.73

与服药前比较，※$P < 0.05$；与对照组比较，△$P < 0.05$；与睡眠剥夺后比较，▲$P < 0.05$。

从表9－36可以看出，服药后20 d，红景天组较乙酰唑胺组和对照组 SOD 增高，MDA 降低，红景天组和乙酰唑胺组 GSH－Px 较对照组增高；服药前 SOD 和 GSH－Px 较实验前降低，MDA 增高；服药后与服药前比较，乙酰唑胺组和对照组 SOD 降低，红景天组和乙酰唑胺组 MDA 降低，红景天组 GSH－Px 增高。

从表9－37可以看出，服药后20 d，睡眠剥夺及运动后红景天组和乙酰唑胺组与对照组比较，血氨降低，红景天组肌红蛋白降低。红景天组与乙酰唑胺组比较，血乳酸和血氨降低。

表 9-36　3 组受试者睡眠剥夺及运动后 SOD、MDA 和 GSH-Px 的变化（$\bar{x} \pm s$）

	n	SOD (U·gHb⁻¹) 安静时	SOD 力竭运动后 服药前	SOD 力竭运动后 服药后	MDA (nmol·mL⁻¹) 安静时	MDA 力竭运动后 服药后	MDA 力竭运动后 服药前	GSH-Px (μg·L⁻¹) 安静时	GSH-Px 力竭运动后 服药后	GSH-Px 力竭运动后 服药前
对照组	10	12474± 305	12068± 110*	11130± 626▲△	3.79± 0.40	4.47± 0.32*	4.57± 0.20▲●△	204.80± 11.21	180.97± 4.74*	180.97± 4.74*▲●
红景天组	10	13772± 1096	13052± 523*	12719± 241*	3.79± 0.40	4.56± 0.36*	4.02± 0.07	211.83± 26.31	188.33± 8.42*	202.91± 3.20△
乙酰唑胺组	10	12511± 1108	11977± 762*	11445± 660*▲△	3.96± 0.29	4.57± 0.38*	4.29± 0.15▲*△	211.83± 22.03	191.81± 4.60*	197.16± 7.91*▲

与实验前比较，*P<0.01；与红景天组比较，▲P<0.01；与乙酰唑胺组比较，●P<0.01；与服药前比较，△P<0.01。

表 9-37　3 组受试者睡眠剥夺及运动后血乳酸、肌红蛋白和血氨的变化（$\bar{x} \pm s$）

	n	血乳酸 (mmol·L⁻¹) 安静时	血乳酸 力竭运动后 服药前	血乳酸 力竭运动后 服药后	肌红蛋白 (μg·L⁻¹) 安静时	肌红蛋白 力竭运动后 服药前	肌红蛋白 力竭运动后 服药后	血氨 (μmol·L⁻¹) 安静时	血氨 力竭运动后 服药后	血氨 力竭运动后 服药前
对照组	10	1.63± 0.67	9.91± 0.62	9.04± 0.75	69.11± 11.22	102.92± 25.83	96.97± 20.25	55.78± 4.83	83.32± 7.45	86.03± 6.09
红景天组	10	1.50± 0.33	9.61± 1.00	6.86± 0.53△△**	64.13± 7.82	105.28± 22.97	70.46± 12.422**△△	51.90± 3.68	87.38± 9.17	61.17± 4.82**△△
乙酰唑胺组	10	1.68± 0.53	8.87± 0.93	7.63± 0.62△▲***	58.46± 8.55	98.69± 18.69	72.28± 15.83△	58.46± 4.71	80.08± 8.32	66.00± 3.92***▲△△

与服药前比较，△P<0.05，△△P<0.01；与对照组比较，*P<0.05，***P<0.01；与红景天组比较，▲P<0.05，▲▲P<0.01。

踏阶运动负荷试验运动前后心率、恢复心率、血液流变学指标、血生化指标（BLA、Mb 和 Ammo、自由基代谢）均有明显改善，且红景天优于乙酰唑胺。

三、银杏叶片组、复方红景天和酪氨酸提高高原作业效率的研究

海拔 3 700 m，已习服的 30 名健康青年随机分 3 组（银杏叶片组、复方红景天胶囊组、酪氨酸组），每组 10 人，服药 15 d 前后的实验表明，银杏叶片、复方红景天、酪氨酸均可降低氧耗，提高作业效率，改善肺功能、光觉暗适应、血液流变学、心肌酶活

性和自由基代谢，3 种药物对比无显著性差异。

从表 9 - 38、表 9 - 39、表 9 - 40 可以看出，3 组青年服药前运动后较安静时 GSH - Px、MDA 增高，服药后运动后较安静时 SOD、GSH - Px、MDA 均增高，服药后较服药前 SOD、GSH - Px 增高，MDA 降低。

表 9 - 38　3 组青年服药前后及力竭运动后自由基代谢的变化（$\bar{x} \pm s$）

	n	SOD（$U \cdot L^{-1}$）			GSH - Px（$\mu g \cdot L^{-1}$）			MDA（$nmol \cdot mL^{-1}$）		
		安静时	力竭运动后		安静时 服药前	力竭运动后		安静时 服药前	力竭运动后	
			服药前	服药后		服药后	服药前		服药后	服药前
银杏叶片组	10	93.89 ± 16.54	107.11 ± 18.42	138.25 ± 20.66※△	78.49 ± 10.13	98.05 ± 10.99△	126.37 ± 13.88△※	3.84 ± 0.73	6.03 ± 1.01△	4.96 ± 0.97△※
酪氨酸组	10	94.40 ± 17.23	106.22 ± 19.25	135.55 ± 20.93※△	78.67 ± 10.33	97.05 ± 11.87△	128.42 ± 13.22△※	3.87 ± 0.73	5.95 ± 0.96△	5.25 ± 0.91△※
红景天组	10	94.53 ± 16.44	104.98 ± 18.46	137.73 ± 20.36※△	79.26 ± 10.53	95.32 ± 11.21△	130.45 ± 14.67△※	3.77 ± 0.75	5.98 ± 0.97△	4.90 ± 0.83△※

与安静时比较，※$P < 0.01$；与服药前运动后比较，△$P < 0.01$。

由表 9 - 39，3 组青年运动后较安静时 BLA、Ammo 均增高，服药后较服药前 BLA、Ammo 增高。

表 9 - 39　3 组青年服药前后及运动后 BLA 和 Ammo 的变化（$\bar{x} \pm s$）

	n	BLA（$mmol \cdot L^{-1}$）			Ammo（$\mu mol \cdot L^{-1}$）		
		安静时	力竭运动后		安静时 服药前	力竭运动后	
			服药前	服药后		服药后	服药前
银杏叶片组	10	1.83 ± 0.37	7.66 ± 0.82※	5.85 ± 0.71※△	53.69 ± 6.02	80.11 ± 9.44※	67.24 ± 8.24※△
酪氨酸组	10	1.79 ± 0.41	7.58 ± 0.79※	6.02 ± 0.68※△	54.21 ± 6.11	79.79 ± 9.02※	69.38 ± 8.86※△
红景天组	10	1.81 ± 0.39	7.65 ± 0.80※	6.13 ± 0.74※△	53.87 ± 5.98	81.06 ± 9.81※	70.21 ± 9.03※△

与安静时比较，※$P < 0.01$；与服药前比较，△$P < 0.01$。

从表 9 - 40 可以看出，服药前力竭运动后较安静时 HCT、ηb、ηp、ηr、IR、TK、VAI、TFL 均升高。服药后力竭运动后较安静时银杏叶片组和酪氨酸组 ηr、TK 增高，红景天组 ηp、ηr、TK 增高（$P < 0.05$）。服药后较服药前银杏叶片组 HCT、ηb、ηp、ηr、IR、TK、VAI、TFL 均降低，红景天组和酪氨酸组 ηb、ηp、ηr、IR、TK、VAI、TFL 降低。

从表 9 - 41 可以看出，3 组青年运动后较安静时 NO、NOS 均增高，服药后较服药前 NO 增高。

表9-40　3组青年力竭运动前、后血液流变学的变化

| | 银杏叶片组 | | | 红景天组 | | | 酪氨酸组 | | |
| | 安静时 | 力竭运动后 | | 安静时服药前 | 力竭运动后 | | 安静时服药前 | 力竭运动后 | |
		服药前	服药后		服药后	服药前		服药后	服药前
HCT (v·v⁻¹)	0.41 ± 0.08	0.58 ± 0.09***	0.46 ± 0.11△	0.41 ± 0.08	0.58 ± 0.09***	0.46 ± 0.11△	0.45 ± 0.07	0.58 ± 0.09***	0.46 ± 0.11△
ηb (mPa·s)	4.13 ± 0.32	5.22 ± 0.31***	4.36 ± 0.34△△	4.13 ± 0.32	5.22 ± 0.31***	4.36 ± 0.34△△	4.19 ± 0.29	5.30 ± 0.31***	4.39 ± 0.30△△
ηp (mPa·s)	1.57 ± 0.07	1.67 ± 0.09***	1.59 ± 0.08△	1.57 ± 0.07	1.67 ± 0.09***	1.59 ± 0.08△	1.54 ± 0.07	1.68 ± 0.09***	1.58 ± 0.10△
ηr (mPa·s)	5.68 ± 0.56	7.44 ± 0.65***	6.49 ± 0.50***△△	5.68 ± 0.56	7.44 ± 0.65***	6.49 ± 0.50***△△	5.75 ± 0.37	7.30 ± 0.36***	6.67 ± 0.33***△△
IR	3.11 ± 0.24	3.57 ± 0.28***	3.15 ± 0.23△△	3.11 ± 0.24	3.57 ± 0.28***	3.15 ± 0.23△△	2.98 ± 0.32	3.60 ± 0.28***	3.01 ± 0.25△△
TK	1.04 ± 0.28	1.51 ± 0.23***	1.24 ± 0.20*△	1.04 ± 0.28	1.51 ± 0.23***	1.24 ± 0.20*△	1.05 ± 0.21	1.50 ± 0.19***	1.26 ± 0.23*△
VAI	0.43 ± 0.14	0.76 ± 0.18***	0.56 ± 0.17△	0.43 ± 0.14	0.76 ± 0.18***	0.56 ± 0.17△	0.45 ± 0.12	0.80 ± 0.20***	0.58 ± 0.18△
TFL	0.64 ± 0.12	0.88 ± 0.22***	0.69 ± 0.16△	0.64 ± 0.12	0.88 ± 0.22***	0.69 ± 0.16△	0.67 ± 0.13	0.90 ± 0.22*	0.70 ± 0.16△△

与安静时比较，*P<0.05，***P<0.01；与服药前比较，△P<0.05，△△P<0.01。

表9-41　3组青年服药前后及运动后NO及NOS的变化（$\bar{x} \pm s$）

| | n | NO（μmol·L⁻¹） | | | NOS（U·mL⁻¹） | | |
| | | 安静时服药前 | 力竭运动后 | | 安静时服药前 | 力竭运动后 | |
			服药前	服药后		服药前	服药后
银杏叶片组	10	67.4 ± 12.2	78.9 ± 12.5[a]	101.4 ± 13.7[cb]	43.2 ± 3.75	56.6 ± 9.8[a]	69.9 ± 10.7[bc]
酪氨酸组	10	66.7 ± 13.0	79.3 ± 13.1[a]	98.8 ± 13.4[cb]	43.5 ± 4.63	55.8 ± 10.3[a]	67.6 ± 11.0[bc]
红景天组	10	66.9 ± 12.5	78.6 ± 12.9[a]	95.1 ± 13.5[bc]	42.9 ± 3.98	56.2 ± 10.7[a]	65.7 ± 10.2[bc]

与安静时比较，[a]P<0.05，[b]P<0.01；与服药前比较，[c]P<0.01。

从表9-42可见服药前力竭运动后较安静时AST、LDH、α-HBDH、CK及CK-Mb活性均升高；服药后力竭运动后较安静时银杏叶片组和酪氨酸组AST、CK、LDH、CK-Mb增高；红景天组AST、LDH、α-HBDH、CK及CK-Mb均增高；服药后较服药前3组青年AST、LDH、α-HBDH、CK及CK-Mb活性均降低。

在海拔 3 700 m 和 4 100 m，采用脑－体功效实验等方法对国内外研究认为抗低氧效果较好的 6 种中西药物的 4 次对比实验，其中有 24 h 睡眠剥夺加力竭运动实验。研究表明，提高驻高原人群作业效率的药物措施，首选银杏叶制剂、复方红景天和酪氨酸，次选乙酰唑胺。连续服药 15 d，停药 10 d 后仍有药物效用，停药 20 d 后酪氨酸药效消失。

表 9 - 42　3 组青年服药前、后力竭运动后心肌酶活性的变化（U·L^{-1}，$\bar{x} \pm s$）

	n	安静时	力竭运动后	
			服药前	服药后
银杏叶片组				
AST	10	32.83 ± 4.76	47.56 ± 6.93[**]	40.50 ± 7.01[*△]
LDH	10	200.1 ± 34.5	452.9 ± 39.1[**]	380.2 ± 41.3[*△△]
α - HBDH	10	217.8 ± 35.4	287.3 ± 36.6[**]	245.5 ± 37.2[△]
CK	10	238.9 ± 39.8	402.1 ± 56.7[**]	310.7 ± 50.8[*△△]
CK - Mb	10	17.87 ± 2.46	25.63 ± 4.25[**]	21.81 ± 4.17[**△]
酪氨酸组				
AST	10	31.05 ± 4.98	47.40 ± 7.29[**]	40.80 ± 7.14[*]
LDH	10	199.4 ± 35.2	446.4 ± 47.7[**]	407.0 ± 39.5[**△]
α - HBDH	10	215.2 ± 36.5	284.0 ± 36.3[**]	250.8 ± 24.5[△]
CK	10	246.5 ± 40.1	411.4 ± 59.8[**]	298.9 ± 52.2[*△△]
CK - Mb	10	17.64 ± 2.58	27.03 ± 4.67[**]	22.53 ± 4.52[**△]
红景天组				
AST	10	34.90 ± 5.01	47.32 ± 6.83[**]	43.2 ± 6.12[**]
LDH	10	199.8 ± 34.8	457.7 ± 40.4[**]	311.0 ± 43.0[**]
α - HBDH	10	215.9 ± 34.7	296.0 ± 34.2[**]	256.2 ± 31.4[*△]
CK	10	241.6 ± 40.3	409.2 ± 57.6[**]	301.7 ± 58.3[*△△]
CK - Mb	10	18.01 ± 3.19	27.54 ± 4.66[**]	23.87 ± 4.96[**]

与安静时比较，[*] $P < 0.05$，[**] $P < 0.01$；与服药前运动后比较，[△] $P < 0.05$，[△△] $P < 0.01$。

四、西地那非提高高原军事作业能力的研究

缺氧能够导致肺血管收缩反应，增加肺循环阻力，引起肺动脉高压，同时增加右心室射血的阻力。肺血管肌层中含有丰富的磷酸二酯酶 - 5（PDE - 5）受体，西地那非通过抑制 PDE - 5 的结合位点而抑制 PDE - 5 酶，从而降低环磷酸鸟苷（cGMP）（cGMP

是 NO 调节肺血管的第二信使）的水解速率，提高了胞内 cGMP 的水平，使内源性的 NO 更持久地起效，松弛肺血管平滑肌，同时扩张肺动脉和肺静脉，从而降低右心室射血阻力，促进氧气交换，提高血氧饱和度（SaO_2）。Hsu 等用阻抗法观察到，在模拟高原（海拔 3 874 m）条件下，给予西地那非（50 mg、100 mg）1 h 后的工作效率测试中，西地那非能显著增加心输出量、SaO_2。随后的 6 km 越野测试中，西地那非能缩短 15% 的时间。西地那非口服后吸收迅速完全，并且具有迅速提高高原上机体生理功能、增强运动能力的作用，而此效果在非缺氧情况下并不明显。Richalet JP 的实验显示，长期服用西地那非（6 d）能显著提高运动时的氧分压，降低最大耗氧量。

1. 受试对象

在海拔 3 700 m，选择 10 名已习服半年的男性青年；在海拔 5 380 m，选择 10 名已习服 2 个月的男性青年；年龄 18 ~ 21 岁，以上受试者上高原前体检确认健康，均自愿参加本次试验。

2. 实验方法

实验组服用枸橼酸西地那非片每片 100 mg。对照组口服装入奶粉的同一型号胶囊，采用双盲实验方法。在海拔 3 700 m 每位受试者进行两次自行车功量递增负荷运动。进行第一次渐增负荷运动（对照组），试验前受试者静坐在自行车上进入安静状态后开始运动，运动负荷从 50 W（60 r·min^{-1}）起，每 3 min 递增 50 W，到 200 W 为止。踏车运动终止，静息 5 min 采肘部静脉血 5 mL，检测 SOD、MDA、BLA 和 BUN 的含量。第 1 次踏车运动试验结束，休息 1 周后，受试者于上午口服西地那非 1 h 后进行第 2 次自行车渐增负荷运动试验（实验组），方法和时间与第 1 次相同。

在海拔 5 380 m 的受试者进行两次踏阶运动负荷试验。第一次踏阶运动负荷试验（对照组），阶高 0.40 m，踏阶速度 25 次·min^{-1}。踏阶速度用节拍器控制，每次运动 5 min。运动终止，静息 5 min 采肘部静脉血检测 SOD、MDA、BLA 和 BUN 的含量。1 周后，受试者口服西地那非 1 h 后进行第 2 次踏阶运动负荷试验（实验组），方法和时间与第 1 次相同。

3. 结果

海拔 3 700 m 和 5 380 m 负荷运动，实验组较对照组 SOD 增高，有非常显著性差异（$P < 0.01$）；MDA、BLA、BUN 降低，有显著性差异（$P < 0.01$ 或 0.05）（表 9 – 43、表 9 – 44）。

表 9 – 43　海拔 3 700 m 10 名青年服药前后运动 SOD、MDA、BLA 和 BUN 的变化（$\bar{x} \pm s$）

项目	对照组	实验组	t	P
SOD（$U·L^{-1}$）	81.85 ± 8.42	101.80 ± 9.15	5.07	< 0.01
MDA（$\mu mol·L^{-1}$）	4.93 ± 0.78	3.01 ± 0.53	6.43	< 0.01
BLA（$mmol·L^{-1}$）	6.13 ± 2.27	4.13 ± 1.69	2.23	< 0.05
BUN（$mmol·L^{-1}$）	7.94 ± 0.53	6.11 ± 0.34	9.20	< 0.01

表 9 - 44　海拔 5 380 m 10 名青年服药前后运动 SOD、MDA、BLA 和 BUN 的变化 （$\bar{x} \pm s$）

项目	对照组	实验组	t	P
SOD （U · L^{-1}）	45.98 ± 9.07	68.56 ± 7.53	6.05	< 0.01
MDA （μmol · L^{-1}）	6.78 ± 1.62	4.64 ± 0.92	3.63	< 0.01
BLA （mmol · L^{-1}）	5.87 ± 0.76	4.68 ± 0.88	3.23	< 0.01
BUN （mmol · L^{-1}）	8.33 ± 0.78	7.23 ± 0.84	3.03	< 0.01

4. 实验结论

我们研究结果显示，在海拔 3 700 m 和 5 380 m 高原青年负荷运动血中，服用西地那非能提高 SOD 活性，降低 MDA、BLA 和 BUN 含量。服用西地那非能显著提高机体运动时氧分压，促进氧气交换，提高血氧饱和度（SaO_2），使机体的能量供应由糖的无氧酵解向糖有氧氧化转变，这样不仅使乳酸和 BUN 生成迅速减少，同时由于组织细胞和体液中的氧张力显著提高，有利于乳酸、BUN 和其他酸性产物的清除，延缓疲劳发生，减轻疲劳程度，以提高机体对急性缺氧和高原大运动量的适应性，增强体能和抵抗力。

西地那非的特点在于服药后 30 min～1 h 即可明显改善低氧血症，降低氧耗，增加心输出量，加快代谢产物排除率，提高工作效率，且毒副作用小，适合部队在高原特殊情况下的应急抗低氧用药。

五、提高高原军事作业能力的药物筛选

（一）低氧环境下提高作业能力的药物筛选

结合文献调研确定西洋参、红景天、黄芪、丹参、银杏叶片、枸杞、三七、余甘子、醋甲唑胺等 9 种药物为筛选备选药物，以成年 SD 大鼠为试验对象，高原低压低氧模拟舱复制动物高原低氧损伤实验模型，设对照组和实验组。

1. 实验动物和实验方法

选用昆明种成年健康雄性小鼠（SPF 级）1 200 只，体重在 22～24 g，随机分为平原对照组（生理盐水），缺氧对照组（减压 + 生理盐水），缺氧实验组（减压 + 药物），每组小鼠 30 只。动物试验总量为 40 个实验组。缺氧对照组和缺氧实验组动物在低氧舱 5 000 m 高度 3 d 后开始给药。平原对照组小鼠每天经口灌胃生理盐水，缺氧对照组和缺氧实验组每天上午在舱外灌胃，灌胃量每只 0.5 mL，灌胃结束后置于海拔 5 000 m 减压，持续 10 d，自由饮水和喂食。以小鼠游泳力竭实验、血糖、乳酸和肝糖原测定来评价药物的抗疲劳效果，若游泳力竭运动试验和 2 项以上（含 2 项）生化指标为阳性，即可以判断该受试物具有抗疲劳作用。抗疲劳功能评价全部在低压舱内海拔 5 000 m 高度完成。

每种药物筛选 3 个剂量：最高剂量为人体正常服用剂量的 10 倍（按照《中华人民共和国药典》2005 版人体正常服用剂量，换算至小鼠剂量）；正常剂量为人体正常服用剂量；低剂量（人体正常服用剂量的 1/3）。

2. 实验结果

实验结果见表9-45。

表9-45 9种药物对动物力竭运动、乳酸和肝糖原的影响

	对照组	红景天			枸杞			余甘子		
		低	中	高	低	中	高	低	中	高
游泳力竭时间 (s)	831±833	959±362	1 854±420*	1 378±981	1 052±374	2 183±420*	1 309±436	2 234±1 261*	1 351±546	2 488±727*
乳酸消除 (mmol·L⁻¹)	149±41	112±52	122±21	133±24	149±39	69±9*	156±44	112±30	118±24	68±14*
肝糖原 (mg·g⁻¹)	17±7	14±4	14±6	12±2	20±5	16±5	12±5	16±8	25±5*	25±7*

	对照组	西洋参			丹参			黄芪		
		低	中	高	低	中	高	低	中	高
游泳力竭时间 (s)	540±207	1 145±707*	3 415±767△	4 263±382△	1 090±438△	1 703±419△	966±588*	772±250*	1 354±409△	1 094±329△
乳酸消除 (mmol·L⁻¹)	138±36	146±37	105±31*	90±24△	105±28*	80±20△	139±34	125±26	100±13*	84±19△
肝糖原 (mg·g⁻¹)	13±6	14±4	14±6	12±5	20±5	16±5	12±5	16±8	25±5*	25±7*

	对照组	三七			银杏叶片			醋甲唑胺		
		低	中	高	低	中	高	低	中	高
游泳力竭时间 (s)	890±298	1 734±721△	3 154±776△	4 133±834△	1 880±572△	1 742±854△	1 549±590△	1 059±272	1 829±470△	1 648±555△
乳酸消除 (mmol·L⁻¹)	133±36	173±52	124±27	94±20*	119±26	158±59	120±32	78±24*	89±19*	110±37
肝糖原 (mg·g⁻¹)	12±6	21±9*	24±8*	25±5*	15±3	20±6*	12±6	17±7	19±9*	19±6*

与对照组相比，$*P < 0.05$，$\triangle P < 0.01$。

3. 实验结论

动物试验筛选结果，9种候选药物中，余甘子、三七、黄芪在高原低氧环境下抗疲劳功效最优。

（二）余甘子、三七和黄芪提高高原军事作业能力的现场评价

在海拔3 700 m和5 100 m分别采用踏阶运动负荷实验，阶高0.40 m，踏阶速度25次·min⁻¹，踏阶速度用节拍器控制，每次踏阶运动5 min。观察踏阶运动终止后5 min内的心率及恢复心率，然后采肘部静脉血检测血生化和血液流变学指标，评价服药前、后的体力作业效率。

1. 海拔 3 700 m 余甘子、三七和黄芪对军事作业能力的影响

海拔 3 700 m 选择 100 名在高原生活半年以上的青年，随机分为安慰剂组、余甘子组、三七组、黄芪组，每组 25 名，连续服药 15 d，服药前、后分别测定 PWC_{170}、VO_{2max} 等体能指标和肝功、肾功、NO、NOS、SOD、MDA、BLA 等血液生化指标。实验采用双盲法，自身服药前后对照，评价 3 种药物对体能水平的影响。

（1）对运动能力的影响：在海拔 3 700 m 余甘子、三七和黄芪对运动能力评价指标的变化见表 9 - 46。

表 9 - 46　海拔 3 700 m 余甘子、三七和黄芪对运动能力评价指标的变化（n = 25，海拔 3 700 m）

分组		体重 (kg)	静息 P (次·min⁻¹)	静息 SaO₂ (%)	运动 SaO₂ (%)	VO_{2max} (mL·kg⁻¹·min⁻¹)	PWC_{170} (kg·m·min⁻¹)	台阶指数
余甘子	服用前	64.6 ± 7.2	86.8 ± 11.6	90.5 ± 2.5	87.1 ± 5.3	41.8 ± 2.7	898.0 ± 181.7	96.9 ± 11.9
	服用后	64.8 ± 7.1	80.8 ± 8.0	91.3 ± 2.3	87.9 ± 3.4	45.2 ± 2.1	974.0 ± 120.1	109.5 ± 11.2△
黄芪	服用前	65.5 ± 4.9	84.7 ± 8.6	91.0 ± 2.6	85.3 ± 3.6	40.9 ± 3.3	870.8 ± 106.0	96.3 ± 11.1
	服用后	66.0 ± 5.0	78.1 ± 8.1*	90.5 ± 1.7	87.4 ± 3.0	44.3 ± 2.8△	992.6 ± 108.7△	109.2 ± 13.7△
三七	服用前	65.6 ± 6.2	86.1 ± 12.8	89.8 ± 1.8	87.8 ± 4.1	42.3 ± 2.5	928.4 ± 196.0	98.9 ± 12.8
	服用后	66.0 ± 6.0	77.2 ± 13.0	90.3 ± 1.6	87.5 ± 3.0	46.7 ± 4.2△	1 179.2 ± 534	116.6 ± 18.2△

与服用前相比，*$P < 0.05$，△$P < 0.01$。

（2）对肝、肾功能的影响：见表 9 - 47。

表 9 - 47　海拔 3 700 m 余甘子、三七和黄芪对胆红素及尿素氮的影响

	n	TB (μmol·L⁻¹)			DB (μmol·L⁻¹)			BUN (mmol·L⁻¹)		
		基础	服药前运动后	服药后运动后	基础	服药前运动后	服药后运动后	基础	服药前运动后	服药后运动后
余甘子	15	14.89 ± 5.57	27.44 ± 8.31①	21.10 ± 8.09②③	4.71 ± 0.77	7.10 ± 1.91①	5.82 ± 0.83①③	5.15 ± 1.02	7.12 ± 1.76①	5.97 ± 1.65②③
黄芪	15	16.81 ± 6.17	24.91 ± 5.65①	20.93 ± 3.02②③	4.66 ± 0.67	6.79 ± 1.35①	5.77 ± 0.91①③	4.65 ± 1.43	7.40 ± 1.88①	6.04 ± 1.43②③
三七	15	15.36 ± 5.45	26.33 ± 5.19①	20.98 ± 5.81②③	5.27 ± 1.69	8.39 ± 2.66①	6.78 ± 2.08②③	5.33 ± 1.59	8.76 ± 3.34①	6.70 ± 1.87②③
安慰剂	15	16.16 ± 5.50	26.78 ± 14.16②	23.72 ± 10.05②	5.01 ± 1.69	11.53 ± 6.46①	9.06 ± 3.25①	5.39 ± 1.90	9.03 ± 3.04①	9.16 ± 3.50①

与基础比较，①$P < 0.01$，②$P < 0.05$；与服药前运动后比较，③$P < 0.05$，④$P < 0.01$。

（3）对自由基代谢及 NO 的影响：见表 9-48、表 9-49。

表 9-48　海拔 3 700 m 余甘子、三七和黄芪对 NOS、NO 的影响

	n	CK $(U \cdot L^{-1})$			CK-Mb $(U \cdot L^{-1})$		
		基础	服药前	服药后	基础	服药前	服药后
余甘子	15	42.81±5.64	33.76±4.54[①]	38.31±4.95[②③]	45.76±7.90	34.86±5.20[①]	38.89±4.23[②③]
黄芪	15	42.61±8.09	33.69±3.16[①]	37.33±4.80[②③]	44.12±9.33	32.55±4.76[①]	36.91±5.75[②③]
三七	15	39.83±6.06	30.38±3.65[①]	35.50±4.64[②④]	41.09±11.09	29.06±5.73[①]	33.62±7.43[①③]
安慰剂	15	45.20±9.37	35.15±5.93[①]	35.70±7.92[②]	49.91±8.09	37.98±7.23[①]	36.63±7.46[①]

与基础比较，[①]$P<0.01$，[②]$P<0.05$；与服药前运动后比较，[③]$P<0.05$，[④]$P<0.01$。

表 9-49　海拔 3 700 m 余甘子、三七和黄芪对 SOD、MDA 及 BLA 的影响

	n	SOD $(U \cdot mL^{-1})$			MDA $(nmol \cdot mL^{-1})$			BLA $(mmol \cdot L^{-1})$		
		基础	服药前运动后	服药后运动后	基础	服药前运动后	服药后运动后	基础	服药前运动后	服药后运动后
余甘子	15	94.02±6.90	82.87±6.94[①]	89.42±5.55[②③]	4.37±1.12	9.12±4.94[①]	5.83±1.62[①③]	2.84±0.75	4.08±0.91[①]	3.27±0.80[②③]
黄芪	15	93.75±9.75	80.58±5.40[①]	87.18±11.85[②③]	4.70±1.22	9.05±3.69[①]	5.78±1.21[②④]	2.63±1.16	4.17±1.09[①]	3.63±0.35[①③]
三七	15	93.43±12.31	78.61±7.87[①]	84.19±7.45[②③]	4.79±1.59	7.91±2.10[①]	6.20±1.79[②③]	2.06±0.28	4.07±0.89[①]	3.13±0.58[①④]
安慰剂	15	93.28±13.87	77.48±10.41[①]	73.22±13.45[①]	5.22±1.93	9.03±3.85[①]	9.59±3.99[①]	3.00±1.25	5.39±2.87[①]	6.42±3.83[①]

与基础比较，[①]$P<0.01$，[②]$P<0.05$；与服药前运动后比较，[③]$P<0.05$，[④]$P<0.01$。

2. 海拔 5 100 m 余甘子、三七和黄芪对军事作业能力的影响

海拔 5 100 m 高原现场，选择 32 名在高原生活半年以上的青年，随机分为对照组、余甘子组、三七组、黄芪组，每组 8 名，连续服药 15 d，服药前、后分别采用踏阶运动负荷实验测定 PWC_{170}、VO_{2max} 等体能指标和肝功、肾功、NO、NOS、SOD、MDA、BLA 等血液生化指标。实验采用双盲法，自身服药前后对照，评价 3 种药物对体能水平的影响。

（1）对 P 和 SaO_2 的影响：与服药前比较，黄芪组、余甘子组运动后 SaO_2 增高，有显著性差异（$P<0.05$），见表 9-50、表 9-51。

表 9－50　海拔 5 100 m 黄芪、余甘子、三七对高原人体运动 P 的影响（次·min^{-1}，$\bar{x} \pm s$）

	n	静息 P（次·min^{-1}）		一级负荷 P（次·min^{-1}）		二级负荷 P（次·min^{-1}）	
		服药前	服药后	服药前	服药后	服药前	服药后
黄芪组	8	86.88±7.36	89.88±14.13	154.88±8.59	151.25±11.23	170.63±7.58	162.63±11.60
余甘子组	8	88.63±15.42	86.38±8.21	160.13±12.72	147.13±9.61	169.50±11.07	162.75±9.60
三七组	8	83.13±12.79	94.00±11.95	161.50±4.31	152.50±15.19	172.75±5.65	169.00±8.78
对照组	8	80.13±8.66	84.88±7.72	154.00±7.89	148.50±13.15	167.50±9.32	158.50±16.66

表 9－51　海拔 5 100 m 黄芪、余甘子、三七对高原人体运动 SaO$_2$ 的影响（%，$\bar{x} \pm s$）

	n	静息 SaO$_2$（%）		运动后 SaO$_2$（%）	
		服药前	服药后	服药前	服药后
黄芪组	8	81.88±4.64	83.63±4.96	71.38±4.69	77.13±3.91[①]
余甘子组	8	82.88±3.87	81.88±5.11	73.50±3.55	78.13±3.98[①]
三七组	8	80.88±2.85	82.25±4.30	73.50±5.78	76.88±4.79
对照组	8	81.25±5.26	83.63±3.78	74.88±5.72	78.25±4.62

与服药前比较，[①]$P<0.05$。

（2）对运动能力的影响：较服药前，黄芪组服药后台阶指数增高，有显著性差异（$P<0.05$），余甘子组 VO$_{2max}$、台阶指数增高，有显著性差异（$P<0.05$），见表 9－52。

表 9－52　海拔 5 100 m 黄芪、余甘子、三七对高原人体运动能力及 VO$_{2max}$ 的影响（$\bar{x} \pm s$）

	n	VO$_{2max}$（mL·kg^{-1}·min^{-1}）		PWC$_{170}$（kg·m·min^{-1}）		台阶指数	
		服药前	服药后	服药前	服药后	服药前	服药后
黄芪组	8	42.36±2.24	43.39±3.18	832.25±54.22	904.14±119.99	88.55±9.19	98.12±5.55[①]
余甘子组	8	41.22±3.05	44.55±2.40[①]	797.84±217.77	864.95±110.39	90.79±3.52	100.89±8.18[①]
三七组	8	40.72±1.18	43.18±4.27	836.82±68.08	879.71±76.40	94.79±10.01	100.40±9.06
对照组	8	42.14±1.77	44.16±3.25	838.75±126.28	909.96±214.62	98.26±8.69	105.68±9.99

与服药前比较，[①]$P<0.05$。

（3）对血清酶及胆红素的影响：与安静时比较，对照组运动后 γ-GT、TB、DB、BLA 较运动前均显著增高，GLU 显著降低，有显著性差异（$P<0.05$，$P<0.01$）；黄芪组服药后运动后较服药前运动后 BUN、BLA 均显著降低，GLU 均显著增高（$P<0.05$，$P<0.01$）；余甘子组 CK、BLA 显著降低（$P<0.05$），见表 9－53～表 9－57。

表9-53　海拔5 100 m黄芪、余甘子、三七对高原人体运动GPT和GOT的影响（$\bar{x} \pm s$）

	n	GPT（U·L^{-1}）			GOT（U·L^{-1}）		
		安静时	服药前运动后	服药后运动后	安静时	服药前运动后	服药后运动后
黄芪组	8	25.00±22.14	20.88±12.62	22.00±8.16	20.25±5.04	26.75±6.96[①]	21.50±15.31
余甘子组	8	23.13±8.82	19.00±11.30	19.38±9.41	24.88±10.76	32.50±8.02	30.13±14.64
三七组	8	25.13±7.08	24.75±28.33	20.50±9.59	23.63±6.23	20.63±13.54	21.50±11.82
对照组	8	17.00±4.34	21.25±11.39	24.25±10.53	17.25±8.83	21.00±7.13	22.63±14.49

与安静时比较，[①]$P < 0.05$。

表9-54　海拔5 100 m黄芪、余甘子、三七对高原人体运动γ-GT和BUN的影响（$\bar{x} \pm s$）

	n	γ-GT（U·L^{-1}）			BUN（mmol·L^{-1}）		
		安静时	服药前运动后	服药后运动后	安静时	服药前运动后	服药后运动后
黄芪组	8	21.91±16.59	30.88±14.84	34.00±11.31	11.08±11.14	8.04±0.90	5.50±1.24[②]
余甘子组	8	26.13±14.96	44.63±21.48[①]	33.75±12.97	6.05±1.15	7.43±1.46[①]	6.64±1.40
三七组	8	24.25±7.25	35.25±19.44	33.88±14.34	7.79±2.44	7.85±2.07	6.73±1.49
对照组	8	23.63±4.41	33.38±8.11[①]	36.88±9.20[①]	7.33±2.43	7.44±1.50	7.14±1.71

与安静时比较，[①]$P < 0.05$；与服药前运动后比较，[②]$P < 0.01$。

表9-55　海拔5 100 m黄芪、余甘子、三七对高原人体运动TB和DB的影响（$\bar{x} \pm s$）

	n	TB（μmol·L^{-1}）			DB（μmol·L^{-1}）		
		安静时	服药前运动后	服药后运动后	安静时	服药前运动后	服药后运动后
黄芪组	8	8.84±3.91	24.05±14.14[①]	19.65±9.64[①]	6.39±2.40	13.55±7.68[①]	16.60±8.87[①]
余甘子组	8	14.18±4.00	13.59±4.97	16.49±1.83	7.05±3.20	9.58±3.85	15.66±14.16
三七组	8	7.81±1.75	15.30±5.77[②]	14.03±6.06[①]	6.24±1.37	12.20±5.34[①]	11.75±5.13[②]
对照组	8	7.50±2.20	19.65±11.35[①]	21.81±6.24[②]	5.89±1.23	14.61±8.37[①]	14.64±3.46[②]

与安静时比较，[①]$P < 0.05$，[②]$P < 0.01$。

表9-56　海拔5 100 m黄芪、余甘子、三七对高原人体运动LDH和CK的影响（$\bar{x} \pm s$）

	n	LDH（U·L^{-1}）			BLA（mmol·L^{-1}）		
		安静时	服药前运动后	服药后运动后	安静时	服药前运动后	服药后运动后
黄芪组	8	182.63±58.62	250.38±41.44[①]	234.63±64.81[①]	189.56±136.52	189.60±12.99	243.63±37.69
余甘子组	8	268.88±132.99	222.63±94.28	222.25±70.93	283.00±93.84	322.13±89.39	231.00±37.48[②]
三七组	8	249.00±95.61	217.38±90.10	204.00±50.25	353.13±97.31	359.50±162.47	291.00±128.65
对照组	8	125.50±73.37	151.13±49.23	169.63±46.08	172.13±114.38	240.75±208.49	326.50±193.70

与安静时比较，[①]$P < 0.05$；与服药前运动后比较，[②]$P < 0.05$。

表9-57　海拔5 100 m 黄芪、余甘子、三七对高原人体运动 GLU 和 BLA 的影响（$\bar{x} \pm s$）

	n	GLU（mmol·L^{-1}）			BLA（mmol·L^{-1}）		
		安静时	服药前运动后	服药后运动后	安静时	服药前运动后	服药后运动后
黄芪组	8	5.09±0.69	4.24±0.71②	4.66±0.68①④	2.55±0.74	3.81±0.63②	2.91±0.65④
余甘子组	8	5.4±1.34	3.75±0.53②	3.89±0.35①	2.68±0.52	3.66±0.68②	3.09±0.18①③
三七组	8	5.31±0.80	4.34±0.74①	54±0.67①	2.59±0.47	4.16±1.34①	3.78±0.98②
对照组	8	5.36±0.79	3.98±0.53②	4.23±0.65①	2.68±0.39	3.86±0.73②	3.99±1.21①

与安静时比较，①$P<0.05$，②$P<0.01$；与服药前运动后比较，③$P<0.05$，④$P<0.01$。

（4）对自由基代谢的影响：对照组运动后 MDA 较运动前均显著增高，NOS 显著降低，有显著性差异（$P<0.01$ 或 0.05）。黄芪组服药后运动后较服药前运动后 NOS 显著增高，有显著性差异（$P<0.05$）；三七组 NOS 显著增高，有显著性差异（$P<0.05$），见表9-58、表9-59。

表9-58　海拔5 100 m 黄芪、余甘子、三七对高原人体运动 NO 和 NOS 的影响（$\bar{x} \pm s$）

	n	NO（μmol·L^{-1}）			NOS（U·mL^{-1}）		
		安静时	服药前运动后	服药后运动后	安静时	服药前运动后	服药后运动后
黄芪组	8	51.35±11.39	36.47±8.12①	39.30±12.36①	46.98±18.53	24.62±4.35①	34.03±9.12①③
余甘子组	8	48.51±18.31	36.24±15.94	39.64±14.52	32.17±3.43	22.83±3.89②	27.36±3.81①
三七组	8	47.59±7.79	35.27±11.92②	36.52±11.80②	32.47±2.65	23.45±4.75②	29.58±4.44③
对照组	8	37.73±14.53	33.92±10.41	32.06±17.78	35.27±1.52	24.32±4.92②	26.64±6.40①

与安静时比较，①$P<0.05$，②$P<0.01$；与服药前运动后比较，③$P<0.05$。

表9-59　海拔5 100 m 黄芪、余甘子、三七对高原人体运动 SOD 和 MDA 的影响（$\bar{x} \pm s$）

	n	SOD（U·mL^{-1}）			MDA（μmol·mL^{-1}）		
		安静时	服药前运动后	服药后运动后	安静时	服药前运动后	服药后运动后
黄芪组	8	81.47±7.21	75.84±10.51	91.01±13.21	3.42±1.40	5.52±3.13	3.09±1.09
余甘子组	8	73.68±9.04	65.62±20.59	64.81±11.32	2.89±1.51	4.83±1.93①	3.75±0.93
三七组	8	78.67±7.81	69.05±15.59	65.74±15.46	3.62±2.10	5.14±2.64	5.14±2.69
对照组	8	84.11±13.64	76.56±7.48	74.87±7.55	3.65±1.00	6.18±2.83①	6.42±2.98①

与安静时比较，①$P<0.05$。

3. 实验结论

高原现场人群评价实验结果可看出，黄芪、余甘子和三七均能有效抑制脂质过氧化反应，提高机体的抗氧化能力，具有延缓疲劳、加速疲劳消除、提高高原人体运动能力的作用，而黄芪、余甘子在此方面的作用优于三七。

第四节　营养补充剂提高高原军事作业能力的研究

长期以来，高原低压低氧的恶劣环境严重影响了移居人群的劳动能力，使体力作业水平明显下降，体力作业反过来损害人们的身体健康。缺氧寒冷的高原环境使得人体基础代谢率明显升高。缺氧使胃肠充血、唾液分泌减少甚至无分泌，胃肠消化吸收功能下降；缺氧产生过多的氧自由基抑制胃肠蠕动，胃肠功能失调。低氧环境下葡萄糖代谢率升高，糖异生受抑制；蛋白质分解加速，尿氮排出量增加，体质量下降；脂肪合成酶活力减弱，脂肪分解酶活力增强，体内脂肪分解大于合成代谢，脂肪储存量减少。营养健康状况不良，严重影响了人们的劳动能力。我们以往研究证明，高原一次性力竭运动可使机体产生大量自由基，成为诱导细胞损伤的主要原因之一，且自由基生成的增加与组织氧化破坏程度一致。因此，应用一些安全有效的、能对作业效率和心理状态的降低起调节作用的营养补充剂来缓解疲劳和应激的影响，是防止高原机体运动中疲劳作业能力下降的一个可行的方法。

一、低氧环境下提高作业能力的营养补充剂筛选

结合文献调研确定 L – 肉碱、β – 胡萝卜素、大豆肽、蚕蛹蛋白、谷氨酰胺 5 种为筛选备选营养补充剂，以成年 SD 大鼠为实验对象，高原低压低氧模拟舱复制动物高原低氧损伤实验模型，设对照组和实验组。

（一）动物实验方法

选用昆明种成年健康雄性小鼠（SPF 级），体重 22 ~ 24 g，随机分为平原对照组（生理盐水）、缺氧对照组（减压 + 生理盐水）、缺氧实验组（减压 + 营养补充剂），每组小鼠 30 只。动物试验总量为 40 个实验组。缺氧对照组和缺氧实验组动物在低氧舱5 000 m高度 3 d 后开始给营养补充剂。平原对照组小鼠每天经口灌胃生理盐水，缺氧对照组和缺氧实验组每天上午在舱外灌胃，灌胃量每只 0.5 mL，灌胃结束后置于海拔5 000 m减压，持续 10 d，自由饮水和喂食。以小鼠游泳力竭实验、血糖、乳酸和肝糖原测定来评价营养补充剂的抗疲劳效果，若游泳力竭运动试验和 2 项以上（含 2 项）生化指标为阳性，即可以判断该营养补充剂具有抗疲劳作用。抗疲劳功能评价全部低压舱内海拔5 000 m 高度完成。

每种营养补充剂筛选选用 3 个剂量，最高剂量为人体正常服用剂量的 10 倍（按照《中国药典》2005 版人体正常服用剂量，换算至小鼠剂量），正常剂量为人体正常服用剂量，以及低剂量（人体正常服用剂量的1/3）。

（二）实验结论

动物实验结果表明，8 种备选营养补充剂中 β – 胡萝卜素、大豆肽、蚕蛹蛋白具有明显耐缺氧功效（表 9 – 60）。

表 9-60 5 种营养补充剂对动物力竭运动、血糖、乳酸和肝糖原的影响

	对照组	β-胡萝卜素			肉碱			大豆肽		
		低剂量组	中剂量组	高剂量组	低剂量组	中剂量组	高剂量组	低剂量组	中剂量组	高剂量组
游泳力竭时间 (s)	893 ± 408	2 392 ± 707 *	2774 ± 533 *	866 ± 263	516 ± 126	791 ± 414	456 ± 217	958 ± 507	1286 ± 763	1206 ± 533
乳酸消除 (mmol·L^{-1})	149 ± 41	112 ± 52	122 ± 21	133 ± 24	224.87 ± 39.89	223.8 ± 44.03	200.4 ± 45.05	147.9 ± 44.45 *	166.8 ± 33.76	165.3 ± 37.12
肝糖原 (mg·g^{-1})	17 ± 7	14 ± 4	14 ± 6	12 ± 5	23.42 ± 6.58	15.66 ± 3.97	22.64 ± 6.33	14.77 ± 7.05	17.01 ± 5.93	13.39 ± 4.38
血糖 (mmol·L^{-1}) 静息	6.85 ± 0.831	6.92 ± 0.679	7.67 ± 0.805	7.07 ± 0.978	6.72 ± 0.904	6.41 ± 1.007	5.45 ± 1.318	5.96 ± 0.900	6.47 ± 0.648	6.09 ± 0.956
血糖 (mmol·L^{-1}) 力竭瞬间	4.99 ± 1.121	5.43 ± 1.275	5.65 ± 0.894	5.87 ± 1.036	5.70 ± 0.840	5.07 ± 0.454	4.39 ± 1.480	5.92 ± 1.470 *	5.74 ± 1.215	5.02 ± 1.425
血糖 (mmol·L^{-1}) 休息 20 min	5.36 ± 1.537	6.14 ± 2.225	6.54 ± 1.114 *	6.76 ± 1.494	6.27 ± 1.031	5.43 ± 0.965	5.15 ± 1.765	5.95 ± 1.542	6.61 ± 1.503	5.41 ± 1.805

	对照组	蚕蛹蛋白			谷氨酰胺		
		低	中	高	低	中	高
游泳力竭时间 (s)	893 ± 408	1 818 ± 1 064 *	3 429 ± 1 332 *	1 059 ± 545	1 070 ± 529	570 ± 284	604 ± 212
乳酸消除 (mmol·L^{-1})	149 ± 41	181.0 ± 55.39	102.7 ± 38.61 *	176.0 ± 36.18	169.1 ± 50.75	183.7 ± 31.71	185.6 ± 48.57
肝糖原 (mg·g^{-1})	17 ± 7	34.69 ± 10.308 *	27.43 ± 5.623	19.34 ± 7.181	24.9 ± 11.740	28.31 ± 9.376	23.40 ± 6.601
血糖 (mmol·L^{-1}) 静息	6.85 ± 0.831	5.79 ± 1.327	5.76 ± 1.614	5.58 ± 1.196	5.95 ± 1.475	4.95 ± 1.229	5.52 ± 1.456
血糖 (mmol·L^{-1}) 力竭瞬间	4.99 ± 1.121	4.73 ± 1.248	3.89 ± 1.226	4.00 ± 0.641	5.11 ± 1.639	4.00 ± 1.048	4.35 ± 1.345
血糖 (mmol·L^{-1}) 休息 20 min	5.36 ± 1.537	4.93 ± 1.563	4.02 ± 1.224	4.47 ± 1.377	6.00 ± 2.719	4.34 ± 1.186	5.24 ± 1.589

与缺氧对照组比较，* $P < 0.05$。

二、海拔 3 700 m β-胡萝卜素、蚕蛹蛋白和大豆肽对军事作业能力影响

海拔 3 700 m 高原现场，选择 100 名在高原生活半年以上的战士，身体健康，随机分为安慰剂组、β-胡萝卜素组、蚕蛹蛋白组、大豆肽组，每组 25 名。连续服药 15 d，

服药前、后分别采用踏阶运动负荷实验测定 PWC_{170}、VO_{2max} 等体能指标和肝功、肾功、自由基代谢（NO、NOS、SOD、MDA）、乳酸等血液生化指标。实验采用双盲法，自身服药前后对照，评价 3 种药物对体能水平的影响，结果见表 9-61 ~ 表 9-65。

表 9-61　海拔 3 700 m 营养补充剂对高原人体运动能力的影响（$\bar{x} \pm s$）

		体重 （kg）	静息 P （次·min^{-1}）	静息 SaO$_2$ （%）	运动 SaO$_2$ （%）	VO$_{2max}$ （mL·kg^{-1}· min^{-1}）	PWC$_{170}$ （kg·m· min^{-1}）	台阶 指数
安慰 剂组	基础值	67.08 ± 6.13	81.21 ± 10.88	90.93 ± 1.90	87.93 ± 3.27	40.84 ± 2.84	888.10 ± 125.12	95.71 ± 13.26
	干预值	66.24 ± 5.59*	71.36 ± 10.80*	91.86 ± 1.61	88.50 ± 3.08	44.91 ± 2.84**	1029.02 ± 167.37**	112.11 ± 13.24**
β-胡萝 卜素组	基础值	65.21 ± 5.56	78.85 ± 8.13	91.78 ± 1.96	86.50 ± 2.88	40.63 ± 2.02	847.42 ± 95.76	94.50 ± 7.32
	干预值	64.97 ± 5.34	82.15 ± 10.17##	91.78 ± 2.35	89.40 ± 2.76*	43.90 ± 1.20	933.3 ± 122.19**	102.91 ± 9.11**#
蚕蛹 蛋白组	基础值	61.91 ± 6.76	88.27 ± 5.68	91.38 ± 1.68	85.50 ± 4.60	41.19 ± 2.35	821.50 ± 137.23	97.28 ± 17.73
	干预值	61.22 ± 6.23	83.00 ± 7.40##	90.75 ± 1.98	89.00 ± 3.85	45.53 ± 3.29**	976.80 ± 184.97	104.80 ± 11.12
大豆 肽组	基础值	67.44 ± 5.68	86.57 ± 7.29	91.50 ± 1.83	88.86 ± 3.30	42.34 ± 2.67	948.06 ± 276.38	96.29 ± 9.96
	干预值	66.38 ± 5.88**	77.64 ± 11.22*	91.07 ± 1.82	89.07 ± 2.56	46.08 ± 2.74**	991.17 ± 204.69	114.61 ± 10.69**

组内自身前后比较，$^*P < 0.05$，$^{**}P < 0.01$；5、6、7 组与 4 组比较，$^#P < 0.05$，$^{##}P < 0.01$。

表 9-62　海拔 3 700 m 营养补充剂对 GPT 和 GOT 的影响（$\bar{x} \pm s$）

		GPT（U·L^{-1}）			GOT（U·L^{-1}）		
	n	基础	服药前运动后	服药后运动后	基础	服药前运动后	服药后运动后
安慰剂	15	30.20 ±9.13	41.53 ±9.69①	39.20 ±9.37②	33.80 ±11.34	43.40 ±6.75②	41.67 ±8.84②
β-胡萝卜素组	15	29.33 ±7.96	42.80 ±6.41①	36.27 ±8.39②③	31.27 ±7.36	44.07 ±6.80①	37.40 ±6.49②③
蚕蛹蛋白组	15	33.87 ±8.38	46.93 ±8.88①	39.40 ±7.44②③	31.47 ±10.16	44.67 ±8.89①	35.60 ±13.88②③
大豆肽组	15	31.73 ±8.96	41.07 ±7.28①	36.47 ±5.73②③	30.80 ±7.88	41.60 ±7.55①	36.73 ±8.13②③

与基础比较，①$P < 0.01$，②$P < 0.05$；与服药前运动后比较，③$P < 0.05$，④$P < 0.01$。

表 9 - 63　海拔 3 700 m 营养补充剂对胆红素的影响（$\bar{x} \pm s$）

	n	TB（mmol·L^{-1}）			DB（mmol·L^{-1}）			BUN（mmol·L^{-1}）		
		基础	服药前运动后	服药后运动后	基础	服药前运动后	服药后运动后	基础	服药前运动后	服药后运动后
安慰剂	15	16.16 ± 5.50	26.78 ± 14.16②	23.72 ± 10.05②	5.01 ± 1.69	11.53 ± 6.46①	9.06 ± 3.25①	5.39 ± 1.90	9.03 ± 3.04①	9.16 ± 3.50①
β-胡萝卜素组	15	14.45 ± 8.55	28.68 ± 8.83①	21.87 ± 5.89②③	4.13 ± 3.60	10.80 ± 3.30①	7.49 ± 3.22①③	4.58 ± 1.84	9.11 ± 2.39①	6.11 ± 2.41②③
蚕蛹蛋白组	15	15.51 ± 10.47	28.71 ± 8.74①	22.91 ± 4.81②③	4.65 ± 1.85	8.72 ± 3.44①	6.34 ± 1.49②③	4.78 ± 2.32	8.78 ± 3.67①	6.20 ± 1.57②③
大豆肽组	15	15.01 ± 7.24	31.77 ± 12.66①	21.33 ± 7.91②③	4.03 ± 1.39	8.03 ± 3.37①	5.81 ± 1.98②③	5.45 ± 1.26	9.59 ± 4.22①	6.73 ± 2.33②③

与基础比较，①$P<0.01$，②$P<0.05$；与服药前运动后比较，③$P<0.05$，④$P<0.01$。

表 9 - 64　海拔 3 700 m 营养补充剂对 NO 和 NOS 的影响（$\bar{x} \pm s$）

	n	NOS（U·mL^{-1}）			NO（μmol·mL^{-1}）		
		基础	服药前运动后	服药后运动后	基础	服药前运动后	服药后运动后
安慰剂	15	45.20 ± 9.37	35.15 ± 5.93①	35.70 ± 7.92②	49.91 ± 8.09	37.98 ± 7.23①	36.63 ± 7.46①
β-胡萝卜素组	15	43.72 ± 9.05	30.99 ± 4.84①	35.92 ± 6.40②③	51.31 ± 14.07	33.24 ± 7.10①	39.52 ± 5.90②③
蚕蛹蛋白组	15	41.45 ± 4.50	31.47 ± 5.38①	36.47 ± 5.29②③	51.09 ± 14.08	35.25 ± 9.22①	42.68 ± 8.40②③
大豆肽组	15	46.82 ± 10.82	32.59 ± 4.53①	39.05 ± 7.89②③	48.36 ± 11.15	33.19 ± 5.82①	39.22 ± 7.61②③

与基础比较，①$P<0.01$，②$P<0.05$；与服药前运动后比较，③$P<0.05$，④$P<0.01$。

表 9 - 65　海拔 3 700 m 营养补充剂对自由基及 BLA 的影响（$\bar{x} \pm s$）

	n	SOD（U·mL^{-1}）			MDA（μmol·mL^{-1}）			BLA（mmol·L^{-1}）		
		基础	服药前运动后	服药后运动后	基础	服药前运动后	服药后运动后	基础	服药前运动后	服药后运动后
安慰剂	15	93.28 ± 13.87	77.48 ± 10.41①	73.22 ± 13.45①	5.22 ± 1.93	9.03 ± 3.85①	9.59 ± 3.99①	3.00 ± 1.25	5.39 ± 2.87①	6.42 ± 3.83①
β-胡萝卜素组	15	90.50 ± 11.71	74.21 ± 12.98①	82.56 ± 11.22②③	5.11 ± 1.51	8.10 ± 2.02①	6.54 ± 1.36②③	3.19 ± 0.75	5.84 ± 1.13①	3.98 ± 1.07②④
蚕蛹蛋白组	15	93.80 ± 10.38	74.34 ± 10.62①	83.34 ± 11.10②③	4.13 ± 1.47	8.70 ± 3.98①	6.25 ± 1.29①③	3.31 ± 1.20	5.16 ± 0.76①	4.34 ± 0.93②③
大豆肽组	15	92.46 ± 9.01	75.55 ± 9.49①	83.42 ± 8.50②③	4.23 ± 1.14	8.53 ± 4.37①	5.39 ± 2.01②③	3.03 ± 0.72	5.67 ± 1.71①	4.32 ± 1.78②③

与基础比较，①$P<0.01$，②$P<0.05$；与服药前运动后比较，③$P<0.05$，④$P<0.01$。

三、海拔 4 300 m β - 胡萝卜素、蚕蛹蛋白和大豆肽对军事作业能力的影响

海拔 4 300 m 高原现场，选择 40 名在高原生活半年以上的战士，身体健康，随机分为安慰剂组、β - 胡萝卜素组、蚕蛹蛋白组、大豆肽组，每组 10 名，连续服药 15 d，服药前、后分别采用踏阶运动负荷试验测定 PWC_{170}、VO_{2max} 等体能指标和肝功、肾功、自由基代谢（NO、NOS、SOD、MDA）、乳酸等血液生化指标。实验采用双盲法，自身服药前后对照，评价 3 种药物对体能水平的影响。结果见表 9 - 66 ~ 表 9 - 72。

表 9 - 66　海拔 4 300 m 营养补充剂对高原人体运动能力的影响（$\bar{x} \pm s$）

		体重（kg）	静息 P（次·min^{-1}）	静息 SaO$_2$（%）	运动 SaO$_2$（%）	VO$_{2max}$（mL·kg^{-1}·min^{-1}）	PWC$_{170}$（kg·m·min^{-1}）	台阶指数
安慰剂组	基础值	62. 37 ± 5. 71	90. 33 ± 10. 67	87. 22 ± 3. 11	80. 56 ± 3. 47	40. 42 ± 3. 45	686. 14 ± 474. 40	88. 01 ± 12. 87
	干预值	63. 09 ± 6. 71	80. 33 ± 15. 62*	88. 44 ± 3. 13	80. 44 ± 5. 55	43. 14 ± 3. 16**	805. 66 ± 256. 58	97. 64 ± 9. 93**
β - 胡萝卜素组	基础值	62. 39 ± 5. 99	91. 50 ± 10. 41	87. 80 ± 2. 10	78. 90 ± 3. 54	41. 48 ± 3. 04	85. 90 ± 125. 63	96. 07 ± 15. 40
	干预值	62. 96 ± 5. 98	84. 40 ± 11. 59	87. 30 ± 1. 57	79. 70 ± 3. 23	42. 81 ± 2. 94	931. 07 ± 131. 16	109. 44 ± 20. 51*
蚕蛹蛋白组	基础值	60. 12 ± 3. 70	85. 50 ± 13. 11	88. 80 ± 2. 74	80. 90 ± 4. 01	41. 62 ± 2. 43	795. 93 ± 153. 84	94. 57 ± 12. 77
	干预值	60. 31 ± 3. 80	92. 20 ± 11. 46	88. 10 ± 2. 47	81. 70 ± 3. 27	44. 04 ± 2. 37*	864. 39 ± 115. 03*	101. 82 ± 12. 36*
大豆肽组	基础值	57. 28 ± 6. 36	85. 50 ± 12. 75	89. 40 ± 1. 90	82. 90 ± 3. 31	41. 40 ± 2. 73	778. 01 ± 144. 41	97. 78 ± 12. 91
	干预值	57. 96 ± 6. 10**	85. 80 ± 14. 20	89. 20 ± 1. 48	84. 20 ± 3. 16	44. 08 ± 3. 60*	871. 18 ± 102. 18	109. 65 ± 17. 45*

组内自身前后比较，*$P < 0.05$，**$P < 0.01$；5、6、7 组与 4 组比较，#$P < 0.05$，##$P < 0.01$。

表 9 - 67　海拔 4 300 m 营养补充剂对高原人体运动 GPT 和 GOT 的影响（$\bar{x} \pm s$）

	n	GPT（U·L^{-1}）			GOT（U·L^{-1}）		
		基础	服药前运动后	服药后运动后	基础	服药前运动后	服药后运动后
安慰剂	10	12. 80 ± 6. 25	21. 60 ± 5. 54[2]	21. 80 ± 7. 89[1]	17. 00 ± 9. 98	19. 60 ± 12. 99	22. 40 ± 15. 25
β - 胡萝卜素组	10	11. 70 ± 5. 85	20. 80 ± 9. 24[1]	18. 20 ± 15. 16	13. 80 ± 8. 07	29. 70 ± 12. 13[2]	15. 20 ± 5. 53[4]
蚕蛹蛋白组	10	12. 10 ± 7. 03	23. 20 ± 9. 83[1]	15. 30 ± 12. 66	17. 00 ± 8. 52	29. 80 ± 13. 69[1]	30. 60 ± 16. 98[1]
大豆肽组	10	16. 00 ± 8. 68	23. 4 ± 11. 06	22. 50 ± 10. 68	19. 00 ± 14. 38	34. 10 ± 8. 36[1]	24. 40 ± 10. 85[3]

与基础比较，[1]$P < 0.05$，[2]$P < 0.01$；与服药前运动后比较，[3]$P < 0.05$，[4]$P < 0.01$。

表9-68 海拔4300 m营养补充剂对高原人体运动γ-GT和BUN的影响 ($\bar{x} \pm s$)

	n	γ-GT (U·L^{-1})			BUN (mmol·L^{-1})		
		基础	服药前运动后	服药后运动后	基础	服药前运动后	服药后运动后
安慰剂	10	34.40±11.96	38.20±19.88	35.40±18.73	6.91±1.37	7.61±1.15	7.49±1.55
β-胡萝卜素组	10	26.60±10.62	40.30±14.30	29.20±11.34	6.48±1.01	6.92±2.25	6.35±1.95
蚕蛹蛋白组	10	32.10±10.38	38.00±21.77	31.70±12.02	5.91±1.81	6.25±0.85	6.30±1.74
大豆肽组	10	31.90±14.39	37.50±15.74	35.70±8.72	5.92±0.68	8.12±0.91②	6.30±1.54③

与基础比较，①P<0.05，②P<0.01；与服药前运动后比较，③P<0.05，④P<0.01。

表9-69 海拔4300 m营养补充剂对总胆红素和直接胆红素的影响

	n	TB (μmol·L^{-1})			DB (μmol·L^{-1})		
		基础	服药前运动后	服药后运动后	基础	服药前运动后	服药后运动后
安慰剂	10	16.89±7.26	23.74±32.95	29.68±35.35	12.97±6.23	15.93±17.05	18.21±18.87
β-胡萝卜素组	10	8.35±4.06	22.14±10.37②	9.68±3.30④	6.21±1.88	23.77±17.00①	11.97±19.13
蚕蛹蛋白组	10	19.52±10.39	16.22±11.08	13.27±4.23	9.68±4.09	15.81±6.41①	13.30±8.51
大豆肽组	10	21.52±32.70	30.10±26.64	21.71±12.40	15.50±16.69	22.25±17.25	12.68±5.64

与基础比较，①P<0.05，②P<0.01；与服药前运动后比较，③P<0.05，④P<0.01。

表9-70 海拔4300 m营养补充剂对高原人体运动LDH和CK的影响 ($\bar{x} \pm s$)

	n	LDH (U·L^{-1})			CK (U·L^{-1})		
		基础	服药前运动后	服药后运动后	基础	服药前运动后	服药后运动后
安慰剂	10	171.90±75.68	215.20±42.59	234.70±87.46	225.20±101.19	259.00±99.63	296.00±86.71
β-胡萝卜素组	10	215.00±67.23	249.50±116.72	171.10±41.15③	245.00±43.48	286.30±86.59	255.00±141.91
蚕蛹蛋白组	10	198.70±69.92	220.60±66.35	206.40±64.16	220.90±57.87	261.10±87.30	243.10±123.14
大豆肽组	10	218.70±48.70	217.80±60.76	225.30±68.86	273.40±83.38	252.40±39.16	293.70±74.12

与基础比较，①P<0.05，②P<0.01；与服药前运动后比较，③P<0.05，④P<0.01。

表9-71 海拔4300 m营养补充剂对NO和NOS的影响

	n	NO (μmol·mL^{-1})			NOS (U·mL^{-1})		
		基础	服药前运动后	服药后运动后	基础	服药前运动后	服药后运动后
安慰剂	10	49.28±17.94	34.91±6.86	38.19±9.33	51.51±12.56	40.26±5.98①	36.61±1.94②
β-胡萝卜素组	10	46.21±14.67	34.57±7.18①	49.69±12.39③	47.82±13.44	37.30±8.51①	40.73±1.51
蚕蛹蛋白组	10	49.14±12.83	34.97±5.21②	44.44±15.06	45.46±9.76	36.58±6.14①	40.14±1.64
大豆肽组	10	51.93±10.11	37.20±8.46②	48.44±9.66④	48.26±6.78	39.26±8.82①	40.04±1.59②

与基础比较，①P<0.05，②P<0.01；与服药前运动后比较，③P<0.05，④P<0.01。

表 9 –72　海拔 4 300 m 营养补充剂对 SOD 和 MDA 的影响

	n	SOD（$U \cdot mL^{-1}$）			MDA（$\mu mol \cdot mL^{-1}$）		
		基础	服药前运动后	服药后运动后	基础	服药前运动后	服药后运动后
安慰剂	10	86.35 ± 15.26	61.05 ± 30.66[①]	73.66 ± 9.31[①]	4.62 ± 2.11	7.78 ± 2.29[②]	7.92 ± 1.69[②]
β – 胡萝卜素组	10	84.31 ± 16.74	70.87 ± 21.60	73.04 ± 3.06	3.54 ± 0.79	5.54 ± 2.23[①]	4.96 ± 1.27[②]
蚕蛹蛋白组	10	83.04 ± 23.98	61.67 ± 24.15[①]	73.20 ± 15.94	3.70 ± 1.22	6.00 ± 2.19[①]	5.42 ± 2.43
大豆肽组	10	79.92 ± 29.49	61.48 ± 25.95	73.88 ± 35.36	3.38 ± 2.10	7.17 ± 1.85[②]	5.63 ± 1.99[②③]

与基础比较，[①]$P < 0.05$，[②]$P < 0.01$；与服药前运动后比较，[③]$P < 0.05$，[④]$P < 0.01$。

四、海拔 5 100 m 服用 β – 胡萝卜素、蚕蛹蛋白、大豆肽对军事作业能力的影响

海拔 5 100 m 高原现场，选择 40 名在高原生活半年以上的战士，身体健康，随机分为安慰剂组、β – 胡萝卜素组、蚕蛹蛋白组、大豆肽组，每组 10 名。连续服药 15 d，服药前、后分别采用踏阶运动负荷试验测定 PWC_{170}、VO_{2max} 等体能指标和肝功、肾功、自由基代谢（NO、NOS、SOD、MDA）、乳酸等血液生化指标。实验采用双盲法，自身服药前后对照，评价 3 种药物对体能水平的影响。

1. 对运动能力的影响

服药后较服药前 β – 胡萝卜素组 VO_{2max}、静息 SaO_2 增高，有显著性差异（$P < 0.05$），蚕蛹蛋白组和大豆肽组 VO_{2max}、PWC_{170}、台阶指数、静息和运动后 SaO_2 均增高，有显著性差异（$P < 0.01$ 或 0.05）；与对照组比较，3 组服药后运动后 SaO_2 均增高，有显著性差异（$P < 0.05$），蚕蛹蛋白组和大豆肽组台阶指数增高，有非常显著性差异（$P < 0.01$），大豆肽组 VO_{2max} 增高，有显著性差异（$P < 0.05$）。其余无统计学意义（$P > 0.05$）（表 9 – 73、表 9 – 74）。

表 9 –73　对高原人体运动 P 和 SaO_2 的影响（$\bar{x} \pm s$，$n = 10$）

	静息 P（次 · min^{-1}）		静息 SaO_2（%）		运动 SaO_2（%）	
	服药前	服药后	服药前	服药后	服药前	服药后
β – 胡萝卜素组	86.90 ± 9.10	83.60 ± 7.96	80.80 ± 4.71	84.90 ± 3.35[①]	73.10 ± 9.39	79.00 ± 5.35[③]
蚕蛹蛋白组	86.00 ± 10.37	83.20 ± 11.83	80.90 ± 2.64	85.50 ± 3.27[①]	74.00 ± 4.76	78.50 ± 4.03[①③]
大豆肽组	86.80 ± 5.22	83.50 ± 10.33	81.40 ± 3.24	84.60 ± 2.67[①]	74.60 ± 4.20	78.00 ± 3.62[②③]
对照组	85.30 ± 7.60	88.90 ± 7.92	81.80 ± 4.52	83.20 ± 3.58	74.00 ± 3.43	72.60 ± 6.11

与服药前比较，[①]$P < 0.05$，[②]$P < 0.01$；营养补充剂组与对照组比较，[③]$P < 0.05$。

表9-74 对高原人体运动PWC₁₇₀及VO₂ₘₐₓ的影响 ($\bar{x} \pm s$, $n = 10$)

	VO_{2max} (mL·kg⁻¹·min⁻¹)		PWC_{170} (kg·m·min⁻¹)		台阶指数	
	服药前	服药后	服药前	服药后	服药前	服药后
β-胡萝卜素组	40.12±2.23	43.89±3.53①	825.40±119.80	838.78±117.87	96.98±9.49	98.36±14.66
蚕蛹蛋白组	41.93±1.87	44.28±2.02①	858.13±98.97	911.92±147.12	94.17±9.35	103.64±4.79①③
大豆肽组	41.58±3.71	46.31±2.21①③	865.46±79.25	895.08±75.97	96.02±7.42	105.45±6.29①③
对照组	41.62±2.52	41.99±4.03	860.45±62.19	871.78±81.21	96.78±10.65	97.12±4.54

与服药前比较,①$P < 0.05$,②$P < 0.01$;营养补充剂组与对照组比较,③$P < 0.01$。

2. 对肝功能的影响

与安静时相比,运动后ALT、AST、TB、DB均增高,有显著性差异($P < 0.01$ 或 0.05)。服用营养补充剂后运动后较服用前运动后AST降低,有非常显著性差异($P < 0.01$),ALT、TB、DB降低,有显著性差异($P < 0.05$);较对照组服药后运动后ALT、AST、TB、DB均降低,有显著性差异($P < 0.01$ 或 0.05)(表9-75、表9-76)。

表9-75 海拔5 100 m营养补充剂对ALT和AST的影响 ($\bar{x} \pm s$, $n = 10$)

	ALT (U·L⁻¹)			AST (U·L⁻¹)		
	基础	服药前运动后	服药后运动后	基础	服药前运动后	服药后运动后
β-胡萝卜素组	41.00±5.46	52.00±7.48①	44.20±5.47③	42.70±6.58	53.30±8.08②	45.80±5.81③
蚕蛹蛋白组	41.60±6.10	52.10±6.74①	43.70±5.31③	42.20±8.51	52.50±8.86②	43.30±7.21③
大豆肽组	44.20±7.66	52.70±4.88①	46.10±4.72③	43.70±6.91	53.30±5.21①	45.80±3.91④
对照组	40.40±4.03	49.50±5.32①	48.90±4.84①	39.60±5.23	50.80±4.32①	50.50±5.42①

与基础比较,①$P < 0.05$,②$P < 0.01$;与服药前运动后比较,③$P < 0.05$,④$P < 0.01$。

表9-76 海拔5 100 m营养补充剂对总胆红素和直接胆红素的影响 ($\bar{x} \pm s$, $n = 10$)

	TB (μmol·L⁻¹)			DB (μmol·L⁻¹)		
	基础	服药前运动后	服药后运动后	基础	服药前运动后	服药后运动后
β-胡萝卜素组	19.03±5.49	29.87±6.43①	24.91±4.75②③	5.99±2.25	9.52±1.73①	7.00±2.47③
蚕蛹蛋白组	18.62±4.77	30.66±5.07①	24.11±5.91②③	5.91±1.92	9.21±1.42①	7.47±1.96③
大豆肽组	20.20±4.62	30.51±3.41①	25.36±4.86②③	5.16±2.45	9.08±3.26①	6.16±2.30③
对照组	20.22±6.71	29.22±5.13②	26.47±4.11②	5.87±1.34	7.95±1.55②	8.63±1.49①

与基础比较,①$P < 0.05$,②$P < 0.01$;与服药前运动后比较,③$P < 0.05$,④$P < 0.01$。

3. 对自由基代谢的影响

与安静时相比,运动后NOS、NO、SOD降低,MDA增高,有显著性差异($P < 0.01$ 或 0.05)。服用营养补充剂组服药后运动后较服药前运动后NOS、NO、SOD增高,MDA降低,有显著性差异($P < 0.05$);较对照组服药后运动后NOS、NO、SOD均增

高，MDA 降低，有显著性差异（$P < 0.01$ 或 < 0.05）（表 9 - 77、表 9 - 78）。

表 9 - 77　海拔 5 100 m 营养补充剂对 NOS、NO 的影响（$\bar{x} \pm s$, $n = 10$）

	NOS（U·mL^{-1}）			NO（U·mL^{-1}）		
	基础	服药前运动后	服药后运动后	基础	服药前运动后	服药后运动后
β - 胡萝卜素组	38.52 ± 3.40	30.93 ± 7.13[①]	35.47 ± 7.45[③]	39.12 ± 5.24	31.92 ± 5.51[①]	37.74 ± 5.26[③]
蚕蛹蛋白组	38.66 ± 7.06	30.38 ± 1.96[①]	35.69 ± 4.83[③]	40.77 ± 7.04	31.84 ± 4.15[①]	36.84 ± 4.06[③]
大豆肽组	40.69 ± 5.02	32.71 ± 4.49[①]	38.36 ± 3.77[②③]	42.55 ± 5.43	33.31 ± 5.75[①]	37.30 ± 2.29[③]
对照组	36.87 ± 4.94	32.10 ± 4.79[②]	31.76 ± 3.66[②]	39.48 ± 3.65	28.85 ± 5.49[①]	30.78 ± 5.23[①]

与基础比较，[①]$P < 0.05$，[②]$P < 0.01$；与服药前运动后比较，[③]$P < 0.05$。

表 9 - 78　海拔 5 100 m 营养补充剂对 SOD、MDA 的影响（$\bar{x} \pm s$, $n = 10$）

	SOD（U·mL^{-1}）			MDA（μmoL·mL^{-1}）		
	基础	服药前运动后	服药后运动后	基础	服药前运动后	服药后运动后
β - 胡萝卜素组	80.74 ± 6.70	70.95 ± 6.65[①]	77.39 ± 3.92[③]	5.57 ± 2.12	9.48 ± 2.19[①]	6.99 ± 2.19[③]
蚕蛹蛋白组	81.91 ± 5.83	70.37 ± 6.10[①]	76.52 ± 5.97[②③]	5.30 ± 2.41	9.25 ± 2.00[①]	6.20 ± 2.87[③]
大豆肽组	81.13 ± 6.86	69.58 ± 10.46[①]	78.11 ± 6.43[②③]	5.21 ± 2.31	10.14 ± 1.99[①]	7.52 ± 1.48[②③]
对照组	81.83 ± 5.29	73.01 ± 9.70[①]	69.54 ± 10.71[①]	6.06 ± 1.61	9.36 ± 1.68[①]	9.63 ± 1.45[①]

与基础比较，[①]$P < 0.05$，[②]$P < 0.01$；与服药前运动后比较，[③]$P < 0.05$。

4. 对 BUN、GLU、BLA 的影响

与安静时相比，运动后 GLU 降低，BUN、BLA 增高，有显著性差异（$P < 0.05$ 或 0.01）。服用营养补充剂组服药后运动后较服药前运动后 GLU 增高，BUN、BLA 降低，有显著性差异（$P < 0.05$ 或 0.01）；较对照组服药后运动后 GLU 均增高，BUN、BLA 降低，有显著性差异（$P < 0.05$ 或 0.01）（表 9 - 79）。

表 9 - 79　海拔 5 100 m 营养补充剂对 GLU、BLA 和 BUN 的影响（$\bar{x} \pm s$, $n = 10$）

	GLU（mmol·L^{-1}）			BLA（mmol·L^{-1}）			BUN（mmol·L^{-1}）		
	基础	服药前运动后	服药后运动后	基础	服药前运动后	服药后运动后	基础	服药前运动后	服药后运动后
β - 胡萝卜素组	3.63 ± 1.04	2.13 ± 0.75[①]	3.41 ± 0.70[④]	5.39 ± 1.72	9.47 ± 2.53[①]	7.64 ± 2.39[②③]	7.41 ± 2.01	11.07 ± 2.27[①]	8.01 ± 2.78[③]
蚕蛹蛋白组	3.57 ± 1.17	2.25 ± 0.79[①]	3.40 ± 1.05[③]	5.16 ± 2.02	9.59 ± 2.92[①]	6.66 ± 1.95[②③]	7.38 ± 1.93	10.71 ± 2.32[①]	7.71 ± 2.84[④]
大豆肽组	3.62 ± 1.04	2.29 ± 0.74[②]	3.37 ± 0.82	4.72 ± 1.69	8.68 ± 1.98[①]	6.06 ± 2.15[③]	7.15 ± 2.30	10.28 ± 2.85[①]	7.89 ± 2.64[③]
对照组	3.37 ± 0.73	2.35 ± 0.62[①]	2.42 ± 0.64[②]	4.86 ± 1.90	9.61 ± 2.99[①]	9.50 ± 1.58[①]	7.03 ± 2.55	11.52 ± 3.21[①]	11.26 ± 3.85[①]

与基础比较，[①]$P < 0.05$，[②]$P < 0.01$；与服药前运动后比较，[③]$P < 0.05$，[④]$P < 0.01$。

五、实验结论

近年来胡萝卜素受到医学界空前的关注，是对抗自由基最有效的抗氧化剂之一。大豆肽具有快速消除疲劳、增强肌肉力量的功能。人的大脑通过分泌生长激素来激活肌肉的修复功能，经反复的"运动—补充营养—休息"循环，使肌肉纤维修复得比以前更粗、更强壮。在运动前、运动中补充大豆肽，可以迅速补充消耗掉的氨基酸，抑制或缩短了体内"负氮平衡"，消除疲劳、增强肌肉。蚕蛹蛋白能显著增加小鼠爬杆时间和负重游泳时间，增加小鼠运动过程中肝糖原和肌糖原含量，减少血清尿素氮的含量，并能显著降低游泳后血清乳酸的增加量，说明蚕蛹蛋白多肽具有明显的抗疲劳作用。高原移居人群服用 β - 胡萝卜素、大豆肽和蚕蛹蛋白营养补充剂，可以增加人体的 NOS 及 NO 含量，提升 SOD 和葡萄糖水平，同时降低人体内的 MDA，使人体细胞受到损伤减少，降低血液中的 ALT、AST 的含量，提高蛋白质的利用效率，使释放到血液中 TB、DB 和 BUN 的量减少，从而使健康得到更好的保护，提高了机体的运动能力。从高原现场人群评价实验结果可看出，β - 胡萝卜素、蚕蛹蛋白、大豆肽可明显提高高原人群的劳动能力，有利于促进运动疲劳后各项生化指标的恢复。

参考文献

[1] 王兴化，彭鲁英，胡鸿勤，等．不同海拔高度对高原筑路民工劳动能力的影响．高原医学杂志，1995，5：15.

[2] 李文选．高原人体最大摄氧量和心率的降低及低氧通气反应．中国运动医学杂志，1990，5：100.

[3] 陈宁荣，吴佑安，牛文忠，等．低氧对不同海拔高度移居者行为功能影响的研究．高原医学杂志，1994，4：1.

[4] 宁竹之，王登高，索玉兰，等．高原劳动能力降低的机理探讨和训练提高劳动能力的人体实验研究．中国公共卫生学报，1994，13：311.

[5] 王伟，哈振德，张芳，等．不同药物对海拔 3 700 m 移居青年做功量的影响．中华航空航天医学杂志，2003，14（4）：217 - 219.

[6] 王伟，张西洲，崔建华，等．药物对进驻高原青年睡眠剥夺及运动时心功能指数的影响．西藏医药杂志，2003，24（1）：5 - 7.

[7] 王伟，曹荣成，张西洲，等．银杏叶片对高原移居青年亚极量运动心率的影响．临床军医杂志，2004，32（4）：1 - 2.

[8] 王伟，昝俊平，谢印芝，等．红景天和乙酰唑胺对进驻高原青年做功前后 PWC$_{170}$ 影响．解放军预防医学杂志，2003，21（1）：67.

[9] 马勇，张西洲，陈秀山，等．红景天与乙酰唑胺改善高原脑 - 体功效能力的对比研究．中国心理卫生杂志，2001，15（2）：117 - 118.

[10] 马勇, 张西洲, 陈秀山, 等. 红景天与乙酰唑胺改善高原脑 - 体工作前后的光觉对比研究. 高原医学杂志, 2000, 10 (4): 19 - 21.

[11] 马勇, 张西洲, 王引虎, 等. 药物对高原移居者睡眠呼吸紊乱警觉性作用初步研究. 中国心理卫生杂志, 2001, 15 (4): 268 - 270.

[12] 马勇, 哈振德, 朱永安, 等. 药物改善高原移居者脑 - 体功效能力的对比研究. 高原医学杂志, 2002, 12 (1): 24 - 26.

[13] 马勇, 哈振德, 张西洲, 等. 酪氨酸与依那普利、硝苯吡啶改善高原移居者脑 - 体功效的对比研究. 中国行为医学科学, 2002, 11 (5): 563 - 565.

[14] 马勇, 哈振德, 张建林, 等. 银杏叶片改善高原移居者脑 - 体功效能力的对比研究. 中国行为医学科学杂志, 2005, 14 (1): 90 - 91.

[15] 张西洲, 崔建华, 王伟, 等. 几种药物对提高高原部队战士体力作业效率的效果观察. 解放军预防医学杂志, 2002, 20 (4): 268 - 270.

[16] 红景天复方对高原人体运动时血乳酸、肌红蛋白及血氨的影响. 解放军预防医学杂志, 2001, 19 (6): 426 - 428.

[17] 崔建华, 王引虎, 张西洲, 等. 酪氨酸和依那普利对高原人运动后血乳酸、肌红蛋白及血氨的影响. 中华中西医临床杂志, 2002, 2 (2): 9 - 12.

[18] 崔建华, 张西洲, 王引虎, 等. 三种药物对人在高原运动后血乳酸、肌红蛋白及血氨含量的影响. 中华航空航天医学杂志, 2001, 12 (2): 91 - 94.

[19] 张西洲, 崔建华, 何富文. 红景天复方和乙酰唑胺对进驻高原官兵睡眠剥夺及力竭运动后自由基代谢的影响. 解放军预防医学杂志, 2001, 19 (4): 266 - 268.

[20] 崔建华, 张西洲, 王引虎, 等. 红景天复方对高原人体运动时血乳酸、肌红蛋白及血氨的影响. 解放军预防医学杂志, 2001, 19 (6): 426 - 428.

[21] 崔建华, 王引虎, 张西洲, 等. 酪氨酸对海拔 3 700 m 高原人体运动自由基代谢的影响. 中国应用生理学杂志, 2003, 19 (2): 130 - 131.

[22] 崔建华, 张西洲, 王引虎, 等. 银杏叶片对高原人体运动后自由基代谢的影响. 西南国防医药杂志, 2005, 15 (1): 20.

[23] 崔建华, 张西洲, 王引虎, 等. 酪氨酸对高原人体运动 NO 和 NOS 的影响. 高原医学杂志, 2004, 14 (3): 6 - 8.

[24] 崔建华, 张西洲, 王引虎, 等. 三种药物对人在高原运动后血乳酸、肌红蛋白及血氨含量的影响. 中华航空航天医学杂志, 2001, 12 (2): 91 - 94.

[25] 崔建华, 张芳, 哈振德, 等. 银杏叶片、红景天、酪氨酸对高原人体运动心肌酶活性的影响. 西藏医药杂志, 2003, 24 (2): 1 - 3.

[26] 崔建华. 红景天对高原人体运动后自由基和血清肌酸激酶的影响. 航天医学与医学工程, 2001, 14 (6): 448 - 451.

[27] 崔建华, 王引虎, 张西洲, 等. 药物对高原人体运动血液流变学的干预效应. 中国血液流变学杂志, 2001, 11 (2): 121 - 124.

[28] 马勇, 哈振德, 张芳, 等. 酪氨酸与乙酰唑胺对高原负荷运动后视网膜的影响. 西藏医药杂志, 2003, 24 (4): 1 - 2.

［29］马勇，哈振德，王伟，等．酪氨酸与乙酰唑胺对高原负荷运动后光觉功能的影响．高原医学杂志，2004，14（4）：27－29.

［30］王伟，哈振德，张芳，等．药物对进驻高原青年睡眠剥夺及亚极量运动心律的影响．高原医学杂志，2002，12（3）：5－7.

［31］张西洲，崔建华，王引虎，等．驻高原部队睡眠剥夺及力竭运动后对血液流变学的影响及药物的效应．西北国防医学杂志，2001，22（4）：323－325.

［32］崔建华，高亮，袁超，等．黄芪提高3700米高原人体运动能力效果评价．高原医学杂志，2012，22（2）：7－12.

［33］崔建华，高亮，张钢，等．三七提高高原人体作业能力的现场研究．解放军药学学报，2014，30（6）：497－501.

［34］高亮，崔建华，王琰，等．3种药物对提高高原人体运动能力的实验研究．西北国防医学杂志，2014，35（4）：301.

［35］崔建华，李彬，张西洲，等．西地那非对低氧大鼠心功能的影响与药物的保护作用．高原医学杂志，2008，17（4）：3－5.

［36］崔建华，高亮，张西洲，等．西地那非对高原人体运动血气的影响．高原医学杂志，2007，17（1）：13.

［37］崔建华，高亮，张西洲，等．西地那非对高原人体耐缺氧抗疲劳有关生化指标的变化观察．中华航空航天医学杂志，2008，18（2）：95－98.

［38］崔建华，李晓莉，高亮，等．β－胡萝卜素、大豆肽和蚕蛹蛋白提高高海拔人群作业能力的研究．解放军药学学报，2014，30（4）：281－284.

第十章　高原合理用氧方案的研究

我国西线战略要地主要位于西藏、新疆等高原高寒地区，地域辽阔，边境线长达4 000多千米，军事战略地位十分重要。海拔超过3 000 m以上的高原低氧环境严重威胁人体健康，海拔越高，大气压越低，大气中的氧分压越低，含氧量越少，缺氧越严重（表10 – 1），对官兵的健康影响越大。

表10 –1　不同海拔高度的大气压、吸入气氧分压、肺泡气氧分压、血氧饱和度、动脉血氧分压

海拔高度 （m）	大气压 （mmHg）	吸入气氧分压 （mmHg）	肺泡气氧分压 （mmHg）	血氧饱和度 SaO$_2$（%）	动脉血氧分压 PaO$_2$（mmHg）
0	760	159	105	95	74
1 000	680	140	90	94	69
2 000	600	125	70	92	63
3 000	530	110	62	90	57
4 000	460	98	50	85	50
5 000	405	85	45	75	40
6 000	366	74	40	70	37
7 000	310	65	35	60	31
8 000	270	56	30	50	27

　　临床低氧血症严重程度诊断依据为：轻度，PaO$_2$（mmHg）= 50～60，SaO$_2$（%）= 80～90；中度，PaO$_2$（mmHg）= 30～50，SaO$_2$（%）= 60～80；重度，PaO$_2$（mmHg）<30，SaO$_2$<60%。

　　高原环境对人体健康的最大威胁是缺氧。吸氧可通过增加吸入氧气浓度，直接提高血液中的氧分压，纠正低氧血症，不仅是治疗急性、慢性高原病的首选措施，也是防止各种低氧性损伤的重要手段。因此，积极开展高原科学合理的用氧研究，不仅对全面促进高原部队指战员的健康、提高部队高原作战能力具有十分重要的军事意义，也是维护边疆稳定、保障国家安全和促进我国高原地区社会稳定、经济发展的迫切需要。针对急进高原和常驻高原部队官兵的吸氧指征、时间、模式、效果等高原吸氧的关键问题，以减轻急性或慢性高原病症状为主要评价指标，同时结合身体基础生理、代谢和作业能力等指标综合反映吸氧对机体整体功能的影响。通过高原现场人群试验评价和临床实证相结合方法，验证高原部队合理用氧方案，建立高原部队用氧标准，指导部队科学用氧、

安全用氧。

采用随机、对照、平行的试验方法，针对不同海拔高度（3 500 ~ 4 000 m、4 000 ~ 4 500 m和5 000 m以上高原）和不同进驻高原时间（急进部队和常驻部队），在不同高原驻防时间的人群中开展高原用氧标准的现场评价研究，验证吸氧指征和用氧方案，建立促进急进高原习服、减轻慢性低氧损伤的高原部队用氧方案和标准。

第一节　急进高原合理用氧方案研究

一、急进海拔 3 700 m 高原部队的吸氧效果

1. 急性高原病患者吸氧效果

选择 246 名乘车进入海拔 3 700 m 的青年，根据急性高原病症状学评分军用标准进行评分，评分 ≥5 分者入急性高原病患者组（63 名），评分 <5 分者入健康人群组（183 名）。将 63 名急性高原病患者组人员随机分为吸氧组（36 名）和对照组（27 名），吸氧组每天吸氧 1 次，2 h·次$^{-1}$，流量 2 L·min^{-1}，连续 7 d；对照组不吸氧。

（1）急性高原病症状：吸氧组每天的急性高原病症状评分平均值较非吸氧组降低，表明吸氧对急性高原反应症状减轻明显。

吸氧第 1 天吸氧组为 3.52 ± 1.46，对照组 1.82 ± 1.97（$P = 0.000\ 7$）；吸氧第 2 天吸氧组为 4.00 ± 1.36，对照组为 3.04 ± 2.42（$P = 0.046\ 8$），吸氧第 5 天吸氧组为 4.63 ± 1.18，对照组 3.00 ± 3.66（$P = 0.014\ 2$），结果提示吸氧可显著降低急性高原病症状。

（2）SaO_2：对照组第 2 天显著下降，此后平稳上升。吸氧组平稳上升。结果提示吸氧可提高 SaO_2（图 10 - 1）。

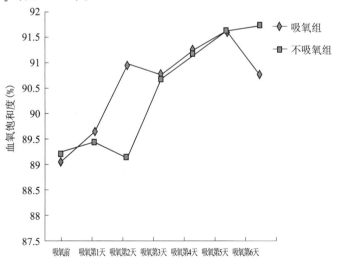

图 10 - 1　吸氧前、后各组受试者 SaO_2 变化

（3）睡眠质量：吸氧组睡眠质量明显改善，以吸氧第 4 天效果最好（图 10 - 2）。

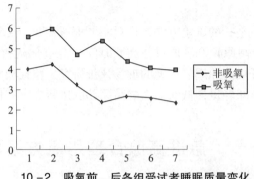

10 - 2　吸氧前、后各组受试者睡眠质量变化

（4）作业能力：通过 6 min 步行距离测试，吸氧组运动前心率（92.45 ± 11.03）次·min^{-1}，运动后（139.91 ± 23.02）次·min^{-1}，对照组运动前（96.69 ± 15.39）次·min^{-1}，运动后（155.38 ± 32.42）次·min^{-1}，吸氧使受试者运动后心率明显减慢（$P < 0.0001$），表明吸氧可提高受试者心血管储备能力。

对照组脑认知功能 - 手臂稳定性评分为 9.57 ± 5.47，吸氧组为 12.90 ± 5.58，吸氧组明显比对照组提高（$P = 0.0343$），表明吸氧可改善受试者脑认知功能的手臂稳定性，有利于精确细致动作的完成。

（5）心率、血压、肺动脉压、血常规：吸氧组与对照组受试者心率、血压、肺动脉压和血常规各项指标在各个检测时间均无显著性差异，表明吸氧对受试者心率、血压、肺动脉压及血常规影响不大，不会出现以上情况的异常。

结论：急进高原部队官兵应依据急性高原病症状（头痛、呕吐、失眠等）判定吸氧，其中症状评分 ≥5 分者应吸氧，每天 2 h；症状评分 <5 分者不吸氧。

2. 健康人群吸氧效果

将 183 名健康组人员随机分为短时吸氧组（58 名），长时吸氧组（61 名）和对照组（64 名）。短时吸氧组每天吸氧 1 次，30 min·次$^{-1}$，连续 7 d；长时吸氧组每天吸氧 1 次，60 min·次$^{-1}$，连续 7 d；对照组不吸氧。吸氧流量均为 2 L·min^{-1}。

（1）急性高原病症状评分：吸氧组和对照组症状控制无显著性差异（图 10 - 3）。

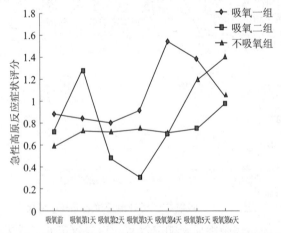

图 10 - 3　吸氧前、后各组受试者急性高原反应症状评分变化

（2）SaO₂：吸氧组和对照组无显著性差异（图10-4）。

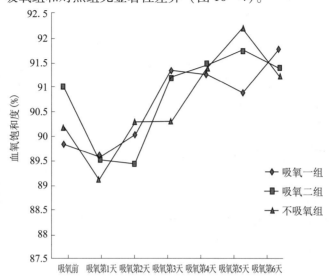

图10-4　吸氧前、后各组受试者 SaO_2 变化

（3）体能：短时吸氧组运动后 SaO_2 为 87.13 ± 3.14，长时吸氧组为 85.82 ± 4.15，对照组为 86.63 ± 3.34，各组前后变化幅度无显著性差异。

（4）其他指标：各组血压、睡眠质量、脑认知功能、血常规、肝功、肾功、肺动脉压均无显著性差异。

结论：对于初入海拔3 700 m高原的健康人群，急性高原病症状学评分 <5 分，可不吸氧。

二、急进高原部队用氧方案

根据以上研究结果，建立了急进高原部队用氧方案，见表10-2。

表10-2　急进海拔3 700 m高原部队用氧方案

人员类别	判断依据	用氧方案
急性高原病患者	急性高原病症状评分≥5 分	每天吸氧2 h
健康人群	急性高原病症状评分 <5 分	可不吸氧

第二节　常驻高原合理用氧方案研究

一、常驻海拔3 700 m高原的吸氧效果

（一）官兵健康状况分析

（1）慢性高原病（CMS）发生情况：在受试的553名战士中发现有18人 Hb ≥

$210 \text{ g} \cdot \text{L}^{-1}$，依照慢性高原病国际诊断标准可诊断为慢性高原病患者，发病率为 3.25%。

（2）高原习服不良人群：在 553 名战士中，血红蛋白含量 $<210 \text{ g} \cdot \text{L}^{-1}$，但慢性高原病症状评分 >5 分者有 117 名，可诊断为高原习服不良者，占调查人数的 21.16%。

（3）高原习服良好人群：在 553 名战士中，血红蛋白含量 $<210 \text{ g} \cdot \text{L}^{-1}$，且慢性高原病症状评分 $\leqslant 5$ 分或无症状者有 418 名，可视为高原习服良好者，占调查人数的 75.58%。

（二）常驻海拔 3 700 m 青年的吸氧效果观察

海拔 3 700 m 居住 1 年以上的 120 名青年，随机分为 3 组：A 组（$n = 40$）每天吸氧 1 次，每次 30 min；B 组（$n = 40$）每天吸氧 1 次，每次 1 h；C 组（$n = 40$）不吸氧。A、B 组连续吸氧 30 d，吸氧流量为 $2 \text{ L} \cdot \text{min}^{-1}$，受试者按计划集中吸氧，均采用双侧鼻导管置入前庭吸入，吸氧前经内装 1/2 瓶蒸馏水的湿化瓶湿化。

1. CMS 症状评分和睡眠质量评分的变化

吸氧 15 d 和 30 d 较吸氧前 B 组睡眠质量评分降低，有非常显著性差异（$P < 0.01$），其余无统计学差异（$P > 0.05$）。

A 组较 B 组吸氧 30 d 和 60 d CMS 症状评分、睡眠质量评分均降低，有显著性差异（$P < 0.05$ 或 0.01）；A 组和 B 组较 C 组吸氧 15 d、30 d 及停氧 15 d CMS 症状评分降低，A 组较 C 组吸氧 30 d 睡眠质量评分降低，有显著性差异（$P < 0.05$ 或 0.01）。其余无统计学差异（$P > 0.05$）（表 10 – 3）。

表 10 – 3 吸氧前、后受试者 CMS 症状评分及睡眠质量评分的变化（$\bar{x} \pm s$）

	CMS 症状评分			睡眠质量评分		
	A 组	B 组	C 组	A 组	B 组	C 组
n	40	40	40	40	40	40
吸氧前	4.10 ±3.38	3.92 ±2.84	4.26 ±2.93	3.80 ±2.64	3.45 ±2.33	3.67 ±2.92
吸氧 15 d	4.31 ±3.61	3.90 ±2.68	5.95 ±3.52[①③]	3.84 ±3.08	3.27 ±2.34[※]	3.76 ±2.97
吸氧 30 d	4.21 ±3.07	3.44 ±3.04	5.87 ±3.65[①④]	3.69 ±2.58	2.84 ±2.14[※]	4.15 ±2.92[④]
停氧 15 d	4.59 ±3.54	4.48 ±2.03	6.92 ±3.9[②④]	3.69 ±2.57	3.86 ±2.81	4.13 ±3.18

与吸氧前比较，[※]$P < 0.01$；与 A 组比较，[①]$P < 0.05$，[②]$P < 0.01$；与 B 组比较，[③]$P < 0.05$，[④]$P < 0.01$。

2. P 和 SaO_2 的变化

吸氧 30 d 较吸氧前 A 组、B 组 P 降低，SaO_2 升高，有非常显著性差异（$P < 0.01$），C 组无统计学差异（$P > 0.05$）；较吸氧 15 d 和停氧 15 d A 组、B 组 SaO_2 均升高，有显著性差异（$P < 0.05$ 或 0.01）。C 组较 A 组和 B 组吸氧 15 d、30 d SaO_2 降低，有显著性差异（$P < 0.05$ 或 0.01），其余无统计学差异（$P > 0.05$）（表 10 – 4）。

表 10 -4　吸氧前、后受试者 P 和 SaO$_2$ 的变化（$\bar{x} \pm s$）

	P （次·min^{-1}）			SaO$_2$ （%）		
	A 组	B 组	C 组	A 组	B 组	C 组
n	40	40	40	40	40	40
吸氧前	77.67±8.63	80.97±8.81	76.60±9.46	91.03±1.95	90.72±1.64	90.77±1.44
吸氧 15 d	77.85±11.03	82.36±8.51	79.97±7.23	91.85±1.57	90.87±1.57	90.13±1.47[①④]
吸氧 30 d	73.13±10.47[※]	78.59±6.44[※]	79.10±7.07	93.49±2.00[※▲▲]	92.57±1.90[※▲]	89.82±1.47[②④]
停氧 15 d	77.00±10.05	80.56±6.17	78.80±6.74	90.49±1.45[△△]	90.08±1.09[△△]	89.95±1.12

与吸氧前比较，[※]$P<0.01$；与吸氧 15 d 比较，[▲]$P<0.05$，[▲▲]$P<0.01$；吸氧 30d 比较，[△]$P<0.05$，[△△]$P<0.01$。与 A 组比较，[①]$P<0.05$，[②]$P<0.01$；与 B 组比较，[③]$P<0.05$，[④]$P<0.01$。

3. 呼吸频率和 Hb 的变化

吸氧 15 d 和 30 d 较吸氧前及较停氧 15 d A 组、B 组 Hb 降低，有显著性差异（$P<0.05$ 或 0.01）；C 组较 A 组和 B 组吸氧 15 d、吸氧 30 d Hb 浓度增高，有显著性差异（$P<0.05$ 或 0.01）；C 组较 B 组吸氧 15 d、吸氧 30 d 及停氧 15 d 呼吸频率增高，有非常显著性差异（$P<0.01$）。其余无统计学差异（$P>0.05$）（表 10 -5）。

表 10 -5　吸氧前、后受试者呼吸频率和 Hb 的变化（$\bar{x} \pm s$）

	呼吸频率 （次·min^{-1}）			Hb （g·L^{-1}）		
	A 组	B 组	C 组	A 组	B 组	C 组
n	40	40	40	40	40	40
吸氧前	22.46±2.62	21.31±2.98	22.80±2.94	160.13±13.75	160.21±15.57	160.84±13.86
吸氧 15 d	22.62±2.49	21.54±2.37	23.48±2.71[④]	157.56±13.95[※]	157.05±15.08[※]	160.48±15.25[①③]
吸氧 30 d	22.49±3.38	21.46±2.34	23.55±2.92[④]	156.79±14.07[※]	155.31±14.96[※]	161.89±15.11[①③]
停氧 15 d	22.46±2.56	21.54±2.57	23.78±2.91[④]	160.85±13.86[▲△]	160.76±16.16[▲▲△△]	162.21±15.44

与吸氧前比较，[※]$P<0.01$；与吸氧 15 d 比较，[▲]$P<0.05$，[▲▲]$P<0.01$；与吸氧 30 d 比较，[△]$P<0.05$，[△△]$P<0.01$。与 A 组比较，[①]$P<0.05$，[②]$P<0.01$；与 B 组比较，[③]$P<0.05$，[④]$P<0.01$。

4. 吸氧前、后受试者血压的变化

A 组和 B 组吸氧 15 d、吸氧 30 d 及停氧 15 d 较吸氧前收缩压均降低，有非常显著性差异（$P<0.01$）；A 组吸氧 15 d 较吸氧前舒张压降低，B 组吸氧 15 d、停氧 15 d 较吸氧前舒张压降低，有非常显著性差异（$P<0.01$）。其余无统计学差异（$P>0.05$）（表 10 -6）。

表 10 −6　吸氧前、后受试者血压的变化（$\bar{x}\pm s$）

| | 收缩压（mmHg） | | | 舒张压（mmHg） | | |
	A 组	B 组	C 组	A 组	B 组	C 组
n	40	40	40	40	40	40
吸氧前	119.05 ± 12.80	116.05 ± 12.24	112.40 ± 10.44	71.10 ± 9.31	73.69 ± 9.41	69.28 ± 8.30
吸氧 15 d	109.23 ± 9.99[※]	108.26 ± 8.78[※]	109.40 ± 5.86	65.92 ± 9.87[※]	65.87 ± 7.52[※]	69.35 ± 5.93
吸氧 30 d	108.90 ± 5.89[※]	110.28 ± 7.87[※]	110.10 ± 5.76	68.97 ± 5.20	71.62 ± 5.61	71.15 ± 5.01
停氧 15 d	110.44 ± 6.36[※]	107.31 ± 6.51[※]	108.03 ± 5.86	69.41 ± 5.11	67.36 ± 6.28[※]	69.15 ± 4.96

与吸氧前比较，[※]$P<0.01$。

5. 吸氧前、后受试者 1 000 m 跑成绩的变化

吸氧前、后受试者 1 000 m 跑成绩无统计学差异（$P>0.05$）（表 10 −7）。

表 10 −7　吸氧前、后受试者 1 000 m 跑成绩的变化（$\bar{x}\pm s$）

| | 1 000 m 跑成绩（s） | | |
	A 组	B 组	C 组
n	40	40	40
吸氧前	248.23 ± 24.95	258.36 ± 21.12	272.05 ± 35.11
吸氧 15 d	251.05 ± 23.83	256.08 ± 21.22	274.75 ± 33.35
吸氧 30 d	249.59 ± 26.06	257.56 ± 21.51	275.03 ± 34.15
停氧 15 d	251.13 ± 25.19	261.44 ± 20.85	276.60 ± 33.71

（三）不同吸氧方式的吸氧效果分析

将受试者分为每周吸氧 7 次组、每周吸氧 4 次组、每周吸氧 2 次组和对照组（不吸氧），对比研究吸氧的效果。

1. CMS 症状评分

吸氧 15 d、30 d，每周吸氧 2 次、4 次和 7 次组，CMS 症状评分均明显下降，以每周吸氧 7 次组下降幅度最显著（$P<0.01$）；每周吸氧 2 次组和每周吸氧 4 次组之间无显著差别。停止吸氧后，各组之间无显著性差异（表 10 −2）。说明吸氧可显著减轻 CMS 症状，表现为呼吸困难、心悸、睡眠障碍、发绀、手足感觉异常、头痛和耳鸣等症状显著改善，以每周吸氧 7 次效果最好；停止吸氧后，症状评分没有改变，表明吸氧不会使机体产生依赖，停止吸氧后对机体症状改变没有影响。

2. 血氧饱和度

吸氧 30 d，每周吸氧 7 次组 SaO_2 较吸氧 15 d 时有升高趋势（$P=0.05$），其余各组无变化。提示每周吸氧 7 次可维持受试者 SaO_2（表 10 −8）。

表 10 - 8 吸氧前后 CMS 症状评分和 SaO$_2$ 的变化（$\bar{x} \pm s$）

	CMS 症状评分				SaO$_2$（%）			
	对照组	每周吸氧 2 次组	每周吸氧 4 次组	每周吸氧 7 次组	对照组	每周吸氧 2 次组	每周吸氧 4 次组	每周吸氧 7 次组
吸氧前	5.82±2.32	4.08±1.64	4.18±1.63	7.93±0.98	92.96±2.14	91.96±5.80	92.79±1.93	93.22±1.98
吸氧 15 d	4.19±2.74	2.47±2.14	2.80±2.06	3.61±2.44[a]	92.13±2.05	91.93±2.16	92.09±1.98	91.91±2.03
吸氧 30 d	4.91±2.73	2.24±2.20	2.85±2.33	2.85±2.17[ab]	92.36±2.24	92.69±2.60	92.91±2.04	93.20±2.38
停止吸氧 15 d	4.76±2.81	2.24±2.21	2.34±2.40	3.47±2.74	92.58±2.05	92.09±2.17	93.00±2.03	92.91±2.18

与对照组比较，[a]$P < 0.05$；与吸氧 4 次组比较，[b]$P < 0.05$。

3. 睡眠质量指数

吸氧 15 d、30 d 和停止吸氧时，各个吸氧组睡眠质量评分均显著下降，对照组无变化。提示吸氧组睡眠质量有显著改善，吸氧 2 次组和 4 次组效果更好（表 10 - 9）。

表 10 - 9 吸氧前、后睡眠质量评分的变化（$\bar{x} \pm s$）

	对照组	每周吸氧 2 次组	每周吸氧 4 次组	每周吸氧 7 次组
吸氧前	11.27±6.54	11.88±5.79	10.78±5.54	16.80±5.32
吸氧 15 d	11.15±6.87	7.81±5.83	9.05±6.21	9.88±6.47
吸氧 30 d	10.28±7.24	6.82±5.83	7.47±6.86	8.70±7.01
停止吸氧 15 d	9.68±7.66	5.93±6.10[a]	5.83±6.11[a]	8.24±5.60

与对照组比较，[a]$P < 0.05$。

结论：吸氧可显著减轻 CMS 症状，维持和提高机体 SaO$_2$，改善睡眠质量。每周吸氧 7 次组在减轻 CMS 症状、提高 SaO$_2$ 方面效果较好；每周吸氧 2 次组和 4 次组在改善睡眠质量方面效果较好。提示在海拔 3 700 m，吸氧可显著缓解缺氧程度，减轻慢性高原病症状，改善睡眠质量。

（四）不同健康状态人群的吸氧效果

在 Hb < 210 g·L^{-1} 人群中，对慢性高原病症状明显（CMS 症状评分 > 5 分）的高原习服不良者与慢性高原病症状不明显的高原习服良好者（CMS 症状评分 ≤ 5 分）两类人群，分别进行了吸氧对比研究。

1. 高原习服不良人群的吸氧效果

（1）CMS 症状评分：吸氧前和对照组 CMS 症状评分明显高于吸氧 15 d 组和吸氧 30 d 组及停止吸氧 15 d 组，对照组无显著变化。表明吸氧可显著降低高原习服不良者的 CMS 症状评分，其中以血管扩张和耳鸣症状改善最为显著。

（2）Hb：吸氧 30 d，吸氧组较对照组显著降低（$P = 0.04$），表明吸氧可有效降低 Hb 浓度。Hb 下降可减轻 CMS 病情，降低病情严重程度，减轻 CMS 发展病程（表 10 - 10）。

表 10 – 10　吸氧前、后受试者 CMS 症状评分和 Hb 的变化（$\bar{x} \pm s$）

	CMS 症状评分		Hb（$g \cdot L^{-1}$）	
	吸氧组	对照组	吸氧组	对照组
吸氧前	7.96 ± 0.95	8.00 ± 0.97	191.08 ± 7.09	190.98 ± 7.58
吸氧 15 d	4.58 ± 2.60	8.58 ± 2.81	189.57 ± 12.00	192.39 ± 8.04
吸氧 30 d	3.17 ± 2.01[a]	7.82 ± 3.27	186.50 ± 8.71[a]	190.45 ± 7.66
停止吸氧 15 d	3.65 ± 2.62	7.06 ± 2.99	187.74 ± 10.85	189.18 ± 11.24

与对照组比较，[a]$P < 0.05$。

结论：吸氧可明显减轻受试者 CMS 症状，降低 Hb。提示在海拔 3 700 m，吸氧是减轻 CMS 症状的有效手段，对于高原习服不良者应吸氧，每日 1 次，每次 60 min。

2. 高原习服良好者吸氧效果

按 Hb < 210 $g \cdot L^{-1}$，且 CMS 症状评分 ≤5 分的高原习服良好标准，对 180 $g \cdot L^{-1}$ ≤ Hb < 210 $g \cdot L^{-1}$ 或 Hb < 180 $g \cdot L^{-1}$，且 CMS 症状评分 ≤5 分的两类高原习服良好者分类进行了吸氧对比研究。

（1）180 $g \cdot L^{-1}$ ≤ Hb < 210 $g \cdot L^{-1}$ 的高原习服良好者吸氧效果：将高原习服良好者，随机分为对照组（不吸氧），每周吸氧 2 次组和每周吸氧 4 次组。

1）CMS 症状评分：吸氧 2 次和吸氧 4 次组 CMS 评分显著降低（$P = 0.04$ 和 0.03）；停止吸氧后，各组间无统计学差异，但吸氧组的降低幅度有大于对照组趋势。

2）Hb：吸氧过程中，吸氧 2 次组和 4 次组 Hb 保持稳定，而对照组则明显增加。表明吸氧可稳定 Hb，有利于控制 CMS（表 10 – 11）。

表 10 – 11　吸氧前、后 CMS 症状评分及 Hb 的变化（$\bar{x} \pm s$）

	CMS 症状评分			Hb（$g \cdot L^{-1}$）		
	对照组	每周吸氧2 次组	每周吸氧4 次组	对照组	每周吸氧2 次组	每周吸氧4 次组
吸氧前	3.97 ± 1.99	4.21 ± 1.65	4.23 ± 1.80	190.51 ± 7.64	189.94 ± 6.88	189.21 ± 6.84
吸氧 15 d	3.94 ± 2.73	2.91 ± 2.48[a]	2.82 ± 2.21[a]	188.81 ± 9.42	192.60 ± 10.99	189.28 ± 10.14
吸氧 30 d	3.97 ± 2.24	2.65 ± 2.27[a]	2.60 ± 2.16[a]	186.69 ± 9.26	184.28 ± 11.42	184.50 ± 7.80
停止吸氧 15 d	3.34 ± 2.58	2.79 ± 2.46	2.46 ± 2.51	196.52 ± 8.64	188.32 ± 11.41	185.27 ± 9.30[a]

与对照组比较，[a]$P < 0.05$。

结论：吸氧可一定程度缓解 CMS 症状，稳定 Hb，对血液生化、体能、脑认知功能、心电图、肺动脉压等指标无明显影响。因此，可不吸氧。

（2）Hb < 180 $g \cdot L^{-1}$ 的高原习服良好者吸氧效果：把符合条件的受试者随机分为对照组，每周吸氧 2 次组和每周吸氧 4 次组。

吸氧4次组在每周一、三、五、七中午吸氧30 min，吸氧2次组在每周二、四中午吸氧30 min，对照组不吸氧。3组受试者所有基础数据均无显著性差异。

1）CMS症状评分：吸氧30 d，每周吸氧2次组CMS症状评分显著低于对照组（$P = 0.02$），停止吸氧15 d时每周吸氧2次组、4次组的分值均显著低于对照组（$P = 0.003$和0.03），但由于受试者症状评分普遍较低，吸氧的改善作用不大。

2）SaO_2：吸氧30 d，每周吸氧2次组SaO_2显著升高，每周吸氧4次组变化不明显（表10-12）。

表10-12　吸氧前后CMS症状评分及SaO_2的变化（$\bar{x} \pm s$）

	CMS症状评分			SaO_2（%）		
	对照组	每周吸氧2次组	每周吸氧4次组	对照组	每周吸氧2次组	每周吸氧4次组
吸氧前	4.73 ± 1.24	3.96 ± 1.55	4.13 ± 1.46	92.82 ± 2.77	92.61 ± 2.35	92.52 ± 1.88
吸氧15 d	2.77 ± 1.88	1.87 ± 1.46	2.70 ± 1.79	91.62 ± 1.94	91.91 ± 2.07	91.78 ± 2.49
吸氧30 d	3.77 ± 2.07	1.78 ± 2.07[a]	3.04 ± 2.24	91.95 ± 1.61	93.17 ± 1.99[a]	92.86 ± 1.55
停止吸氧15 d	4.05 ± 2.82	1.52 ± 1.59[a]	2.27 ± 2.33[a]	92.77 ± 1.63	92.00 ± 2.09	92.68 ± 1.91 JP

与对照组比较，[a]$P < 0.05$。

3）睡眠质量：吸氧组吸氧15 d、30 d和停止吸氧后，睡眠质量评分明显下降，表明吸氧可改善受试者睡眠质量，相比而言每周吸氧2次组效果更明显（表10-13）。

表10-13　吸氧前、后受试者睡眠质量总评分的变化（$\bar{x} \pm s$）

	对照组	每周吸氧2次组	每周吸氧4次组
吸氧前	12.73 ± 5.46	10.52 ± 4.81	11.52 ± 5.30
吸氧15 d	11.24 ± 5.41	5.40 ± 3.99[ab]	9.00 ± 5.03
吸氧30 d	12.90 ± 5.43	4.78 ± 3.80[a]	7.45 ± 6.71
停止吸氧15 d	10.55 ± 5.46	3.74 ± 3.18[a]	6.68 ± 7.32

与对照组比较，[a]$P < 0.05$；与每周吸氧4次组比较，[b]$P < 0.05$。

4）3 km跑测试：各组在不同试验阶段3 km跑成绩均无明显差异，提示吸氧无助于受试者体能的提高。

结论：对于Hb < 180 g·L^{-1}，且CMS症状评分≤5分的高原习服良好者，虽然吸氧可提高受试者对颜色的诊断准确性，但其他脑认知功能检测指标均没有显著效果，体能在吸氧前、后也无显著变化，因此对于Hb < 180 g·L^{-1}，且CMS症状评分≤5分者，可不吸氧。

通过试验和结果分析，建立了常驻海拔3 700 m地区高原部队的用氧方案（表10-14）。

表 10 - 14　常驻海拔 3 500 ~ 4 000 m 高原部队用氧方案

人员类别	诊断依据	用氧方案
慢性高原病患者	$Hb \geqslant 210\ g \cdot L^{-1}$	每天连续吸氧 1 h
高原习服不良人群	$Hb < 210\ g \cdot L^{-1}$，但慢性高原病症状评分 > 5 分	每天连续吸氧 1 h
高原习服良好人群	$Hb < 210\ g \cdot L^{-1}$，且慢性高原病症状评分 ≤ 5 分或无症状者	可不吸氧

二、常驻海拔 4 300 m 高原的吸氧效果

（一）受试官兵的健康状况分析

（1）CMS 发病率：受试 328 人中 344 人 $Hb \geqslant 210\ g \cdot L^{-1}$，依照慢性高原病国际诊断标准可诊断为 CMS 患者，发病率为 13.40%。

（2）高原习服不良者：按 $Hb < 210\ g \cdot L^{-1}$，且慢性高原病症状评分 > 5 分的诊断标准，参试 328 人中有 203 人可诊断为高原习服不良者，占 61.90%。

（3）高原习服良好者：按 $Hb < 210\ g \cdot L^{-1}$，且慢性高原病症状评分 ≤ 5 分的标准，参试 328 人中有 81 人占 24.70%。

（4）其他异常发病率：

1）肝功能异常率：在海拔 4 300 m，GPT 异常率为 9.70%，GOT 异常率 2.00%，AKP 异常率 19.90%，GGT 异常率 2.90%。

2）肾功能异常率：尿素异常率为 20.40%，尿酸异常率为 75.20%。

3）尿常规异常率：尿潜血发病率为 2.50%，尿蛋白发病率为 4.60%。

（5）体能状况：按照高原士兵体能评价国家军用标准（高原士兵体能评价，GJB 25510—1996）有关 1 000 m 跑成绩评定，参试人员中优秀 12.10%、良好 13.20%、中等 50.50%、较差 9.30%、差 14.80%。

（二）不同健康状况人群的吸氧效果

1. 慢性高原病患者吸氧效果分析

在海拔 4 500 m 30 名 CMS 患者每天晚上鼻导管吸氧 1 h、氧气流量 2 L · min⁻¹，连续 2 个月。

（1）结果：

1）吸氧可显著改善 CMS 患者症状：CMS 患者吸氧 1 个月就可显著改善其症状，吸氧 2 个月时更加明显。停止吸氧半个月后，症状未见明显反弹，基本维持在停止吸氧时的水平，症状改善主要集中于呼吸困难、心悸、血管扩张、局部感觉异常和头痛上，对其他症状无明显影响。

2）吸氧对脑体功能的影响：CMS 患者每天吸氧 1 h，连续吸氧 1 个月可显著改善睡眠质量；吸氧 2 个月睡眠质量进一步提高；停止吸氧半个月后，睡眠质量基本维持在吸氧 2 个月时的水平。吸氧不影响脑的其他功能和受试者 1 000 m 跑成绩。

3）吸氧对生理指标的影响：吸氧 2 个月可显著降低患者平均肺动脉压，停止吸氧后，肺动脉压力未见反弹现象，基本维持在吸氧前水平。吸氧不影响心脏的其他功能（表 10 - 15）。

表 10 – 15　CMS 患者吸氧前、后各项指标的变化 ($\bar{x} \pm s$)

	吸氧前	吸氧 1 个月	吸氧 2 个月	停止吸氧半个月
CMS 症状评分	7.10 ±2.51	6.00 ±2.20[a]	3.89 ±2.50[a]	4.37 ±1.71[a]
睡眠质量评分	16.53 ±7.02	12.00 ±8.35[a]	10.43 ±7.48[a]	10.73 ±7.12[a]
声音平均反应时间	0.19 ±0.05	0.21 ±0.20	0.16 ±0.03[a]	0.18 ±0.03
记忆广度得分	4.45 ±1.57	4.33 ±1.62	3.64 ±1.83	4.13 ±1.70
数字译码得分	66.48 ±15.81	68.48 ±14.97	62.96 ±16.86	69.88 ±19.45
肺动脉压（mmHg）	21.10 ±11.44		17.75 ±9.15[a]	21.29 ±9.43
右室大小（mm）	36.77 ±4.01		38.07 ±2.91	37.81 ±2.67
右室流出道（mm）	24.94 ±2.81		25.39 ±1.83	24.12 ±1.63
肺动脉横径（mm）	23.33 ±2.55		22.46 ±2.12[a]	24.38 ±1.36

与吸氧前比较，[a]$P<0.01$。

4）吸氧对血/尿常规和生化指标的影响：CMS 患者连续吸氧 1 至 2 个月可显著降低 GPT 和 AKP 的活性，降低血液 BUN 含量。吸氧不影响肝肾其他功能和肝肾功能异常率（表 10 – 16）。

表 10 – 16　CMS 患者吸氧前、后肝功能和肾功能的变化 ($\bar{x} \pm s$)

	吸氧前	吸氧 1 个月	吸氧 2 个月	停止吸氧半个月
GPT（$U \cdot L^{-1}$）	31.06 ±22.22	29.04 ±19.99[a]	24.71 ±10.49	24.81 ±9.68[a]
AKP（$U \cdot L^{-1}$）	114.90 ±42.21	106.23 ±40.54[b]	107.25 ±35.84[aa]	109.81 ±39.95[b]
BUN（$mmol \cdot L^{-1}$）	7.19 ±1.34	6.13 ±1.28[b]	6.68 ±1.05[b]	6.72 ±1.48[b]
UA（$\mu mol \cdot L^{-1}$）	528.71 ±101.50	527.04 ±107.41	509.11 ±81.79	530.70 ±87.73
β_2 – 微球蛋白（$mg \cdot L^{-1}$）	2.15 ±0.32	2.18 ±0.33	1.76 ±0.44[b]	1.84 ±0.29[b]

与吸氧前相比，[a]$P<0.05$，[b]$P<0.01$。

（2）结论：吸氧可显著减轻 CMS 患者慢性高原病症状，改善睡眠质量，降低肺动脉压，降低血 GPT 和 AKP 的活性，降低血 BUN 含量，改善肝肾功能。停止吸氧后，所检测指标无反弹现象。吸氧对受试者脑、体功能、Hb 无显著影响。

2. 高原习服不良人群的吸氧效果分析

按照 Hb $<210 \, g \cdot L^{-1}$，且慢性高原病症状评分 >5 分的标准，把 74 名高原习服不良者，随机分为吸氧组（$n=36$）和不吸氧组（$n=38$）。吸氧组每周吸氧 7 次，每天晚上 7 时鼻导管吸氧 1 h，氧气流量 2 $L \cdot min^{-1}$，连续 60 d。

症状评分结果表明，习服不良人群每天吸氧 1 h，连续 1 个月就可显著改善其症状；吸氧 2 个月时更加明显；停止吸氧半个月后，症状有所增加，但并不高于吸氧前，也不高于不吸氧组。吸氧的症状主要体现在呼吸困难、心悸、发绀、头痛和耳鸣（表 10 – 17）。

表 10 - 17　吸氧对习服不良人群症状的影响 ($\bar{x} \pm s$)

组别	吸氧前	吸氧 1 个月	吸氧 2 个月	停止吸氧半个月
吸氧组	8.81 ± 2.45	6.53 ± 2.12[c,a]	5.50 ± 2.55[c,a]	6.27 ± 2.44[c]
对照组	8.65 ± 1.83	8.10 ± 2.12	8.16 ± 2.58	7.55 ± 2.90

与对照组评分相比，[a]$P < 0.05$；与吸氧前评分相比，[c]$P < 0.05$。

3. 高原习服良好者吸氧效果

按照 Hb < 210 g·L^{-1}，且慢性高原病症状评分 ≤ 5 分的标准，把高原习服良好者随机分为 3 组，不吸氧作为对照；每周吸氧 4 次，连续 2 个月；每周吸氧 2 次，连续 2 个月。

习服良好者每周吸氧 2 次或 4 次，连续 1 个月至 2 个月不改变受试者 CMS 症状。停止吸氧半个月后，症状也无明显改变，既不明显增加，也不明显降低，也不影响其 Hb，停止吸氧半个月无反弹现象（表 10 - 18、表 10 - 19）。

表 10 - 18　吸氧对习服良好者症状和睡眠质量的影响 ($\bar{x} \pm s$)

	CMS 症状评分				睡眠质量			
	吸氧前	吸氧1 个月	吸氧2 个月	停止吸氧半个月	吸氧前	吸氧1 个月	吸氧2 个月	停止吸氧半个月
吸氧4次组	4.23 ± 1.68	4.83 ± 1.10[c]	4.40 ± 1.79	5.33 ± 2.20[c]	10.74 ± 6.60	9.21 ± 7.53	9.53 ± 7.21	8.54 ± 6.81
吸氧2次组	4.20 ± 1.51	4.79 ± 1.32[c]	3.97 ± 1.99	4.34 ± 2.13	8.97 ± 7.06	7.58 ± 6.50[c]	5.66 ± 5.26[ac]	6.35 ± 5.77[c]
不吸氧组	4.29 ± 1.49	4.10 ± 1.25	4.17 ± 1.78	4.62 ± 2.06	10.62 ± 6.33	9.61 ± 5.53	9.10 ± 5.51	9.69 ± 6.36

与对照组相比，[a]$P < 0.05$；与吸氧前相比，[c]$P < 0.05$；与吸氧前评分相比，[c]$P < 0.05$。

表 10 - 19　高原习服良好者吸氧前、后 Hb 和 RBC 的变化 ($\bar{x} \pm s$)

	Hb (g·L^{-1})				RBC (10^{12}·L^{-1})			
	吸氧前	吸氧1 个月	吸氧2 个月	停止吸氧半个月	吸氧前	吸氧1 个月	吸氧2 个月	停止吸氧半个月
吸氧4次组	189.33 ± 10.03	190.63 ± 13.19	188.98 ± 11.42	198.84 ± 13.43[c]	5.66 ± 0.38	5.70 ± 0.38	5.73 ± 0.37[c]	5.95 ± 0.43[c]
吸氧2次组	186.11 ± 11.03	185.08 ± 14.92	190.55 ± 16.16	190.96 ± 16.23[c]	5.66 ± 0.38	5.63 ± 0.47	5.77 ± 0.47[c]	5.87 ± 0.47[c]
不吸氧组	186.06 ± 11.23	187.02 ± 15.63	182.85 ± 37.59	193.38 ± 18.44[c]	5.69 ± 0.57	5.62 ± 0.44	5.74 ± 0.52	5.91 ± 0.58[c]

组间前、后差值比较，[a]$P < 0.05$；与吸氧前相比，[c]$P < 0.05$。

连续吸氧 2 个月可显著降低平均肺动脉压；停止吸氧半个月后，肺动脉压力有所反弹，但仍显著低于对照组（表 10 - 20）。

表 10 −20　高原习服良好者吸氧前后心脏超声结果比较（$\bar{x} \pm s$）

组别	肺动脉压（mmHg）			肺动脉横径（mm）		
	吸氧前	吸氧2个月	停止吸氧半个月	吸氧前	吸氧2个月	停止吸氧半个月
吸氧4次组	23.10 ± 9.95	13.34 ± 8.50[c,a]	18.98 ± 11.69[a]	23.70 ± 2.53	22.99 ± 1.90	24.43 ± 1.73
吸氧2次组	23.87 ± 11.33	14.94 ± 7.19[c,a]	21.61 ± 9.84	24.31 ± 2.55	22.06 ± 1.58[c]	23.74 ± 1.97
不吸氧组	25.97 ± 8.64	18.45 ± 7.20[c]	23.81 ± 8.76	23.73 ± 2.35	22.64 ± 1.43[c]	23.72 ± 1.91

组间前、后差值比较，[a]$P < 0.05$；与吸氧前相比，[c]$P < 0.05$。

结论：对高原习服良好者来讲，每周吸氧 2 次或 4 次，连续 1 个月至 2 个月，不改变受试者慢性高原反应症状，基本不影响所检测的脑功能，不能提高 1 000 m 跑步成绩，不改变红细胞数目和血红蛋白含量，不影响肝肾功能。但每周吸氧 2 次可显著改善睡眠质量，每周吸氧 2 次或 4 次，连续 2 个月可显著降低平均肺动脉压。

（三）高原不同驻防时间人群的吸氧效果

1. 2 年以内士兵吸氧效果分析

按照习服不良和习服良好的诊断标准，将 2 年以内习服不良士兵分为吸氧组和不吸氧组。吸氧组每天吸氧 1 h，连续 2 个月。

（1）2 年以内习服不良士兵的吸氧效果：吸氧 2 个月可显著改善 2 年以内习服不良士兵症状（呼吸困难、心悸、发绀、手足发麻等感觉异常），停止吸氧后这种改善消失（表 10 −21、表 10 −22）。

表 10 −21　吸氧对 2 年以内习服不良者症状评分的影响（$\bar{x} \pm s$）

	症状评分				SaO$_2$（%）			
	吸氧前	吸氧1个月	吸氧2个月	停止吸氧半个月	吸氧前	吸氧1个月	吸氧2个月	停止吸氧半个月
吸氧组	8.83 ± 2.90	5.22 ± 2.92[c]	4.48 ± 2.94[ac]	5.83 ± 3.27[c]	86.36 ± 2.96	87.09 ± 2.64	86.36 ± 3.12	87.21 ± 2.83
不吸氧组	8.69 ± 1.96	6.00 ± 3.04[c]	7.94 ± 2.91	5.13 ± 3.74[c]	85.40 ± 4.10	86.50 ± 0.55	85.17 ± 3.37	83.83 ± 3.66[c,a]

组间比较或差值组间比较，[a]$P < 0.05$；组内前后比较或前后差值比较，[c]$P < 0.05$。

表 10 −22　吸氧对习服不良者心脏超声结果的影响（$\bar{x} \pm s$）

	肺动脉压（mmHg）				肺动脉横径（mm）			
	吸氧前	吸氧1个月	吸氧2个月	停止吸氧半个月	吸氧前	吸氧1个月	吸氧2个月	停止吸氧半个月
吸氧组	22.28 ± 8.26	29.04 ± 13.90[c]	16.11 ± 4.53[c]	26.43 ± 10.52	23.60 ± 2.54	22.83 ± 12.71[c]	22.35 ± 1.34[c]	24.09 ± 2.16
不吸氧组	27.13 ± 11.52	30.71 ± 15.65	14.60 ± 9.83[c]	25.36 ± 8.49	25.89 ± 2.33	20.20 ± 2.56[c]	22.47 ± 1.64[c,a]	23.93 ± 2.53[c,a]

组间比较或差值组间比较，[a]$P < 0.05$；组内前后比较或前后差值比较，[c]$P < 0.05$。

（2）2年以内高原习服良好士兵的吸氧效果：把2年以内习服良好士兵分为对照组（不吸氧）、每周吸氧4次组、每周吸氧2次组，每次吸氧1 h。

1）CMS 症状评分：吸氧不影响2年以内习服良好士兵的症状。

2）睡眠质量：每周吸氧2次、连续1个月就有改善高原习服良好士兵睡眠的趋势，至2个月可显著改善，停止吸氧半个月后，这一趋势仍然存在（表10-23）。

表10-23 吸氧对2年以内高原习服良好士兵症状评分和睡眠质量的影响（$\bar{x} \pm s$）

	CMS 症状评分				睡眠质量			
	吸氧前	吸氧1个月	吸氧2个月	停止吸氧半个月	吸氧前	吸氧1个月	吸氧2个月	停止吸氧半个月
吸氧4次组	4.26 ± 1.57	4.35 ± 1.91	4.00 ± 2.19	5.52 ± 2.67	10.82 ± 6.69	9.31 ± 7.73	9.93 ± 7.31	8.92 ± 6.98
吸氧2次组	4.20 ± 1.35	4.50 ± 1.72	4.07 ± 2.05	4.56 ± 2.15	9.03 ± 6.91	7.92 ± 6.31	5.48 ± 4.98[c,a]	6.46 ± 5.71[c]
不吸氧组	4.08 ± 1.53	3.76 ± 1.67	3.96 ± 1.97	4.61 ± 2.44	9.56 ± 6.01	8.45 ± 4.78	8.81 ± 5.11	8.43 ± 4.88

与对照组相比，[a] $P < 0.05$；与吸氧前相比，[c] $P < 0.05$。

3）肺动脉压：每周吸氧4次，可显著降低高原习服良好士兵的平均肺动脉压；每周吸氧2次虽有降低的趋势，但效果不如4次明显。吸氧1个月时，3组之间右心室流出道虽都变小，但前后差值组间比较，$P = 0.07$；吸氧至2个月时，肺动脉横径前后差值组间比较，$P = 0.01$（表10-24）。

表10-24 2年以内高原习服良好士兵吸氧前后肺动脉压变化（$\bar{x} \pm s$）

		吸氧前	吸氧1个月	吸氧2个月	停止吸氧半个月
肺动脉压（mmHg）	吸氧4次组	24.03 ± 10.16	29.38 ± 12.93[c,a]	12.71 ± 8.49[c,a]	18.68 ± 12.10
	吸氧2次组	25.97 ± 9.43	35.62 ± 14.60[c]	14.72 ± 6.98[c]	20.87 ± 10.49
	不吸氧组	26.40 ± 8.50	39.52 ± 19.58[c]	18.02 ± 7.45[c]	22.85 ± 8.11
右室流出道（mm）	吸氧4次组	25.79 ± 3.61	22.74 ± 2.03[c]	25.64 ± 2.08	24.24 ± 1.79
	吸氧2次组	26.07 ± 3.46	22.67 ± 2.23[c]	24.74 ± 2.05	24.46 ± 1.75
	不吸氧组	26.18 ± 2.60	22.85 ± 1.41[c]	25.92 ± 1.50	23.70 ± 1.64
肺动脉横径（mm）	吸氧4次组	23.85 ± 2.58	19.79 ± 1.82[c]	22.92 ± 1.97	24.36 ± 1.75
	吸氧2次组	24.81 ± 2.33	20.59 ± 2.39[c]	22.15 ± 1.61[c]	23.65 ± 2.12
	不吸氧组	24.01 ± 2.37	19.29 ± 3.43[c]	22.76 ± 1.36[c]	23.83 ± 1.83

前后差值组间比较，[a] $P < 0.05$；组内前后差值比较，[c] $P < 0.05$。

4）血常规指标影响：每周吸氧2次或4次，连续吸氧2个月有升高血红蛋白含量、红细胞数目、血细胞比容趋势，但与对照组相比不显著（表10-25）。

表 10 - 25　2 年以内高原习服良好士兵吸氧前、后血常规检测结果 ($\bar{x} \pm s$)

		吸氧前	吸氧 1 个月	吸氧 2 个月	停止吸氧半个月
Hb （g·L^{-1}）	吸氧 4 次组	189.37 ± 10.56	190.63 ± 13.47	189.19 ± 11.77	198.78 ± 12.30^c
	吸氧 2 次组	184.98 ± 11.49	183.29 ± 14.77	190.28 ± 17.35^c	190.57 ± 16.94^c
	不吸氧组	184.38 ± 11.26	182.94 ± 13.15	176.85 ± 39.98	188.84 ± 13.50
红细胞计数 （10^{12}·L^{-1}）	吸氧 4 次组	5.67 ± 0.39	5.71 ± 0.39	5.74 ± 0.38^c	5.93 ± 0.44^c
	吸氧 2 次组	5.64 ± 0.40	5.59 ± 0.46	5.75 ± 0.47	5.83 ± 0.48^c
	不吸氧组	5.68 ± 0.65	5.58 ± 0.46	5.58 ± 0.45	5.81 ± 0.53
血细胞比容 （%）	吸氧 4 次组	55.27 ± 3.20	56.00 ± 3.76	56.03 ± 3.32^c	57.93 ± 3.94^c
	吸氧 2 次组	54.71 ± 4.14	53.82 ± 4.51	55.51 ± 4.63	56.31 ± 4.76^c
	不吸氧组	54.94 ± 5.67	52.58 ± 6.26	54.18 ± 4.38	56.19 ± 4.46

前后差值组间比较，$^a P < 0.05$；组内前后差值比较，$^c P < 0.05$。

结论：每周吸氧 4 次，可显著降低高原习服良好士兵的平均肺动脉压；吸氧 1 个月时右心室流出道变小（$P = 0.07$）；吸氧至 2 个月时，肺动脉横径显著变小。每周吸氧 4 次、连续吸氧 1 个月和停止吸氧后可升高总胆红素、间接胆红素，降低谷氨酰转移酶活性。每周吸氧 2 次、连续 1 个月有改善高原习服良好士兵睡眠趋势，2 个月可显著改善，停止吸氧半个月后趋势仍然存在。

2. 不同吸氧方式的吸氧效果分析

按照 CMS 症状评分，将 208 名受试者分为每周吸氧 7 次组（$n = 67$）、每周吸氧 4 次组（$n = 35$）、每周吸氧 2 次组（$n = 35$）和对照组（不吸氧，$n = 71$），通过对各项指标的对比观察，分析不同吸氧方式的效果。

（1）CMS 症状评分：与不吸氧组比较，每周吸氧 7 次可显著改善其症状；吸氧 4 次与吸氧 2 次组，由于症状较少，吸氧对两者无显著影响。

（2）SaO$_2$：与对照组比较，每周吸氧 7 次、连续 1 个月可升高 SaO$_2$。与每周吸氧 2 次比较，每周吸氧 4 次有升高 SaO$_2$ 的趋势（表 10 - 26）。

表 10 - 26　吸氧前、后 CMS 症状评分和 SaO$_2$ 变化 ($\bar{x} \pm s$)

	n	CMS 症状评分				SaO$_2$ （%）			
		吸氧前	吸氧 1 个月	吸氧 2 个月	停止吸氧半个月	吸氧前	吸氧 1 个月	吸氧 2 个月	停止吸氧半个月
吸氧 7 次组	67	9.40 ± 2.54	7.00 ± 3.01	5.53 ± 2.77^a	6.34 ± 2.85	86.60 ± 3.71	88.46 ± 3.07	86.61 ± 3.31	87.50 ± 3.55
吸氧 4 次组	35	4.23 ± 1.68	4.29 ± 1.99	3.88 ± 2.21^a	5.40 ± 2.74	86.29 ± 4.37	87.73 ± 2.50	86.19 ± 2.71	86.93 ± 2.66
吸氧 2 次组	35	4.20 ± 1.51	4.69 ± 1.94	4.20 ± 2.15^{a,c}	4.63 ± 2.23	85.83 ± 4.07	86.61 ± 2.39^c	85.94 ± 3.10	86.63 ± 3.62
不吸氧组	71	6.56 ± 2.75	5.74 ± 3.24	6.68 ± 3.43	6.03 ± 3.58	87.01 ± 4.19	87.90 ± 2.86	86.97 ± 2.47	87.54 ± 2.95

与对照组比较，$^a P < 0.05$；与吸氧 7 次组比较，$^c P < 0.05$。

（3）肺动脉压：吸氧 4 次和 2 次均显著低于不吸氧组；停止吸氧后肺动脉压恢复，但不超过吸氧前水平，吸氧 4 次和 2 次之间未见显著性差异。肺动脉横径在吸氧 30 d 和 60 d 时，各组前后差值比较有显著性差异，对照组明显高于吸氧组（表 10 - 27）。

表 10 - 27　吸氧前、后心脏超声结果比较（$\bar{x} \pm s$）

	n	肺动脉压（mmHg）			肺动脉横径（mm）		
		吸氧前	吸氧 2 个月	停止吸氧半个月	吸氧前	吸氧 2 个月	停止吸氧半个月
吸氧 7 次组	67	21.29 ± 9.57	17.04 ± 7.86	22.94 ± 11.05	23.25 ± 2.50	22.22 ± 1.79	24.27 ± 1.69
吸氧 4 次组	35	23.10 ± 9.95	13.34 ± 8.50[ac]	18.98 ± 11.69[a]	23.70 ± 2.53	22.99 ± 1.90	24.43 ± 1.73
吸氧 2 次组	35	23.87 ± 11.33	14.94 ± 7.19[a]	21.61 ± 9.84	24.31 ± 2.55	22.06 ± 1.58	23.74 ± 1.97
不吸氧组	71	24.57 ± 10.12	17.76 ± 8.34	23.40 ± 9.24	24.13 ± 2.83	22.35 ± 1.52	23.71 ± 2.04

与对照组比较，[a]$P < 0.05$；与吸氧 7 次组比较，[c]$P < 0.05$。

（4）Hb：各组 Hb 有不同程度的升高。吸氧 2 个月时，每周吸氧 7 次组与不吸氧组有显著性差异（表 10 - 28）。

表 10 - 28　吸氧前、后血常规检测结果（均值 ± 标准差）

	n	Hb（g·L^{-1}）			
		吸氧前	吸氧 1 个月	吸氧 2 个月	停止吸氧半个月
吸氧 7 次组	67	202.31 ± 19.75	203.35 ± 18.95	204.58 ± 17.19[a]	206.81 ± 17.87
吸氧 4 次组	35	189.33 ± 10.03	190.63 ± 13.19	188.98 ± 11.42	198.84 ± 13.43
吸氧 2 次组	35	186.11 ± 11.03	185.08 ± 14.92	190.55 ± 16.16[c]	190.96 ± 16.23[c]
不吸氧组	71	186.59 ± 11.99	187.36 ± 15.99	188.44 ± 28.47	194.47 ± 18.00

与对照组比较，[a]$P < 0.05$；与吸氧 7 次组比较，[c]$P < 0.05$。

吸氧可显著改善 CMS 症状，吸氧 4 次与吸氧 2 次相比，无显著差别。可改善睡眠质量，吸氧 7 次组和吸氧 4 次组效果优于 2 次组。与对照组比较，每周吸氧 7 次、连续 1 个月可升高 SaO$_2$，吸氧 2 个月可降低肺动脉压。前后差值比较，吸氧 4 次和 2 次均显著高于不吸氧组。停止吸氧后肺动脉压有所升高，但不超过吸氧前水平。提示，吸氧可减轻 CMS 症状，改善部分生理生化指标，吸氧效果 7 次组、4 次组优于 2 次组。

结论：海拔 4 300 m 高原，吸氧可缓解习服不良人群高原不适症状，对高原习服良好者可改善睡眠质量、降低肺动脉压。停止吸氧后，多数吸氧效果消失，但少数效果在部分人群可以保留 15 d。停止吸氧后不会出现反弹现象，不存在对氧气的依赖现象，不会降低人对高原的习服程度。本项目研究未发现吸氧对人体有损伤性影响（表 10 - 29）。

表 10-29　常驻海拔 4 300 m 高原部队用氧方案

人员类别	诊断依据	用氧方案
慢性高原病患者	Hb≥210 g·L^{-1}	每天连续吸氧 1 h
高原习服不良人群	Hb<210 g·L^{-1}，但慢性高原病症状评分>5 分	每天连续吸氧 1 h
高原习服良好人群	Hb<210 g·L^{-1}，且慢性高原病症状评分≤5 分或无症状者	每周吸氧 2 次，每次 1 h

三、常驻海拔 5 000 m 以上高原部队官兵的吸氧效果

在海拔 5 100 m 居住 3 个月以上的 60 名青年随机分为 3 组，A 组（$n=20$）每天吸氧 2 次，上午和晚上各吸氧 1 h；B 组（$n=20$）每天上午吸氧 1 次，每次 1 h；C 组（$n=20$）不吸氧。A、B 组连续吸氧 60 d，吸氧人员按计划集中吸氧，均采用双侧鼻导管置入前庭吸入，氧气经内装 1/2 瓶蒸馏水的湿化瓶湿化，吸氧流量为 2 L·min^{-1}。观察 CMS 症状评分、SaO$_2$、P、睡眠质量评价等变化，以 6 min 步行（6 MWD）考核评价受试者功能状况。

1. CMS 症状评分和睡眠质量评分的变化

吸氧 30 d 和 60 d 较吸氧前 A 组、B 组 CMS 症状评分、睡眠质量评分均降低，有非常显著性差异（$P<0.01$），C 组无统计学差异（$P>0.05$）；吸氧 30 d 较吸氧 60 d A 组和 B 组 CMS 症状评分、睡眠质量评分均降低，有显著性差异（$P<0.05$ 或 0.01）。

A 组较 B 组吸氧 30 d 和 60 d CMS 症状评分、睡眠质量评分均降低，有显著性差异（$P<0.05$ 或 0.01）；A 组较 C 组吸氧 30 d 和 60 d CMS 症状评分、睡眠质量评分均降低，有非常显著性差异（$P<0.01$）；B 组较 C 组吸氧 30 d 和 60 d CMS 症状评分、睡眠质量评分均降低，有显著性差异（$P<0.05$），其余无统计学差异（$P>0.05$）（表 10-30）。

表 10-30　吸氧前后受试者 CMS 症状评分及睡眠质量评分的变化

	CMS 症状评分			睡眠质量评分		
	A 组	B 组	C 组	A 组	B 组	C 组
n	20	20	20　　20	20	20	
吸氧前	4.20±0.89	4.25±0.72	4.42±0.77	5.00±0.97	5.30±0.57	5.05±0.76
吸氧 30 d	2.75±0.79***	3.45±0.60***①	4.30±0.80②③	3.05±0.60***	3.60±0.50***①	4.55±0.94②④
吸氧 60 d	1.70±0.73***▲▲	2.95±0.76***▲②	4.15±1.08②③	1.60±0.75***▲▲	2.25±0.64***▲▲①	4.75±0.91②④

与吸氧前比较，*$P<0.05$，***$P<0.01$；与吸氧 30 d 比较，▲$P<0.05$，▲▲$P<0.01$。
与 A 组比较，①$P<0.05$，②$P<0.01$；与 B 组比较，③$P<0.05$，④$P<0.01$。

2. P 和 SaO$_2$ 的变化

吸氧 30 d 和 60 d 较吸氧前 A 组、B 组 SaO$_2$ 升高，有非常显著性差异（$P<0.01$），C 组无统计学差异（$P>0.05$）；吸氧 60 d 较吸氧 30 d B 组 SaO$_2$ 升高，有显著性差异

（$P < 0.05$）。

A 组较 C 组吸氧 30 d 和 60 d SaO$_2$ 升高，有非常显著性差异（$P < 0.01$）；B 组较 C 组吸氧 30 d 和 60 d SaO$_2$ 升高，有非常显著性差异（$P < 0.01$），其余无统计学差异（$P > 0.05$）（表 10 – 31）。

表 10 – 31 吸氧前、后受试者 P 和 SaO$_2$ 的变化

	P（次·min^{-1}）			SaO$_2$（%）			
	A 组	B 组	C 组		A 组	B 组	C 组
n	20	20	20	20	20	20	
吸氧前	78.65 ± 10.91	73.30 ± 18.01	77.10 ± 8.06		79.10 ± 5.36	78.95 ± 2.46	77.45 ± 5.47
吸氧 30 d	82.60 ± 8.83	82.40 ± 7.47	80.00 ± 6.68		84.95 ± 2.72***	86.75 ± 1.21***	80.35 ± 4.49②④
吸氧 60 d	83.70 ± 7.41	82.90 ± 7.15	81.10 ± 5.05		85.85 ± 2.71***	87.85 ± 1.39***▲	79.65 ± 4.00②④

与吸氧前比较，*$P < 0.05$，***$P < 0.01$；与吸氧 30 d 比较，▲$P < 0.05$，▲▲$P < 0.01$。
与 A 组比较，①$P < 0.05$，②$P < 0.01$；与 B 组比较，③$P < 0.05$，④$P < 0.01$。

3. 血红蛋白和 6 min 步行距离的变化

吸氧 30 d 和 60 d 较吸氧前 A 组、B 组 Hb 降低，6 min 步行距离增高，有非常显著性差异（$P < 0.05$ 或 0.01）；C 组 Hb 增高，有非常显著性差异（$P < 0.01$），6 min 步行距离无统计学差异（$P > 0.05$）。吸氧 60 d 较吸氧 30 d A 组、B 组和 C 组 Hb 增高，有显著性差异（$P < 0.05$ 或 0.01），A 组 6 min 步行距离降低，有显著性差异（$P < 0.05$）。

A 组较 B 组吸氧 60 d 6 min 步行距离均升高，有显著性差异（$P < 0.05$）；A 组较 C 组吸氧 30 d 和 60 d 6 min 步行距离均升高，有显著性差异（$P < 0.05$ 或 0.01）；B 组较 C 组吸氧 30 d 和 60 d 6 min 步行距离均升高，有非常显著性差异（$P < 0.01$），其余无统计学差异（$P > 0.05$）。Hb 浓度吸氧后较吸氧前升高，可能是由于在海拔 5 000 m 以上地区，随着居住时间的延长，Hb 增高（表 10 – 32）。

表 10 – 32 吸氧前、后受试者 Hb 和 6 min 步行距离测试成绩（m）的变化

	P（次·min^{-1}）			SaO$_2$（%）		
	A 组	B 组	C 组	A 组	B 组	C 组
n	20	20	20	20	20	20
吸氧前	172.60 ± 16.78	172.32 ± 16.19	172.39 ± 14.47	813.05 ± 60.93	779.90 ± 48.36	733.26 ± 59.96
吸氧 30 d	181.20 ± 10.81*	178.06 ± 12.86*	182.03 ± 12.36***	838.60 ± 55.64*	846.40 ± 34.18*	744.53 ± 55.63②④
吸氧 60 d	186.46 ± 11.30***▲▲	182.71 ± 13.26***▲	193.97 ± 10.97***▲▲	871.95 ± 25.91***▲	843.30 ± 47.55*①	743.95 ± 50.29①④

与吸氧前比较，*$P < 0.05$，***$P < 0.01$；与吸氧 30 d 比较，▲$P < 0.05$，▲▲$P < 0.01$。
与 A 组比较，①$P < 0.05$，②$P < 0.01$；与 B 组比较，③$P < 0.05$，④$P < 0.01$。

结论：在 5 100 m 高原，每天给氧 1 h 或 2 h 不仅能纠正高原低氧血症，确保对组织的氧供应，控制 Hb 浓度增加，降低血液黏稠度，使心肺氧供增加，进而改善高原生活质量，是预防和治疗 CMS 的重要措施。早晚各吸氧 1 h，特别是在晚上休息前吸氧，可显著改善夜间睡眠质量。从多数指标变化来看，每天吸氧 1 h 与每天吸氧 2 h 之间无显著差异。因此，建议每天吸氧 1 h。

第三节 氧疗对缺氧损伤的保护作用

高原低氧是导致高原病的最重要因素之一。高原环境中氧浓度与平原地区一样约为 21%，但因为大气压降低，高原环境中氧分压也随之降低。在海拔 5 000 m 大气压约为 53.8 kPa，大气中氧分压约为 9.8 kPa，只相当于平原地区的 53%，在此环境亦将导致机体动脉血氧分压和氧饱和度降低，因此，机体进驻高原易出现一系列缺氧损伤。慢性高原病一个重要特征是缺氧性肺动脉高压（HPH）。久居高原，由于寒冷、低气压、低氧分压、紫外线过强等条件的强烈刺激，脑垂体 – 肾上腺髓质系统功能亢进，大量儿茶酚胺等血管活性物质进入血液循环，引起外周阻力增加，中心循环量剧增。同时在低氧刺激下，体内抗利尿激素和醛固酮分泌增加，致使体内水钠潴留，并引起红细胞增多，肺血管收缩，肺血管重建，引起肺动脉高压。低氧环境时促红细胞生成素（EPO）分泌增加可使红细胞增多，血液黏滞度增高，血流阻力增大，血管切压增加，促使肺动脉高压发生。因此，降低肺动脉压对预防和治疗慢性高原病有重要的意义。

氧疗通过增加氧浓度，直接提高机体中的氧分压，是治疗高原病的首要措施。朱浩等人认为低流量（2 L·min^{-1}）吸入氧气 30 min，人体 SaO$_2$ 即可达到高峰，可以作为高原预防性吸氧的参考方法。我们对驻守在海拔 5 000 m 以上的 187 名年龄 18～25 岁男性青年，随机分为长期氧疗组（LTOT 组，$n = 96$），每人每天持续鼻管吸氧（2 L·min^{-1}）1 h，连续 1 年；对照组（未采用任何干预措施，$n = 91$）。1 年后对上述青年逐一问诊、体检和记录，调查 CMS 症状、Hb、心脏超声、心电图、血液生化及记忆与肢体运动能力。

一、LTOT 对进驻海拔 5 000 m 以上青年 CMS 发病情况的影响

根据国际 CMS 诊断标准（青海标准）对调查对象进行症状记分，以头痛、头晕、记忆减退、疲乏、气促或心悸、睡眠障碍、耳鸣、食欲减退，唇、面及指发绀、结合膜及咽部毛细血管扩张充血等症状为准。Hb≥210 g·L^{-1}。将以上记分相加做出 CMS 的诊断，判定其严重程度：总记分 < 5，为无 CMS；总记分 = 6～10，为轻度 CMS；总记分 = 11～14，为中度 CMS；总记分≥15 为重度 CMS。从表 10 – 33 可见，LTOT 组 SaO$_2$ 升高，CMS 及 HAPC 患病率明显小于对照组（$P < 0.05$）。长期氧疗可提高动脉 SaO$_2$，减轻血液的黏滞度，降低肺动脉压，进而改善生活质量，是预防慢性高原病的重要措施。

表 10 - 33　长期氧疗 CMS 的变化　($\bar{x} \pm s$)

	n	SaO$_2$ (%)	CMS		HAPC	
			患者数	患病率 (%)	患者数	患病率 (%)
对照组	91	80. 03 ± 4. 59	65	71. 43	53	58. 24
LTOT 组	96	82. 79 ± 4. 77	51	53. 12[※]	38	39. 58[※]

与对照组比较，[※]$P < 0.05$。

二、LTOT 对进驻海拔 5 000 m 以上青年超声心动图的影响

采用便携式超声诊断仪（美国通用电气 LOGIQ BOOK XP，探头频率 2. 5 MHz）检测右心室舒张末前后径（RVED）、右心室前壁厚度（RVAW）、右心室流出道（RVOT）、肺动脉主干内径（MPA）和左心室后壁收缩末内径（LVSD）。超声检查由专业人员操作。分别进行平卧位、左侧卧位检查。心脏检查以左室长轴切面、大动脉短轴切面为主。研究结果表明，LTOT 组 RAW、RVED、RVOT 明显低于对照组（$P < 0.05$ 或 0.01），两组间 LVSD、MPA 差异无显著性（$P > 0.05$）。说明 LTOT 能减轻右心负荷，改善右心结构与功能，不仅能纠正慢性高原病患者的低氧血症，确保对组织的氧供应，而且也可使血红蛋白浓度减少，血液黏稠度降低，心肺氧供增加，降低肺动脉压，增加运动力，进而改善高原生活质量，预防慢性高原病的发展，是最能影响慢性高原病的重要措施。见表 10 - 34。

表 10 - 34　长期氧疗对超声心动图的影响　($\bar{x} \pm s$)

	n	RVAW (mm)	RVED (mm)	RVOT (mm)	LVSD (mm)	MPA (mm)
对照组	91	6. 15 ± 1. 17	27. 26 ± 4. 00	33. 03 ± 3. 82	13. 82 ± 11. 03	22. 25 ± 3. 36
LTOT 组	96	5. 78 ± 1. 13[※]	24. 79 ± 3. 49[▲]	31. 60 ± 3. 59[▲]	13. 73 ± 10. 75	20. 86 ± 3. 14

与对照组比较，[※]$P < 0.05$，[▲]$P < 0.01$。

三、LTOT 对进驻海拔 5 000 m 以上青年 SOD、MDA、NO、NOS 及血清酶的影响

采血检测 SOD、MDA、NO、NOS、AST、LDH、α - HBDH、γ - GT、CK 及其 CK - Mb 的活性，结果表明，LTOT 组较对照组 SOD 增加，有显著性差异（$P < 0.05$），MDA 降低，NO、NOS 增加，有非常显著性差异（$P < 0.01$）。ALT、AST、LDH 降低，有显著性差异（$P < 0.05$），γ - GT、CK 无统计学差异（$P > 0.05$）。移居高海拔地区长期氧疗可以降低慢性高原病患者体内活性氧自由基所介导的脂质过氧化反应，增加氧化酶活性，改善线粒体氧化呼吸功能，预防心肌细胞缺氧损伤和慢性高原病的发生（表 10 - 35、表 10 - 36）。

表 10 – 35　长期氧疗对自由基代谢的影响（$\bar{x} \pm s$）

	n	SOD（$U \cdot mL^{-1}$）	MDA（$nmol \cdot L^{-1}$）	NO（$\mu mol \cdot L^{-1}$）	NOS（$U \cdot mL^{-1}$）
对照组	91	64. 86 ± 17. 22	5. 89 ± 2. 24	46. 56 ± 14. 43	33. 12 ± 12. 66
LTOT 组	96	70. 35 ± 14. 74※	4. 86 ± 2. 33▲	55. 12 ± 16. 35▲	38. 20 ± 12. 45▲

与对照组比较，※$P < 0.05$，▲$P < 0.01$。

表 10 – 36　长期氧疗对血清酶的影响（$\bar{x} \pm s$）

	n	ALT（$U \cdot L^{-1}$）	AST（$U \cdot L^{-1}$）	LDH（$U \cdot L^{-1}$）	γ – GT（$U \cdot L^{-1}$）	CK（$U \cdot L^{-1}$）
对照组	91	45. 43 ± 23. 56	49. 56 ± 28. 98	239. 25 ± 82. 17	35. 46 ± 19. 46	188. 62 ± 117. 68
LTOT 组	96	38. 65 ± 15. 85※	41. 22 ± 14. 58※	214. 01 ± 82. 42※	34. 44 ± 17. 18	191. 16 ± 74. 35

与对照组比较，※$P < 0.05$。

四、LTOT 对进驻海拔 5 000 m 以上青年心电图的影响

采用多导心电图机常规记录 12 导联心电图，得出以下诊断。①右心室肥厚：心电轴右偏≥110°，aVR 导联 R > Q，aVR 的 R 波≥0.5 mV，胸前导联 V_5 的 R/S < 1；②不完全右房室束支传导阻滞：QRS 波 < 0.12 s，胸前导联 V_1 的 QRS 波呈"M"形，V_5 的 R 波及以 R 波为主波的导联有粗钝的 S 波；③心肌缺血：以 R 波为主的胸前导联 S – T 段低于 0.05 mV，T 波低平、双向或倒置。异常心电图还包括窦性心动过速、窦性心动过缓、左室高电压等。

卡方检验表明，LTOT 组异常心电图和不完全右束支传导阻滞的发生率较对照组降低，差异有非常显著性意义（$P < 0.01$）；右心室肥厚和心肌缺血的发生率虽有降低，但无统计学意义（$P > 0.05$）。移居海拔 5 000 m 以上青年在异常恶劣的低氧环境下长期生存并工作，机体为了尽可能习服高原，会产生大量的红细胞和血红蛋白，以提高对氧的摄取和运输能力，同时也增加了血液的黏稠度，使血管阻力增大。在这种环境下，心脏必须加倍工作，加之心脏的直接缺氧，而使心脏的结构形态和心电传导功能等发生改变，引起心电图的变化。因此，在海拔 5 000 m 以上驻防青年，应每天持续低流量吸氧 1 h（表10 – 37）。

表 10 – 37　海拔 5 200 m 驻防 1 年对照组与 LTOT 组异常心电图发生率比较（%）

	n	异常心电图		右心室肥厚		不完全右束支传导阻滞		心肌缺血	
		人数	占比（%）	人数	占比（%）	人数	占比（%）	人数	占比（%）
对照组	40	34	85. 0※	23	57. 5	9	22. 5※	2	5. 0
LTOT 组	43	18	42. 0	18	42. 0	0		0	

与 LTOT 组比较，※$P < 0.01$。

五、LTOT 对进驻海拔 5 000 m 以上青年记忆与肢体运动能力的影响

2 组青年采用多功能心理生理能力测试康复仪检测左右手交叉敲击动作频率和数字记忆广度顺背数测验。左右手交叉敲击动作频率测验开始后，受试者左右手轮流依次敲击键盘上的左右键，时间为 10 s，连续 2 次敲击同一键错误次数增加 1，仪器自动打印总次数（Ttis），正确次数（Ctis），错误次数（Etis），并计算出敲击动作的平均时间（Atime）。数字记忆广度顺背数测验开始后，受试者按依次按出屏幕上显示的数字，数字从 3 位开始，连续正确 2 次数字显示位数增加 1，直到 13 位，连续错误 3 次实验结束，仪器自动打印测试得分数（Sum）。结果表明，与对照组比较，LTOT 组左右手交叉敲击动作频率总次数和正确次数显著增加（$P < 0.01$），而错误次数显著减少（$P < 0.05$），平均时间显著减少（$P < 0.01$），数字记忆广度顺背数测验，实验组得分数（Sum）显著增高（$P < 0.05$）。高原移居者在高原低氧环境条件下生活一段时间后脑功能和运动能力均遭受到不同程度的损害，主要表现在智力和记忆功能，尤其是瞬时记忆和短时记忆功能受损严重，认知能力降低，反应、判断能力迟钝，精细操作能力丧失，运动不能持久，运动能力明显降低。左右手交叉敲击动作频率能反映肢体运动能力和协调性，而数字记忆广度顺背数测验能反映短时记忆功能，从本次测验可知，海拔 5 000 m 以上高原每天吸氧 1 h，能显著改善高原移居者的记忆功能和提高肢体运动能力。见表 10 – 38。

表 10 – 38　左右手交叉敲击动作频率和数字记忆广度顺背数测验结果（$\bar{x} \pm s$）

	n	Ttis（次）	Ctis（次）	Etis（次）	Atime（s）	Sum（分）
对照组	36	77.3 ± 10.6	76.1 ± 11.0	1.2 ± 1.4	133.9 ± 17.7	4.1 ± 0.8
LTOT 组	36	84.7 ± 11.4[※]	84.1 ± 11.8[※]	0.6 ± 0.8[※※]	120.9 ± 20.2[※]	4.6 ± 1.1[※※]

与对照组比较，[※]$P < 0.01$，[※※]$P < 0.05$。

六、不同吸氧方式对提高高原部队军事作业能力的影响

对海拔 5 200 m 守防 1 年的 45 名健康青年，随机分成 3 组：对照组（$n = 15$）未采取任何干预措施；吸氧 1 组（$n = 15$）每天早、晚各吸氧 30 min；吸氧 2 组（$n = 15$）每天早、晚各吸氧 60 min。吸氧前和吸氧 15 d 后，分别进行二级定量负荷踏阶运动试验，评价 PWC_{170} 和最大摄氧量（VO_{2max}），踏阶运动结束后 5 min 采肘部静脉血检测 BLA、SOD、MDA、NO、NOS、ALT、AST 的活性及血红蛋白（Hb）。

1.3 组青年吸氧前后体能指标的比较

吸氧前 3 组各项指标均无统计学意义（$P > 0.05$）。吸氧后较吸氧前比较，吸氧 1 组 VO_{2max} 有显著性差异（$P < 0.01$）；吸氧 2 组 PWC_{170}、VO_{2max} 有非常显著性差异（$P < 0.01$）。吸氧后，吸氧 1 组较对照组 VO_{2max} 有显著性差异（$P < 0.05$）；吸氧 2 组较对照组 PWC_{170}、VO_{2max} 有非常显著性差异（$P < 0.01$）；吸氧 2 组较吸氧 1 组 PWC_{170} 有显著性差异（$P < 0.05$）（表 10 – 39）。

表 10 - 39　3 组吸氧前、后 VO_{2max}、PWC_{170} 指标的比较 （$\bar{x} \pm s$）

	n	VO_{2max} （mL·kg^{-1}·min^{-1}）		PWC_{170} （kg·m·min^{-1}）	
		吸氧前	吸氧后	吸氧前	吸氧后
对照组	15	40.87 ± 3.35	41.89 ± 6.51	792.66 ± 172.57	750.51 ± 142.99
吸氧 1 组	15	40.93 ± 3.16	46.10 ± 3.85[①⑤]	771.56 ± 186.04	806.41 ± 96.24
吸氧 2 组	15	41.66 ± 2.79	49.01 ± 5.89[②⑤]	767.90 ± 98.35	896.43 ± 92.57[②③⑤]

与对照组比较，[①]$P < 0.05$，[②]$P < 0.01$；与吸氧 30 min 组比较，[③]$P < 0.05$；与吸氧前比较，[④]$P < 0.05$，[⑤]$P < 0.01$。

2. 3 组青年吸氧前后 BLA 和 Hb 的比较

吸氧前 3 组各项指标均无统计学意义 （$P > 0.05$）。吸氧后较吸氧前比较，吸氧 1 组、吸氧 2 组，BLA、Hb 有显著性差异 （$P < 0.05$，$P < 0.01$）。吸氧后，吸氧 1 组、吸氧 2 组较对照组 BLA 有显著性差异 （$P < 0.05$，$P < 0.01$）（表 10 - 40）。

3. 3 组青年吸氧前后自由基指标的比较

吸氧前 3 组各项指标均无统计学意义 （$P > 0.05$）。吸氧后较吸氧前比较，吸氧 1 组 NO、NOS 有显著性差异 （$P < 0.05$）；吸氧 2 组 NO、NOS、SOD、MDA 有非常显著性差异 （$P < 0.01$）。吸氧后，吸氧 2 组较对照组 NOS、MDA 有非常显著性差异 （$P < 0.01$）；吸氧 2 组较吸氧 1 组 NOS、MDA 有显著性差异 （$P < 0.05$）（表 10 - 41）。

表 10 - 40　3 组吸氧前、后 BLA、Hb 指标的比较 （$\bar{x} \pm s$）

	n	BLA （mmol·L^{-1}）		Hb （g·L^{-1}）	
		吸氧前	吸氧后	吸氧前	吸氧后
对照组	15	5.01 ± 10.94	5.01 ± 0.98	202.60 ± 13.58	203.00 ± 13.08
吸氧 1 组	15	5.01 ± 0.92	4.16 ± 0.92[①③]	198.73 ± 17.46	193.87 ± 16.20[④]
吸氧 2 组	15	5.03 ± 1.21	3.49 ± 1.38[②④]	204.93 ± 16.88	194.33 ± 15.17[④]

与对照组比较，[①]$P < 0.05$，[②]$P < 0.01$；与吸氧前比较，[③]$P < 0.05$，[④]$P < 0.01$。

表 10 - 41　3 组吸氧前、后 SOD、MDA 指标的比较 （$\bar{x} \pm s$）

	n	NO （μmol·mL^{-1}）		NOS （U·mL^{-1}）		SOD （U·mL^{-1}）		MDA （nmol·mL^{-1}）	
		吸氧前	吸氧后	吸氧前	吸氧后	吸氧前	吸氧后	吸氧前	吸氧后
对照组	15	46.12 ± 11.27	47.19 ± 9.99	34.82 ± 6.91	33.95 ± 8.39	67.87 ± 9.80	68.33 ± 8.95	5.22 ± 2.03	5.51 ± 1.80
吸氧 1 组	15	47.88 ± 10.17	51.35 ± 9.57[③]	36.21 ± 7.36	38.81 ± 8.13[③]	65.36 ± 8.88	67.69 ± 8.15	5.14 ± 1.77	4.81 ± 1.52
吸氧 2 组	15	45.76 ± 10.70	51.22 ± 9.41[④]	35.80 ± 8.35	45.27 ± 7.31[①②④]	67.87 ± 9.37	73.40 ± 13.36[④]	5.19 ± 1.75	3.50 ± 1.29[①②④]

与对照组比较，[①]$P < 0.01$；与吸氧 30 min 组比较，[②]$P < 0.05$；与吸氧前比较，[③]$P < 0.05$，[④]$P < 0.01$。

　　研究结果表明，在海拔 5 200 m 吸氧可显著提高高原部队体能，两种方式吸氧均有效果，每天低流量持续吸氧 1 h 效果更为显著。

　　高原环境对人体健康的最大威胁是缺氧。吸氧可通过增加吸入氧气浓度，提高高原人体氧分压，纠正低氧血症，不仅是治疗急性、慢性高原病的首选措施，也是防止各种低氧性损伤的重要手段。吸氧可通过增加吸入氧气浓度，直接提高血液中的氧分压，纠正低氧血症，对于长期居住高原的官兵，吸氧可显著减轻 CMS 症状，维持和提高受试者 SaO_2，改善高原官兵睡眠质量，不仅是治疗急性、慢性高原病的首选措施，也是防止各种低氧性损伤的重要手段。因此，积极开展高原科学用氧标准与方案研究，不仅对全面促进高原部队指战员的健康、提高部队高原作战能力具有十分重要的军事意义，也是维护边疆稳定、保障国家安全和促进我国高原地区社会稳定、经济发展的迫切需要。

参考文献

［1］崔建华，崔宇，吴佩锋，等．海拔 5 070 m 高原移居人群用氧方案研究．西北国防医学杂志，2015，36（4）：311－314.

［2］崔建华，崔宇，张俊才，等．氧疗对移居 3 700 m 高原缺氧损伤预防作用的现场研究．西南国防医药杂志，2014，24（11）：1234－1237.

［3］崔建华，高亮，邢文荣，等．氧疗在预防慢性高原病中的作用．中国应用生理学杂志，2013，29（5）：391－394.

［4］崔建华，高亮，邢文荣，等．长期氧疗对海拔 5 000 m 以上地区慢性高原病的影响．西北国防医学杂志，2015，36（2）：101－104.

［5］李彬，张西洲，崔建华，等．吸氧对高原驻防官兵记忆功能与肢体运动能力影响的观察．人民军医，2010，53（1）：3－5.

［6］张西洲，崔建华，王怀国，等．海拔 5 200 m 驻防官兵每天吸氧 1 h 对异常心电图检出率的影响．西北国防医学杂志，2008，29（6）：425－427.

［7］高亮，朱光辉，曹同文，等．吸氧对海拔 5 200 m 高原驻防官兵军事作业能力的影响．临床军医杂志，2015，43（2）：139－141，170.